临床诊疗指南

外科学分册

中华医学会　编著

人民卫生出版社

图书在版编目(CIP)数据

临床诊疗指南·外科学分册/中华医学会编著.
—北京:人民卫生出版社,2006.12

ISBN 978-7-117-08131-3

Ⅰ.临… Ⅱ.中… Ⅲ.①临床医学-指南②外科-疾病-诊疗-指南 Ⅳ.①R4-62②R6-62

中国版本图书馆 CIP 数据核字(2006)第 129446 号

策划编辑 杜 贤 姚 冰 周春桃 刘 盛
责任编辑 卢 媛
封面设计 郭 淼
版式设计 何美玲
责任校对 常淑玉

临 床 诊 疗 指 南
外科学分册

编 著: 中华医学会
出版发行: 人民卫生出版社(中继线 010-59780011)
地 址: 北京市朝阳区潘家园南里 19 号
邮 编: 100021
E - mail: pmph @ pmph. com
购书热线: 010-59787592 010-59787584 010-65264830
印 刷: 北京虎彩文化传播有限公司
经 销: 新华书店
开 本: 787×1092 1/16 **印张**: 22.5
字 数: 406 千字
版 次: 2006 年 12 月第 1 版 2024 年 8 月第 1 版第 15 次印刷
标准书号: ISBN 978-7-117-08131-3
定 价: 39.00 元
打击盗版举报电话: 010-59787491 E-mail: WQ @ pmph. com
质量问题联系电话: 010-59787234 E-mail: zhiliang @ pmph. com

内 容 提 要

本书系卫生部委托中华医学会组织全国著名专家集体编写的权威性临床诊疗指南。全书共31章，对各种普通外科疾病的临床表现、诊断要点、治疗方案与原则进行了简明阐述。本书内容科学实用、可操作性强，对于规范普通外科诊疗、促进医疗质量的全面提高有着重要的指导作用。适用于普通外科医师和医疗行政管理人员使用。

内容提要

本书系卫生部委托中华医学会组织全国著名专家集体编写的权威性临床诊疗指南。全书共31章，对各种普通外科疾病的临床表现、诊断要点、治疗方案与原则进行了简明阐述。本书内容科学实用、可操作性强，对于规范普通外科诊疗、促进医疗质量的全面提高有着重要的指导作用。适用于普通外科医师和医疗行政管理人员使用。

序

在卫生部的领导和财政部的支持下，由中华医学会、中华口腔医学会、中华护理学会组织50多个专科分会的近千名医学专家编写的《临床诊疗指南》问世了。作为一名卫生管理工作者和医务工作者，我感到由衷的高兴，并热烈祝贺我国《临床诊疗指南》的出版。

随着医学科学技术的飞速发展和人民群众对医疗卫生工作要求的不断提高，无论是卫生管理部门还是广大临床医务人员，都希望能有一部全国权威性的学术著作，指导和规范临床医务工作者的诊断，治疗和护理行为，使各级医疗机构的医务人员在日常医疗、护理工作中有章可循。《临床诊疗指南》第一版的出版，是我国临床医学发展史上的重要里程碑。

中华医学会人才荟萃，汇集了我国卫生界的医学专家和学术权威。多年来，中华医学会在开展学术交流、引导和推动学术发展、培养医学人才方面发挥了积极而重要的作用。由中华医学会牵头组织的数千名来自全国各地的专家中有老一辈的医学专家，有担当医疗、教学、科研重任的医学骨干，也有近年来崭露头角的后起之秀。他们集中了我国医学界老、中、青医务人员的智慧，汇集了广大临床医学工作者的宝贵经验。专家们的广泛参与和认真讨论，保证了《临床诊疗指南》的代表性和可操作性。《临床诊疗指南》的编写，可谓是一项浩大的工程。借此机会，我代表卫生部对中华医学会、中华口腔医学会、中华护理学会以及各位专家为编写《临床诊疗指南》付出的心血和努力表示衷心的感谢！

《临床诊疗指南》的出版必将极大地推进我国医疗工作科学化、规范化、法制化的进程。卫生部要求我国广大医务工作者在临床实践中认真学习、领会、应用《指南》，为人民群众提供更高质量的临床医疗服务。

《临床诊疗指南》作为洋洋数千万字的医学巨著，第一版的问世难免存在不足之处。希望广大医务人员和医疗卫生管理工作者在医疗服务的实践过程中，及时向中华医学会、中华口腔医学会和中华护理学会反映《指南》中存在的不足。随着医学科学技术的发展，我们将对《指南》不断修订再版，使其日臻完善。

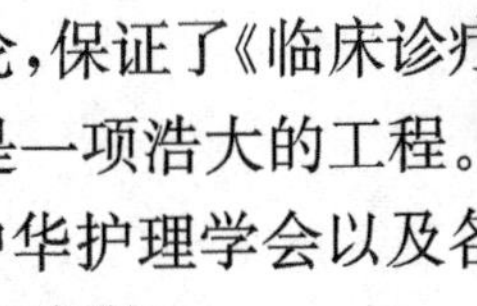

2004年9月

序

序

在国家卫生部的重视和领导下，中华医学会组织编写的《临床诊疗指南》出版了。这是继《临床技术操作规范》出版后，我国医疗卫生管理界的又一项开创性的出版工程。这部旨在指导全国广大医务工作者临床诊疗行为的巨著的成功出版，是全国军地医疗卫生界数千名专家教授精诚合作的成果。我谨代表全军广大卫生人员，向为本书编写和出版工作付出辛勤劳动的军地医学专家、中华医学会和人民卫生出版社，致以崇高的敬意和衷心的感谢！

出版与《临床技术操作规范》相配套的《临床诊疗指南》，是加强军队医院科学化管理、保证正常医疗秩序、提高医疗工作质量的前提。随着我国社会主义市场经济的迅猛发展，信息技术、生物技术和其他高新技术在各领域的广泛应用，临床诊疗新理论、新技术、新方法不断涌现，医学学科之间、医学学科与人文社会学科之间也广泛相互渗透、影响，形成了一大批引人注目的医学新学科。同时，人口的老龄化、疾病谱的变化、全民卫生保健意识的不断增强，对广大医务工作者的临床诊疗技术和执业能力提出了更高的要求。学习新理论，掌握新技术，不断提高诊治水平，是军地广大医务人员所面临的共同任务，更是提高我国医疗事业整体水平的紧迫需要。

中华医学会组织编写的这部《临床诊疗指南》，全面、系统地介绍了医学科学的最新进展，既有科学可靠的临床诊断标准，又有优化先进的临床治疗方案，充分体现了科学性、先进性、权威性的有机统一，这部巨著的出版，对于加强军队医院科学化管理，保证正常医疗秩序，提高医疗工作质量，确保医疗安全，都具有重要的指导意义。我希望，军队各级医疗机构以及全体医疗工作者，在严格执行《临床技术操作规范》的同时，重视抓好《临床诊疗指南》的学习和使用。以一流的业务技术，一流的医疗质量，一流的服务水平，为广大患者提供更优质的服务，为繁荣我国军地卫生事业，不断做出更大的贡献。

总后卫生部部长

2004年10月

前　言

《临床诊疗指南》是由国家财政部支持、卫生部领导、中华医学会组织编写的指导全国临床医务人员诊断治疗行为的第一部医学学术巨著。

现代临床医疗工作随着信息技术、生物技术和其他高新技术的发展和应用，临床新技术不断涌现，各相关学科的专业分化和交叉更加明显，对疾病的预防、诊断、治疗和转归、康复的认识更加深入，推动着临床医疗事业日新月异的向前发展。尤其是近年发展起来的循证医学采用信息技术，经过大样本的分析研究，在取得充分可靠证据的基础上，提出科学可靠的诊疗方案，实现优化的临床诊断治疗。人类疾病纷繁复杂，病人的病情千变万化，探求疾病预防、诊断、治疗、转归、康复的规律，是对广大医务人员的挑战，更是面临着新的发展机遇。

随着我国社会主义市场经济和社会事业的协调发展，人民生活水平的不断提高，对医疗服务的质量和水平提出了愈来愈高的要求。医务人员必须具备全面的医学理论知识、熟练的医疗技术操作能力、丰富的临床实践经验和良好的医德；要不断更新知识和技术，提高临床诊断治疗水平才能胜任临床医疗工作；要在医疗过程中对每一个病人进行连续、严密的观察，及时准确地做出分析、判断和处理，提供规范化服务。

为了满足广大医务人员学习提高业务水平的需要，对医务人员临床诊断、治疗工作进行具体的指导，使诊疗行为有章可循、有据可依，以有利于提高医务人员的综合素质，提高医疗服务的质量，有利于加强医疗工作的管理，有利于提高人民群众的健康水平，制定符合我国国情的临床诊断治疗指南，成为我国医疗事业发展过程中的一件大事。正是基于这样的考虑，在国家财政部的支持下，卫生部委托中华医学会组织专家编写了《临床诊疗指南》。

自 2001 年开始，《临床诊疗指南》在卫生部的领导下，中华医学会牵头组织了中华口腔医学会和临床专业密切相关的 56 个专科分会，由数千名专家教授历经 4 年编写而成。《临床诊疗指南》内容丰富翔实，具有科学性、权威性、先进性、指导性的鲜明特点，供全国各级医疗机构及其医疗专业人员在临床医疗工作中参照使用。大家在实践中如发现有什么问题或意见和建议，希望能及时反馈给中华医学会，以便再版时进行修订。

《临床诊疗指南》按学科以分册的形式将陆续出版发行。

中华医学会

2004 年 9 月

临床诊疗指南

领导小组名单

组　长　王陇德

副组长　蒋作君　佘　靖　黄洁夫　马晓伟　陈啸宏　李建华　张雁灵　钟南山

成　员（以姓氏笔画为序）

王　羽　王正国　王忠诚　王海燕　王澍寰　巴德年　史轶蘩　白书忠　朱晓东　庄　辉　刘　俊　刘彤华　汤钊猷　祁国明　买买提明·牙生　李兰娟　吴明江　吴孟超　吴咸中　沈倍奋　张震康　张耀华　陆道培　陈可冀　陈洪铎　金连弘　郝希山　胡亚美　顾玉东　高润霖　郭应禄　黄人健　韩济生　韩晓明　戴建平　魏于全

领导小组办公室

主　任　张宗久　韩晓明（兼）

副主任　赵明钢　姜永茂

临床诊疗指南

编辑委员会名单

临床诊疗指南·外科学分册

编 写 说 明

为了适应我国医疗卫生健康事业的发展，有效提高临床医生诊治水平。在中华医学会的领导下，中华医学会外科学分会组织全国几十位知名普通外科专家编写了这本《临床诊疗指南·外科学分册》。编著者们深知此项任务责任重大，在百忙之中认真撰写，力求准确全面。但由于外科专业的发展日新月异，本书肯定会存在不足之处，诚望广大读者指正，使之能不断充实、完善。

中华医学会外科学分会

名誉主任委员 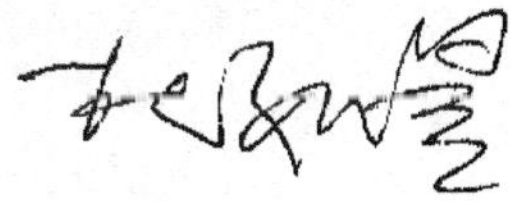

2006年12月

临床诊疗指南·外科学分册

编著者名单

主　编　杜如昱　教授　　北京大学人民医院

编　者（以姓氏笔画为序）

马颂章	教授	首都医科大学附属北京朝阳医院
王　宇	教授	首都医科大学附属北京友谊医院
王　杉	教授	北京大学人民医院
王　博	主治医师	北京大学人民医院
王玉琦	教授	复旦大学附属中山医院
王贵民	教授	吉林大学第一医院
王秋生	教授	北京大学人民医院
王炳煌	教授	昆明医学院第二附属医院
王深明	教授	中山大学附属第一医院
王鹏志	教授	天津医科大学总医院
牛玉坚	教授	中国医学科学院北京协和医院
毛恩强	教授	上海交通大学医学院附属瑞金医院
叶颖江	副教授	北京大学人民医院
吕云福	教授	海南省人民医院
朱正纲	教授	上海交通大学医学院附属瑞金医院
朱继业	教授	北京大学人民医院
刘　昶	教授	哈尔滨医科大学附属第一医院
刘大川	教授	首都医科大学附属北京宣武医院
刘永锋	教授	中国医科大学附属第一医院
刘荫华	教授	北京大学第一医院
刘栋才	教授	中南大学湘雅二医院
汤耀卿	教授	上海交通大学医学院附属瑞金医院
孙家邦	教授	首都医科大学附属北京宣武医院
严佶祺	教授	上海交通大学医学院附属瑞金医院

严律南	教授	四川大学华西医院
苏茂生	主治医师	解放军总医院
李　宁	教授	南京军区南京总医院
李　军	主治医师	北京大学人民医院
李　铎	教授	首都医科大学附属北京宣武医院
李　澍	教授	北京大学人民医院
李世拥	教授	北京军区总医院
李永国	教授	中南大学湘雅二医院
李西达	教授	天津医科大学总医院
李宏为	教授	上海交通大学医学院附属瑞金医院
李海民	教授	第四军医大学西京医院
杨　镇	教授	华中科技大学同济医学院附属同济医院
杨新庆	教授	首都医科大学附属北京朝阳医院
吴庆华	教授	首都医科大学附属北京安贞医院
吴肇汉	教授	复旦大学附属中山医院
邹声泉	教授	华中科技大学同济医学院附属同济医院
冷希圣	教授	北京大学人民医院
汪忠镐	教授	首都医科大学附属北京宣武医院
宋春芳	教授	哈尔滨医科大学附属第一医院
张　皓	教授	上海交通大学医学院附属仁济医院
张圣道	教授	上海交通大学医学院附属瑞金医院
张柏根	教授	上海交通大学医学院附属仁济医院
陈　平	教授	第三军医大学西南医院
陈孝平	教授	华中科技大学同济医学院附属同济医院
陈积圣	教授	中山大学附属第二医院
陈道达	教授	华中科技大学同济医学院附属协和医院
武正炎	教授	南京医科大学第一附属医院
郁宝铭	教授	上海交通大学医学院附属瑞金医院
周宁新	教授	解放军总医院
郑民华	教授	上海交通大学医学院附属瑞金医院
赵玉沛	教授	中国医学科学院北京协和医院
姜洪池	教授	哈尔滨医科大学附属第一医院
唐伟松	教授	中国医学科学院北京协和医院
龚建平	教授	华中科技大学同济医学院附属同济医院

董永红	主治医师	海南省人民医院
董家鸿	教授	第三军医大学西南医院
蒋朱明	教授	中国医学科学院北京协和医院
温　浩	教授	新疆医科大学第一附属医院
雷若庆	教授	上海交通大学医学院附属瑞金医院
詹文华	教授	中山大学附属第一医院
窦科峰	教授	第四军医大学西京医院
谭毓铨	教授	吉林大学第一医院
黎沾良	教授	解放军304医院

主编助理　李　澍　尚永刚　魏玉华　林　林　张美娟

目　　录

第一章　外科感染 ………………………………………………………… (1)
　第一节　外科软组织感染 ……………………………………………… (1)
　第二节　手部急性化脓性感染 ………………………………………… (7)
　第三节　全身化脓性感染 ……………………………………………… (10)
　第四节　外科特异性感染 ……………………………………………… (12)

第二章　水、电解质代谢紊乱和酸碱平衡失调 ………………………… (16)
　第一节　水和电解质平衡紊乱 ………………………………………… (16)
　第二节　酸碱平衡失调 ………………………………………………… (25)

第三章　肠外营养 …………………………………………………………… (32)

第四章　肠内营养 …………………………………………………………… (34)

第五章　输血反应及其并发症 ……………………………………………… (39)
　第一节　非溶血性发热反应 …………………………………………… (39)
　第二节　过敏反应 ……………………………………………………… (40)
　第三节　急性溶血反应 ………………………………………………… (40)
　第四节　迟发性溶血反应 ……………………………………………… (41)
　第五节　细菌污染反应 ………………………………………………… (42)
　第六节　循环负荷过重 ………………………………………………… (43)
　第七节　酸碱平衡失调 ………………………………………………… (44)
　第八节　出血倾向 ……………………………………………………… (45)

第六章　外科休克 …………………………………………………………… (46)
　第一节　失血失液性休克 ……………………………………………… (46)
　第二节　创伤性休克 …………………………………………………… (49)
　第三节　感染性休克 …………………………………………………… (50)

第七章 器官功能衰竭及多器官功能障碍综合征 …………………………… (52)
第一节 急性肾衰竭 ………………………………………………………… (52)
第二节 急性呼吸窘迫综合征 …………………………………………… (55)
第三节 急性肝功能衰竭 ………………………………………………… (56)
第四节 应激性胃黏膜病变 ……………………………………………… (58)
第五节 急性弥散性血管内凝血 ………………………………………… (60)
第六节 多器官功能障碍综合征 ………………………………………… (63)

第八章 甲状腺与甲状旁腺疾病 …………………………………………… (65)
第一节 亚急性非化脓性甲状腺炎 ……………………………………… (65)
第二节 慢性淋巴细胞性甲状腺炎(桥本病) …………………………… (66)
第三节 结节性甲状腺肿 ………………………………………………… (68)
第四节 甲状腺腺瘤 ……………………………………………………… (70)
第五节 甲状腺癌 ………………………………………………………… (71)
第六节 甲状腺功能亢进 ………………………………………………… (75)
第七节 甲状腺舌管囊肿 ………………………………………………… (80)
第八节 原发性甲状旁腺功能亢进症 …………………………………… (81)
第九节 颈动脉体瘤 ……………………………………………………… (83)
第十节 颈部淋巴结结核 ………………………………………………… (86)

第九章 乳房疾病 …………………………………………………………… (88)
第一节 急性乳腺炎 ……………………………………………………… (88)
第二节 乳腺导管扩张症(浆细胞性乳腺炎) …………………………… (89)
第三节 乳腺结核 ………………………………………………………… (90)
第四节 乳腺囊性增生症 ………………………………………………… (91)
第五节 乳腺纤维腺瘤 …………………………………………………… (93)
第六节 乳腺导管内乳头状瘤 …………………………………………… (94)
第七节 乳腺癌 …………………………………………………………… (95)
第八节 男性乳腺癌 ……………………………………………………… (99)

第十章 周围血管疾病………………………………………………………… (100)
第一节 单纯性下肢静脉曲张……………………………………………… (100)
第二节 原发性深静脉瓣膜功能不全……………………………………… (101)
第三节 下肢深静脉血栓形成……………………………………………… (103)

第四节 血栓闭塞性脉管炎……………………………………………………………………(105)
第五节 急性动脉栓塞………………………………………………………………………(107)
第六节 创伤性动静脉瘘……………………………………………………………………(108)

第十一章 动脉瘤…………………………………………………………………………(110)
第一节 腹主动脉瘤…………………………………………………………………………(110)
第二节 颈动脉瘤……………………………………………………………………………(113)
第三节 髂动脉瘤……………………………………………………………………………(114)
第四节 股动脉瘤……………………………………………………………………………(115)
第五节 腘动脉瘤……………………………………………………………………………(117)
第六节 锁骨下动脉瘤………………………………………………………………………(117)

第十二章 腹外疝…………………………………………………………………………(119)
第一节 腹股沟疝……………………………………………………………………………(119)
第二节 股疝…………………………………………………………………………………(120)
第三节 切口疝………………………………………………………………………………(121)
第四节 脐疝…………………………………………………………………………………(122)

第十三章 腹部损伤………………………………………………………………………(124)
第一节 腹部闭合性损伤……………………………………………………………………(124)
第二节 腹部开放性损伤……………………………………………………………………(125)
第三节 腹腔脏器损伤………………………………………………………………………(126)
第四节 腹膜后血肿和大血管损伤…………………………………………………………(140)

第十四章 腹膜炎…………………………………………………………………………(143)
第一节 急性继发性弥漫性腹膜炎…………………………………………………………(143)
第二节 膈下脓肿……………………………………………………………………………(147)
第三节 盆腔脓肿……………………………………………………………………………(149)

第十五章 外科急腹症……………………………………………………………………(151)

第十六章 原发性腹膜后肿瘤……………………………………………………………(156)

第十七章 胃、十二指肠疾病 ……………………………………………………………(159)

第一节 胃溃疡与外科治疗……(159)
第二节 十二指肠溃疡与外科治疗……(161)
第三节 胃、十二指肠溃疡外科合并症……(163)
第四节 胃、十二指肠溃疡术后并发症……(166)
第五节 应激性溃疡……(171)
第六节 十二指肠淤滞症……(171)
第七节 胃良性肿瘤……(173)
第八节 胃肉瘤……(174)
第九节 胃癌……(175)
第十节 十二指肠肿瘤……(177)

第十八章 小肠疾病……(179)
第一节 急性出血性肠炎……(179)
第二节 小肠肿瘤……(180)
第三节 小肠憩室疾病……(182)
第四节 短肠综合征……(184)

第十九章 炎症性结肠病……(186)
第一节 局限性肠炎……(186)
第二节 溃疡性结肠炎……(190)

第二十章 肠梗阻……(196)
第一节 机械性肠梗阻……(204)
第二节 血运障碍性肠梗阻……(206)
第三节 急性假性结肠梗阻……(209)
第四节 腹腔间隔室综合征……(212)

第二十一章 肠息肉及肠息肉病……(217)
第一节 结肠息肉……(217)
第二节 家族性腺瘤性息肉病……(218)
第三节 黑斑息肉病……(218)

第二十二章 结肠、直肠及肛管疾病……(220)
第一节 结肠癌……(220)

第二节　直肠癌……………………………………………………………………（224）
第三节　结肠憩室病…………………………………………………………………（228）
第四节　缺血性结肠炎………………………………………………………………（230）
第五节　肛管、直肠损伤 ……………………………………………………………（231）
第六节　先天性巨结肠症……………………………………………………………（233）
第七节　直肠肛管周围脓肿…………………………………………………………（236）
第八节　痔……………………………………………………………………………（238）
第九节　肛瘘…………………………………………………………………………（239）
第十节　肛裂…………………………………………………………………………（241）
第十一节　直肠脱垂…………………………………………………………………（242）
第十二节　直肠息肉…………………………………………………………………（243）
第十三节　肛管及肛门周围恶性肿瘤………………………………………………（244）

第二十三章　肠瘘…………………………………………………………………（246）

第二十四章　阑尾疾病……………………………………………………………（249）
第一节　急性阑尾炎…………………………………………………………………（249）
第二节　慢性阑尾炎…………………………………………………………………（253）
第三节　阑尾周围炎及阑尾周围脓肿………………………………………………（254）
第四节　阑尾类癌……………………………………………………………………（255）

第二十五章　急性消化道出血……………………………………………………（258）
第一节　急性上消化道出血…………………………………………………………（258）
第二节　急性下消化道出血…………………………………………………………（264）

第二十六章　肝脏疾病……………………………………………………………（269）
第一节　细菌性肝脓肿………………………………………………………………（269）
第二节　阿米巴性肝脓肿……………………………………………………………（271）
第三节　肝棘球蚴病（肝包虫病）……………………………………………………（273）
第四节　原发性肝癌…………………………………………………………………（276）
第五节　转移性肝癌…………………………………………………………………（278）
第六节　肝血管瘤……………………………………………………………………（279）
第七节　肝腺瘤………………………………………………………………………（280）
第八节　肝囊肿………………………………………………………………………（281）

第二十七章 门静脉高压症…………………………………………………………(284)

第二十八章 胆系疾病……………………………………………………………(292)
第一节 慢性胆囊炎、胆囊结石 ……………………………………………(292)
第二节 急性胆囊炎…………………………………………………………(293)
第三节 肝外胆管结石………………………………………………………(296)
第四节 肝内胆管结石………………………………………………………(298)
第五节 重症急性胆管炎……………………………………………………(300)
第六节 胆道蛔虫症…………………………………………………………(302)
第七节 胆囊癌………………………………………………………………(302)
第八节 胆管癌………………………………………………………………(304)
第九节 胆道出血……………………………………………………………(307)

第二十九章 胰腺疾病……………………………………………………………(310)
第一节 胰腺炎………………………………………………………………(310)
第二节 胰腺肿瘤……………………………………………………………(317)
第三节 壶腹周围肿瘤………………………………………………………(325)

第三十章 脾脏外科………………………………………………………………(327)
第一节 脾脏脓肿……………………………………………………………(327)
第二节 脾脏肿瘤……………………………………………………………(328)

第三十一章 腹腔镜外科…………………………………………………………(331)

第一章 外科感染

第一节 外科软组织感染

一、疖与疖病

【概述】

疖（furuncle）俗称疔疮，是单个毛囊及其周围组织的急性化脓性感染。病菌以金黄色葡萄球菌为主，偶可见表皮葡萄球菌或其他病菌。感染发生与皮肤不洁、擦伤、环境温度较高或机体抗感染能力较低有关。不同部位同时发生几处疖，或者在一段时间内反复发生疖，称疖病。可能与病人的抗感染能力较低，或者皮肤不洁且常受擦伤有关。疖和疖病属急性化脓性炎症，表现为组织充血、渗出、中性粒细胞聚集等；继而细胞受损、组织破坏，形成脓性物质。因金黄色葡萄球菌产生凝固酶，脓栓形成是此菌感染的一个特征。

【临床表现】

1. 常发生于易受摩擦和皮脂腺丰富的部位，如头、面、颈、背、腋下、腹股沟及会阴部等。

2. 最初表现为患处红、肿、痛及局部功能受限等症状，范围不超过 2cm。此后结节顶端出现黄白色脓点，破溃后有少量脓液。区域淋巴结可肿大。

3. 单一疖一般无明显全身症状，但位于颜面危险三角区的疖，在加压或挤碰时，病菌可经内眦静脉、眼静脉进入颅内，并发海绵窦栓塞，引起颅内化脓性感染。疖病常有发热、食欲不振等全身症状。

【诊断要点】

1. 本病的表现明显，一般容易诊断。

2. 对疖病应行血糖和尿路检查、脓液及血细菌培养及药敏试验。

【治疗方案及原则】

1. 初起红肿阶段　疖以局部治疗为主，可选用热敷、超短波、红外线等理疗。也可敷贴中药金黄散、玉露散或西药鱼石脂软膏。

2. 已成脓阶段　见脓头或有波动感时，可用石炭酸点涂脓点或用针头、刀尖将脓栓剔出。禁忌挤压化脓病变。

3. 全身反应较重时，应用抗生素。

4. 疖病的治疗　除上述处理外，在疖消隐期间，可用中药防风通圣散或三黄丸。有糖尿病者需进行相应的治疗。

二、痈

【概述】

痈（carbuncle）是指邻近的多个毛囊及其周围组织的急性化脓性感染。病菌以金黄色葡萄球菌为主。由于有多个毛囊同时发生感染，痈比疖的炎症范围大，对全身的不良影响较严重。病变可累及深层皮下结缔组织，使其表面皮肤出现血运障碍甚至坏死。

【临床表现】

1. 一般见于中年以上病人，老年者多见；部分病人有糖尿病史。

2. 好发于皮肤韧厚的项、背部，俗称“对口疮”和“搭背”。

3. 病变早期呈一小片皮肤肿硬、色暗红，其中有几个凸出点或脓点，疼痛常较轻，但有畏寒发热和全身不适。此后中心部位出现多个脓栓，至破溃后呈蜂窝状，不可能自行愈合。

4. 常伴有畏寒、发热、头痛、乏力等全身症状，区域淋巴结肿大、疼痛，可伴急性淋巴结炎、淋巴管炎、静脉炎及蜂窝织炎。

【诊断要点】

诊断本病一般不难。检查应测血常规和尿常规、脓和血细菌培养及药敏试验。同时应注意病人有无糖尿病、心脑血管病、低蛋白血症等全身性病症。

【治疗方案及原则】

1. 全身治疗　病人适当休息和加强营养。必要时用镇静剂。可选用磺胺甲嗯唑甲氧嘧啶或青霉素、红霉素等抗菌药物。如有糖尿病，应根据病情同时给予胰岛素及控制饮食等治疗。

2. 局部治疗　早期可用50%硫酸镁或70%酒精湿敷，或用蒲公英等具有消炎作用的鲜草捣烂外敷，促进炎症消退，减轻疼痛。已有破溃者，因皮下组织感染的蔓延大于皮肤病变区，引流也不通畅，需及时作切开引流，但唇痈不宜采用。手术时机以病灶中央有皮下坏死、软化时为宜，不宜过早或过迟。原则为广泛切开引流，清除坏死组织，尽量保留切口周围皮片。一般用“+”或“++”字形切开，有时亦可作“|||”形切口。切口长度要超过炎症范围少许，深达深筋膜，尽量剪去所有的坏死组织，伤口内用纱布或碘附纱布填塞止血。以后每日换药，并注意将纱条填入伤口内每个角落，掀起边缘的皮瓣，以

利引流。伤口内用生肌膏，可促进肉芽组织生长。待肉芽组织健康时，可考虑植皮，以缩短疗程。

三、丹　　毒

【概述】

丹毒（erysipelas）是皮肤和黏膜网状淋巴管的急性炎症。其特点是蔓延很快，很少有组织坏死或化脓，全身反应强烈和容易复发。致病菌为β-溶血性链球菌，好发部位为下肢和面部。

【临床表现】

1. 起病急，全身症状明显，病人常有头痛、胃寒、发热。

2. 局部出现片状红疹，颜色鲜红，中间较淡，边缘清楚，并略隆起。手指轻压可使红色消退，但松压后红色即很快恢复。

3. 在红肿向四周蔓延时，中央的红色消退、脱屑，颜色转为棕黄。红肿区有时可发生水泡。局部有烧灼样痛。

4. 常合并区域淋巴结肿大、疼痛。

5. 足癣或血丝虫感染可引起下肢丹毒的反复发作，有时可导致淋巴水肿，甚至发展为象皮肿。

【诊断要点】

诊断本病一般不难。检查应测血常规和血细菌培养及药敏试验。

【治疗方案及原则】

1. 卧床休息，抬高患处。

2. 局部及周围皮肤用50%硫酸镁热敷，用青敷膏外敷。

3. 全身应用磺胺或青霉素，在全身和局部症状消失后仍继续应用3～5日，以免丹毒再发。

4. 复发性丹毒可用小剂量X线照射，每次0.5～1Gy，每两周一次，共3～4次。

5. 下肢丹毒伴有足癣者，应积极治疗足癣，以避免丹毒复发。

6. 注意隔离，防止交叉感染。

四、急性蜂窝织炎

【概述】

急性蜂窝织炎（acute cellulitis）是皮下、筋膜下、肌间隙或深部蜂窝组织的一种急性化脓性感染。其特点是病变不易局限，扩散迅速，与正常组织无明显界限。致病菌主要是溶血性链球菌，其次为金黄色葡萄球菌，亦可为厌氧性细菌。炎症可由皮肤或软组织损伤后感染引起，亦可由局部化脓性感染灶直接扩散或经淋巴、血流传播而发生。溶血性链球菌引起的急性蜂窝织炎，由于链激酶和透明质酸酶的作用，病变扩张迅速，可引起广泛的组织坏死，有时引起脓毒症。由葡萄球菌引起的蜂窝织炎，由于凝固酶的作用则比较容易局限为脓肿。

【临床表现】

常因致病菌的种类、毒性和发病的部位、深浅而有不同的临床表现。

1. 表浅的急性蜂窝织炎，局部明显红肿、剧痛，并向四周迅速扩大，病变区与正常皮肤无明显分界。病变中央部分常因缺血发生坏死。如果病变部位组织松弛，如面部、腹壁等处，则疼痛轻。

2. 深在的急性蜂窝织炎，局部红肿多不明显，常只有局部水肿和深部压痛，但病情严重，全身症状剧烈，有高热、寒战、头痛、全身无力、白细胞计数增加等。

3. 口底、颌下和颈部急性蜂窝织炎，可发生喉头水肿和压迫气管，引起呼吸困难、甚至窒息；炎症有时还可蔓延到纵隔。

4. 由厌氧性链球菌、拟杆菌和多种肠道杆菌所致的蜂窝织炎，可发生在被肠道或泌尿道内容物污染的会阴部、腹部伤口，局部可检出捻发音，又称捻发音性蜂窝织炎，蜂窝组织和筋膜有坏死，且伴有进行性皮肤坏死，脓液恶臭，全身症状严重。

【诊断要点】

诊断本病一般不难。检查应测血常规和尿常规、脓和血细菌培养及药敏试验。

【治疗方案及原则】

1. 休息，局部用热敷、中药外敷或理疗（超短波治疗）。

2. 适当加强营养。必要时给止痛退热药物。应用磺胺药或抗菌药物。

3. 如经上述处理仍不能控制其扩散者，应作广泛的多处切开引流。

4. 口底及颌下急性蜂窝织炎，经短期积极的抗炎治疗无效时，即应及早切开减压，以防喉头水肿、压迫气管而窒息死亡；手术中有时会发生喉头痉挛，应提高警惕，并做好急救的准备。

五、脓　　肿

【概述】

急性感染使组织或器官内病变组织坏死、液化，形成局部脓液积聚，并有一完整脓壁时，称为脓肿（abscess）。致病菌多为金黄色葡萄球菌。脓肿常继发于各种化脓性感染，如急性蜂窝织炎、急性淋巴结炎、疖等；也可发生在局部血肿或异物存留处。此外，还可从远处感染灶经血流转移而形成脓肿。

【临床表现】

浅表脓肿，局部隆起，有红、肿、痛、热的典型症状，与正常组织分界清楚，压之剧痛，有波动感。深部脓肿，局部红肿多不明显，一般无波动感。但有局部疼痛和压痛，并在疼痛区的某一部位出现凹陷性水肿。患处常有运动障碍。在压痛或波动明显处穿刺抽出脓液，即可确诊。

【诊断要点】

1. 小而浅表的脓肿，多不引起全身反应；大的或深部脓肿，则由于局部炎症反应和毒素吸收，常有较明显的全身症状，如发热头痛、食欲不振和白细胞增加。

2. 结核杆菌引起的脓肿，病程长，发展慢，局部无红、痛、热等急性炎症表现，故称为寒性脓肿。常继发于骨关节结核、脊柱结核。

3. 位于腘窝、腹股沟区的脓肿，应与此处的动脉瘤相鉴别。动脉瘤所形成的肿块无上述急性炎症表现，肿块有搏动，听诊有杂音，阻断近侧动脉，搏动和杂音即消失。此外，新生儿的脑脊膜膨出，可根据其位于背腰部中线，加压时能缩小，穿刺可抽得脑脊液，以及X线摄片发现有脊柱裂等特点，与脓肿鉴别。

【治疗方案及原则】

1. 脓肿尚未形成时的治疗与疖、痈相同。

2. 如脓肿已有波动且穿刺抽得脓液，即应作切开引流术，以免组织继续破坏，毒素吸收，引起更严重的后果。

3. 巨大脓肿引流时，需酌情予以补液并应用抗菌药物。

六、急性淋巴管炎和急性淋巴结炎

【概述】

致病菌从损伤破裂的皮肤或黏膜侵入，或从其他感染性病灶如疖、足癣等侵入，经组织的淋巴间隙进入淋巴管内，引起淋巴管及其周围的急性炎症，称为急性淋巴管炎（acute lymphangitis）。致病菌常为金黄色葡萄球菌和溶血性链球菌。淋巴管炎往往累及所属淋巴结，引起急性淋巴结炎（acute lymphadenitis）。如上肢、乳腺、胸壁、背部和脐以上腹壁感染引起的腋部淋巴结炎；下肢、脐以下腹壁、会阴和臀部感染，可以发生腹股沟部淋巴结炎；头、面、口腔、颈部和肩部感染，引起颌下及颈部淋巴结炎。

【临床表现】

1. 急性淋巴管炎分为网状淋巴管炎和管状淋巴管炎。丹毒即为网状淋巴管炎。管状淋巴管炎常见于四肢，而以下肢为多，常并存手足癣感染。

2. 管状淋巴管炎可分为深、浅两种。浅层淋巴管受累，常常出现一条或多条“红线”，硬而有压痛。深层淋巴管受累，不出现红线，但患肢出现肿胀，有压痛。两种淋巴管炎都可以产生全身不适、畏寒、发热、头痛、乏力和食欲不振等症状。

3. 急性淋巴管炎，轻者仅有局部淋巴结肿大和略有压痛，常能自愈。较重者局部有红、肿、痛、热，并伴有全身症状。通过及时治疗，红肿即能消退，但有时由于瘢痕和组织增生，已肿大的淋巴结在愈合后仍可扪及；炎症扩展至淋巴结周围，几个淋巴结即可粘连成团；也可发展成脓肿。此时，疼痛加剧，局部皮肤变暗红、水肿、压痛明显。

【诊断要点】

诊断本病一般不难。

【治疗方案及原则】

主要是对原发病灶进行处理，应用抗菌药物、休息和抬高患肢，均有利于感染的控制。急性淋巴结炎已形成脓肿时，应作切开引流。

七、坏死性筋膜炎

【概述】

坏死性筋膜炎主要侵犯筋膜，但不侵及肌肉，故称坏死性筋膜炎，是临床上偶见的一种严重的外科感染，常是多种细菌的混合感染。致病菌中需氧菌包括化脓性链球菌、金黄色葡萄球菌和大肠杆菌，厌氧菌以消化链球菌和类杆菌为主，但很少是单纯厌氧杆菌。研究表明，坏死性筋膜炎常是需氧菌和厌氧菌的协同作用，需氧菌先消耗感染组织中的氧气，降低组织的氧化还原电位差，细菌产生的酶使过氧化氢分解，从而有利于厌氧菌的滋生和繁殖。

【临床表现】

1. 是多种病原菌（如链球菌、金黄色葡萄球菌等）引起的筋膜侵袭性感染。

2. 病史特点

（1）可有头颈、面部、肠道及会阴部外伤、手术感染史。

（2）接受化学治疗的恶性肿瘤病人。

（3）接受免疫治疗的病人。

（4）合并糖尿病或动脉硬化的老年人。

3. 局部病变发展迅速，以皮下小动脉栓塞为特征，继发大片组织缺血坏死、皮肤坏疽及厌氧菌感染，但不累及肌肉。

4. 病变周围常有广泛的潜行皮缘，皮肤苍白，有水疱和血栓形成，发生混合感染时皮下可有气体和恶臭脓液。

5. 脓液及渗出物培养结果提示需氧菌或厌氧菌或多种细菌。

6. 可有明显的全身毒血症，有时迅速引起脓毒性休克。

【诊断要点】

本病临床上较为多见，临床医生对此病如无充分认识较易误诊。坏死性筋膜炎开始时虽表现为蜂窝织炎样症状和体征，但其特点是病变发展迅速，病情严重，有典型的毒血症表现，皮肤可出现血性水疱。本病需与气性坏疽鉴别。气性坏疽是由产气荚膜杆菌引起的肌坏死，而坏死性筋膜炎则是厌氧菌和兼性菌混合感染引起的筋膜坏死，病变局限于筋膜和筋膜以上，不涉及肌肉。两者伤口内均有气体产生，诊断容易混淆，不能根据组织有无气体来作鉴别，必须探查伤口并作脓液细菌学检查，才能确诊。

【治疗方案及原则】

1. 早期手术切除坏死的筋膜，充分敞开引流，术中用过氧化氢、高锰酸钾或替硝唑水溶液冲洗。常需多次手术清创。

2. 应用抗生素治疗，理想的是选用对厌氧菌和需氧菌均有效的药物，并根据临床效果或细胞学检查结果进行调整。

3. 全身支持治疗。

4. 高压氧治疗有效。

第二节　手部急性化脓性感染

【概述】

手是人体的重要器官，尤其是手的功能对人极其重要。其功能障碍哪怕是微小的障碍，都将对人的生活和劳动产生重要影响，对一些从事特殊职业的人，手的功能更为重要。手的解剖结构精细微密，在解剖结构上有其特点。手掌皮肤较厚而坚固，手部脓肿很难穿出手掌皮肤。手掌皮肤汗腺丰富但无皮脂腺，因而不会发生皮脂腺感染，如毛囊炎、疖等。手掌皮肤与掌筋膜、腱鞘或骨膜间有纤维组织致密相连，手部感染难以向表面扩散，局部压力增高，因而往往向深部发展，引起腱鞘炎、指骨坏死等。

手掌部有几个滑液囊，将掌间隙分隔为数个间隙，决定了感染扩散有特定的方向和部位。

手部感染一旦引起肌鞘粘连、腱鞘破坏或滑液囊破坏，将影响手的功能。手指掌侧皮肤损伤形成疤痕则影响手的感觉。

一、甲 沟 炎

【临床表现】

1. 一侧或两侧甲沟红肿、疼痛或有脓性分泌物。

2. 甲沟肉芽增生，指甲嵌入肉芽组织中。

3. 严重时可形成甲下脓肿或甲根部脓肿。

4. 指端压痛。

5. 常有指甲旁刺伤史。

【诊断要点】

诊断本病一般不难。

【治疗方案及原则】

甲沟炎多有局部刺伤史或嵌甲，病原菌多为葡萄球菌或链球菌。甲沟炎炎症轻微者可用局部热敷、温热水清洗，可局部使用抗生素软膏，如莫匹罗星软膏等。甲沟炎严重、形成甲下脓肿或甲根部脓肿者需切开引流，指甲部分或全部拔除，并全身应用抗生素。

二、化脓性指头炎

【临床表现】

1. 指端肿痛，剧烈。

2. 指端红肿或单纯肿胀，深部感染脓肿形成，局部组织张力高皮肤反而苍白。

3. 指端触痛明显。

4. 脓肿形成后穿刺可能有少量脓液。

【诊断要点】

诊断本病一般不难。检查应测血常规，做细菌培养及药敏试验。同时拍片确定指骨情况。

【治疗方案及原则】

1. 局部制动，抬高患肢。

2. 局部热敷及理疗。

3. 全身使用抗生素。

4. 穿刺如有脓肿形成则需切开引流。当指端疼痛剧烈、皮肤苍白及组织张力高时，即便穿刺无脓亦需在手指两侧切开减压，以防指骨坏死。切口应选用纵行切口，切开引流应在指根阻滞麻醉下进行。

三、急性化脓性腱鞘炎

【临床表现】

1. 手指红肿，疼痛严重，沿腱鞘有压痛。

2. 指呈半屈曲状。

3. 手指屈伸功能受限，被动伸直时疼痛加剧。

4. 常伴有感染的全身症状。

【诊断要点】

诊断本病一般不难。检查应测血常规、细菌培养及药敏试验。

【治疗方案及原则】

1. 制动，抬高患掌。

2. 局部理疗及热敷。

3. 全身积极应用抗生素。

4. 当已化脓或手指软组织肿胀剧烈、张力高、有血运障碍时，应及时切开引流，应从手指侧方作纵行切口，切口不越过手指屈曲皱褶。不能等待脓肿出现才作切开引流，以避免肌腱坏死。

5. 急性感染后手指置功能位并作被动关节活动，以防止肌腱粘连和关节僵直。

四、手掌筋膜间隙感染

【临床表现】

1. 手掌肿胀疼痛，掌凹消失。

2. 手指呈屈曲状，被动伸直时疼痛加剧。

3. 手掌皮肤充血可不明显，而手背皮肤红肿。

4. 手掌压痛明显。

【诊断要点】

1. 常有手部原发感染灶。

2. 诊断本病一般不难。检查应测血常规、细菌培养及药敏试验。

【治疗方案及原则】

1. 抬高患手，制动。

2. 全身应用抗生素。

3. 非手术治疗无效时应及早切开引流，应在全麻或臂丛神经阻滞麻醉下手术。不采用局部阻滞麻醉，因局麻加重组织肿胀且效果不佳。麻醉不良情况下难以引流彻底，并可能损伤血管和神经。

4. 切口选择要周密设计，避免损伤血管和神经。掌中间隙脓肿选择在第2～3指间或第3～4指间指蹼作纵行切口，切口不超过掌横纹。大鱼际间隙感染脓肿切开引流，可沿掌拇关节皱纹或经第1～2掌骨间手背面皮肤达指蹼。

第三节 全身化脓性感染

【概述】

在全身化脓性感染中多年传统使用“菌血症”、“毒血症”、“脓毒症”和“败血症”等名词。随着对感染病理生理过程的进一步认识，目前临床通用“脓毒症”和“菌血症”概念。脓毒症（sepsis）是指病原菌侵入人体血液循环，并在其内生长繁殖或产生毒素，引起严重全身感染症状和中毒症状的情况，也称为全身感染性炎症反应综合征；菌血症（bacteremia）是指血培养检出病原菌，而没有全身炎症反应症状。全身化脓性感染往往属于继发性，可继发于污染或严重的创伤和各种化脓性感染，如大面积烧伤、开放性骨折、弥漫性腹膜炎、胆道或尿路感染等。容易导致全身化脓性感染的因素有：人体抵抗力削弱，如营养不良、贫血、血浆蛋白过低及某些疾病等；正常免疫功能改变；局部处理不当。全身化脓性感染直接影响人体各组织和器官，引起全身炎症反应综合征，进一步发展引发多器官功能不全综合征，如控制不当或治疗不及时，往往会危及生命。

【临床表现】

1. 多有原发感染灶，起病多呈急性、亚急性或慢性。

2. 有寒战、高热，体温可达40～41℃。

3. 头痛、恶心、呕吐、腹胀、面色苍白或潮红、出冷汗、神志淡漠、谵妄和昏迷。

4. 心率加快、脉搏细数、呼吸急促困难。

5. 肝、脾肿大，重者有黄疸及皮下出血斑。

6. 在身体其他部位出现转移性脓肿。

【诊断要点】

1. 多有原发感染灶，起病多呈急性、亚急性或慢性。

2. 有寒战、高热，体温呈弛张热型，体温可40～41℃或低热。

3. 在身体其他部位出现转移性脓肿。

4. 血白细胞及中性粒细胞明显增多，可达（20～30）$\times 10^9$/L以上。核左移或有中毒性颗粒。

5. 寒战、高热时抽血培养较易发现细菌。

6. 酸中毒、氮质血症、溶血，尿中出现蛋白、白细胞和酮体。

【治疗方案及原则】

1. 一般疗法 卧床休息，给予营养丰富和易于消化的食物。如不能口服或口服不足，应静脉滴注葡萄糖、电解质和氨基酸溶液等，以补充热量、水分和蛋白质，纠正电解质代谢失调和酸碱平衡紊乱。同时还应补给各种维生素，特别是维生素 B、C。必要时间断输注新鲜冰冻血浆，一般每次400～800ml，以补充血容量，增加胶体渗透压，减轻由于低蛋白血症造成的大量水分渗透到第三间隙；输注免疫球蛋白，提高机体免疫力。高热时，用物理方法或药物降温。此外，需加强基础护理，注意口腔卫生，防止口腔溃疡，减少细菌移位的发生；经常为病人翻身，防止发生褥疮；仔细检查有无转移性脓肿，以便及时切开引流。

2. 积极处理原发感染灶 急性腹膜炎、急性梗阻性化脓性胆管炎和绞窄性肠梗阻等应积极手术治疗，以解除病因；切除伤口内已坏死和濒于坏死的组织，除去异物，敞开死腔和伤口，以利引流，以及尽早拔除留置于体内的各种引流管等。

3. 抗菌疗法 一般可先根据原发感染灶的性质来选用抗菌药物，并宜选用抗菌谱较广的抗菌药物，或两种抗菌药物联合应用。以后再根据治疗效果、病情演变和病原体培养结果及其药物敏感度测定，调整抗菌药物的种类。抗菌药物的剂量宜较大，疗程也应较长，一般在体温下降、临床表现好转和局部病灶控制 1～2 周后停药。对真菌性脓毒症，如病情许可，应停用广谱抗菌药物或换用有效的窄谱抗生素，并开始全身应用抗真菌药物，如二性霉素 B、氟胞嘧啶、酮康唑等。

4. 支持疗法 根据受累脏器的功能状况，进行相应的器官功能支持治疗。如呼吸功能不全，进行人工机械通气；消化道功能不全，进行胃肠外营养支持等。

5. 其他疗法

（1）冬眠疗法：可用于病情严重者。但对伴有心血管疾病、血容量不足或呼吸功能不足者，应慎用或不用。冬眠药物降温时，一般以体温维持在 36℃为宜。用药期间应严密观察意识情况、脉搏、血压、呼吸和肺部情况。疗程一般为 1～2 周。

（2）激素：主要是用肾上腺皮质激素。它有改善人体代谢，保护细胞免受缺氧和毒素的损害，稳定溶酶体，维持内环境稳定，扩张周围血管和解毒等作用。对高危病人早期应用有一定效果。近年来主张使用小剂量肾上腺皮质激素，避免大剂量冲击用药对免疫功能的抑制；再有，使用肾上腺皮质激素时，需和抗菌药物同时应用，以免感染扩散。

第四节 外科特异性感染

一、破 伤 风

【概述】

破伤风是外科急性特异性感染中较为严重而危及生命的急症之一。破伤风是由破伤风杆菌引起的一种急性特异性感染，细菌经破损的皮肤或黏膜侵入伤口内生长繁殖，产生大量的外毒素，即引起组织坏死的痉挛毒素和损害心肌的溶血毒素。

破伤风杆菌广泛存在于泥土和粪便之中，是一种革兰阳性染色的厌氧性芽胞杆菌。深部伤口引流不畅、组织坏死、局部缺氧、缺血均有利于细菌繁殖。临床上一般发生在损伤后，如战伤或其他创伤，锈蚀铁钉、腐木刺伤，烧伤后，也可见于产后感染、新生儿脐带残端感染、虫蛇咬伤等。

【临床表现】

1. 前驱症状　有乏力、头晕、头痛、咀嚼无力、反射亢进、烦躁不安、咀嚼肌和颈部肌肉酸胀。一般持续1～2天。此时往往不易引起注意。

2. 典型临床症状　表现为阵发性全身肌肉持续收缩、张口困难、牙关紧闭、苦笑面容、颈项强直、角弓反张、呼吸急促、流口水、嘴吐白沫、磨牙、大汗淋漓，严重者可出现骨折和窒息死亡。

【诊断要点】

1. 病史和临床症状　详细询问有无外伤史和手术史，受伤时间，场所，受伤后的处理情况，发病时间，病情发展过程，有无破伤风预防接种史，对女性病人应询问分娩或流产史，如新生儿应询问分娩史及脐带处理情况等。

2. 临床表现　注意有无牙关紧闭、阵发性全身肌肉抽搐、苦笑、角弓反张、颈项强直，特别是呼吸道是否通畅，有无喉头痉挛，有无肺炎、肺不张等。

3. 检查受伤部位、创口情况　创口周围肌肉有无痉挛、抽搐，创口是否有渗出物或脱落组织块、异物，应行细菌学检查（包括涂片及厌氧菌培养和病理学检查）。是否有早期呼吸性酸中毒，后期可合并代谢性酸中毒、心动过速、循环障碍及休克。

【治疗方案及原则】

1. 一般处理

（1）病人严格执行接触隔离，保持室内安静，避声、避强光等。

（2）备气管切开包，单人护理，密切观察病情并记录。

（3）营养支持，维持水、电解质及酸碱平衡。根据病情可进流食、鼻饲和全肠外营养支持等。

2. 创口处理

（1）外伤后破伤风：创口处理应在应用抗毒素及使用有效镇静药物后痉挛得到控制的情况下进行彻底清创，清除所有坏死组织和异物，创面开放引流，并用3%过氧化氢溶液或1∶1000高锰酸钾溶液冲洗。伤口周围可用5000U破伤风抗毒血清封闭。

（2）产道后破伤风：清除宫内异物，保持引流通畅。可采用1∶5000高锰酸钾溶液阴道内冲洗。

（3）耳源性破伤风：用3%过氧化氢溶液滴耳，同时可滴入氯霉素或林可霉素眼药水。

（4）新生儿破伤风：用3%过氧化氢溶液或1∶5000高锰酸钾溶液洗涤脐部，保持脐部清洁、干燥。

3. 中和毒素　破伤风抗毒素，首剂用2万～5万U，加入5%葡萄糖溶液500ml内滴注，以后每日1万～2万U肌注或静滴，共3～5天，直至症状好转。新生儿破伤风用2万U静滴。也可用成人破伤风免疫球蛋白一次性肌注3000～6000U，可用以代替破伤风抗毒素。

4. 控制和解除痉挛

（1）病情较轻者，成人给安定10mg，静脉注射，每日3次，痉挛控制后改口服，每次2.5～5mg，每日3次，连续3～4天。水合氯醛10～15ml口服或20～40ml直肠内灌注，每日3次。

（2）病情重者可给予氯丙嗪、异丙嗪各50～100mg，哌替啶50～100mg加入5%葡萄糖溶液500～1000ml中，静脉缓慢滴注2～3天，亦可采用冬眠疗法，要有专人监护。

（3）严重抽搐不能控制者，可用硫喷妥钠加入25%葡萄糖溶液20ml中，静脉注射，要警惕喉头痉挛，在已行气管切开的病人中使用较安全。也可用0.1%普鲁卡因500～1000ml静脉封闭，但用药过程中注意血压下降，以便及时处理，或用异戊巴比妥0.1～0.2g加入25%葡萄糖溶液内缓慢静推，一旦抽搐缓解，应即刻停止注入。

5. 营养支持　对严重不能进食者可采用全胃肠外营养（TPN），对能经口进食者给予高热量、多蛋白、维生素含量高的流质膳食。

6. 并发症的防治

（1）预防感染：青霉素一般常用80万～100万U肌注，每4～6小时1次，甲硝唑或替硝唑也有较好效果，静注或口服，每日3次，连续应用5～7天。

（2）气管切开：对频繁抽搐的危重病人，或有喉头痉挛、呼吸道分泌物排出困难以及不能进食者，均可进行气管切开，一旦气管切开，应设专人护理。

（3）保持口腔和呼吸道通畅：应给予雾化吸入，每日4～6次，协助病人翻身拍背咳痰，必要时用吸引器吸出呼吸道分泌物。

二、气性坏疽

【概述】

气性坏疽是由梭状芽胞杆菌引起的一种可危及生命的急性特异性感染。通常芽胞菌引起的感染可分为芽胞菌性蜂窝组织炎和芽胞菌性肌坏死两类，后者称为气性坏疽。气性坏疽是一种发病迅速且严重的急性感染，肌肉广泛坏死，可有气体或无气体产生，伴严重的毒血症。通常发生于开放性骨折、深层肌肉广泛性挫裂伤、伤口内有死腔和异物存留或伴有血管损伤以致局部组织血液供应不良的伤病员中，偶尔也可发生于择期手术，尤其是下肢、结肠和胆囊手术后。

梭状芽胞杆菌广泛存在于泥土和粪便中，为革兰阳性染色厌氧菌。通常经伤口进入受伤组织，在厌氧环境中生长繁殖，并释放α毒素（卵磷脂类外毒素）破坏细胞膜，引起溶血、肾坏死、肺脑出血、血压下降以至循环衰竭。释放胶原酶、透明质酸酶和纤溶酶，引起组织液化。蛋白质和糖类分解产生大量气体，造成组织肿胀、缺血、坏死，病变扩散，病情恶化。

【临床表现】

气性坏疽的潜伏期一般为1～4天，但也可短至6小时，长至3～6个月，多数在伤后3天发病。

1. 局部情况　伤口局部明显肿胀，疼痛剧烈，有胀裂感，一般止痛剂无效。伤口周围皮肤水肿、苍白、紧张发亮，稍后转为紫红或紫黑色，并出现大小不等的水疱。伤口内肌肉呈暗红色或土灰色，无弹性，切割时不出血，无收缩反应。挤压患部有稀薄、恶臭和浆液性血性分泌物溢出，并可见气泡逸出。轻触伤口周围皮肤有捻发音。

2. 全身表现　主要是由外毒素引起的严重毒血症。病人极度虚弱，表情淡漠，烦躁不安并有恐惧感；但神志清醒，也可发生谵妄；面色苍白，出冷汗，脉率100～120次/分，且增快的程度与体温不成比例。突发高热，可高达40℃以上，呼吸急促，贫血明显。晚期也可有黄疸出现和血压下降，严重者可发生多脏器功能衰竭。

3. 实验室检查 红细胞计数可迅速降至（1.0～2.0）$\times 10^{12}$/L，血红蛋白降至30%～40%，伤口渗液涂片可见大量革兰阳性粗大杆菌，但白细胞很少。伤口内分泌物厌氧菌培养可见梭状芽胞杆菌。病理活检可见肌肉纤维大量坏死，结构紊乱，大量芽胞杆菌存在和少量白细胞浸润。

【诊断要点】

1. 开放性创伤史，如大血管损伤、大块肌肉坏死、开放性骨折、深部穿入伤及有异物存留的盲管伤等，一般潜伏期为1～4天。

2. 发病急、病情恶化快，创伤初期感染伤口部位有胀裂样疼痛，局部迅速肿胀，伤口有血性混浊液体，带有气泡且有恶臭味。伤口局部皮肤水肿、苍白，继而变成暗红，最后呈紫黑色，皮下有捻发音，局部肌肉组织广泛坏死。

3. 全身中毒症状明显，突发高热至40℃以上，呼吸、脉搏持续加快，烦躁不安，严重贫血，甚至出现黄疸和意识障碍。

4. 局部X线检查可见肌群之间有积气。

5. 伤口内分泌物厌氧菌培养可见梭状芽胞杆菌，病理活检可见肌肉纤维坏死，结构紊乱，大量芽胞杆菌存在和少量白细胞浸润。

6. 红细胞计数迅速下降（1.0～2.0）$\times 10^{12}$/L，血红蛋白降至30%～40%，白细胞计数一般不超过（12～15）$\times 10^{9}$/L。

【治疗方案及原则】

1. 首先立即给予抗生素治疗，大剂量青霉素1000万U/d，分3～4次静滴，甲硝唑0.5g每日两次静滴，或选用氯霉素、克林霉素和第三、四代头孢菌素。

2. 紧急手术

（1）诊断明确后应立即进行急诊手术，手术过程中不可用止血带。

（2）扩大创口，进行广泛、多处纵行切开清除一切异物，如碎骨片等，切除所在无活力的肌肉、筋膜和脂肪组织，直至流出鲜血为止，切口应敞开用3%过氧化氢溶液湿敷或持续滴注冲洗。

（3）截肢：如已确定肢体各层组织坏死受累或合并粉碎性骨折和大血管损伤的重症病人可考虑进行截肢，截肢部位应在高于肿胀界限以上的健康组织内进行。残端只做止血，不做缝合，用过氧化氢溶液湿敷。肢体固定并抬高患肢。

（4）高压氧治疗：提高组织间的含氧量，造成不适合细菌生长繁殖的环境，可提高治愈率，减轻伤残率。

（5）全身营养支持治疗：在能进食的情况下给予高能量、高蛋白质饮食。在病情危重、进食困难时可行胃肠外全身营养支持，同时可以少量多次输注新鲜血、血浆、白蛋白等。

第二章　水、电解质代谢紊乱和酸碱平衡失调

水是人体内重要的组成部分，参与机体的物质代谢，氧气交换，营养物质的消化、吸收、转运，以及代谢产物的排泄。电解质参与物质代谢，维持神经和肌肉的兴奋性。在正常情况下，体内的水和电解质靠调节机制维持相对的稳定。一旦出现水和电解质平衡紊乱，就需要通过一系列调节机制予以纠正。

外科临床发生的水、电解质和酸碱平衡失调，常常是多种紊乱同时存在，还有的伴有其他科室疾病，处理时必须全面考虑。

第一节　水和电解质平衡紊乱

一、等渗性缺水

【概述】

等渗性缺水是外科最常见的缺水，又称混合性缺水或急性缺水。由于缺水发生的时间短、速度快，造成水与钠等比例地同时丢失，不甚影响体液的渗透压。等渗性缺水主要丢失的是细胞外液，尤其是血管内液，往往因血液浓缩、循环血量骤减而导致严重的休克。

【临床表现】

可有恶心、厌食、乏力、少尿，但无口渴等主诉。明显的脱水可出现皮肤干燥、松弛、体表静脉塌陷、眼窝下陷等。尿少，严重的可以无尿，可引起尿毒症、酸中毒。血液浓缩、循环血量减少可出现头晕、嗜睡，中心静脉压下降，体位性低血压，脉搏细速，严重的可以出现低血容量性休克。

【诊断要点】

1. 有等渗性缺水的病史。如严重的呕吐、腹泻，经消化道外瘘的液体丢失；大量流失腹水、胸水；肠梗阻、腹膜炎、重症胰腺炎；大面积烧伤或严重的软组织感染等。

2. 有上述等渗性缺水的临床症状。

3. 辅助检查具有下述特点：

（1）血液浓缩导致的红细胞计数、血红蛋白、血细胞比容增高。

（2）血清钠浓度正常，为135～145mmol/L。

（3）尿比重正常或增加。

【治疗方案及原则】

等渗性缺水的发生速度快，容易导致低血容量性休克。所以，在治疗原发病的同时，准确判断失水的原因和程度，及时正确地使用平衡盐溶液和等渗盐水补充细胞外液，提升血压并保持稳定是治疗的关键。

治疗所需要的液体量包括：已经丢失的液体量，当天继续丢失的液体量和当天正常生理需要量。根据这三方面的液体量总和，决定治疗的液体量。

1. 计算当日液体输入量的方法

（1）当日输液量＝细胞外液缺失量的1/2～2/3（累计丢失液体量和当天继续丢失的液体量）＋每日生理需要量（约2000ml）。

（2）估算细胞外液缺失量的方法：出现脉搏细数、肢端湿冷、血压下降等血容量不足表现，反映液体丢失已达体重的5%（相当于细胞外液的20%），出现严重的休克表现，反映液体丢失达体重的6%～7%，再按照病人的实际体重计算出应补充的液体量。

2. 决定补充液体的种类　选择电解质的种类、浓度和晶体渗透压与细胞外液一致的等渗性液体。最常用的是平衡盐溶液。其优点是具有接近细胞外液的电解质成分，有接近等渗的渗透压，能调节酸碱平衡。0.9%盐水因缺少钾离子和钙离子，氯离子的含量又远远超过细胞外液正常生理水平，从严格意义上讲并不符合生理要求，不适宜大量使用。林格液能同时补充钠离子、钾离子、钙离子和氯离子，缺点和0.9%盐水一样，所含有的氯离子远远高于细胞外液的含量，大量使用往往造成高氯性酸中毒。平衡盐溶液的电解质和血浆内含量相仿，是较为理想的等渗液体。

3. 具体实施

（1）建立可靠的输液通道后，首先使用等渗液的平衡盐溶液、林格液或0.9%盐水。如果缺水严重，应多建立通道或加压输液。

（2）对低血压或休克病人，在快速输液的同时，应给予右旋糖酐或血浆，尽快提升血压。血压回升和稳定后，逐渐减慢速度和减少输液量。

（3）合并出血时，可以根据出血量补给一定量的新鲜血，以免大量输入水分导致血液稀释，降低各种凝血因子和血红蛋白的浓度，加剧出血、组织缺氧和血浆渗出。

（4）通过中心静脉压（CVP）监测，动态观察补充液体的效果，调整输液速度和输液量。留置导尿管，监测单位时间的尿量。

（5）血流动力学各项指针恢复正常，是衡量纠正效果的重要指针。

（6）合并低钠、低钙的要同时予以纠正。尿量≥40ml/h 后应适时补钾。

4. 注意事项

（1）等渗性缺水时，血浆钠浓度测定值可以在正常范围，所以不能用血浆钠浓度监测血容量。

（2）如果没有出血，补充 1L 等渗液体，血细胞比容将减少 6%～8%。若达不到这样的程度，应找出原因，予以处理。

（3）对小儿、老年、心脏病、严重心肌损害、心力衰竭、肺炎、肾脏损害、肾衰竭的病人，要严格控制输液量和输液速度。

二、低渗性缺水

【概述】

低渗性缺水又称慢性缺水、继发性缺水或低钠血症。绝大多数属于医源性缺水。电解质的丢失大于水的丢失，导致垂体后叶分泌抗利尿激素增加出现少尿，醛固酮分泌增多出现低比重尿，以及其他一系列临床症状。

【临床表现】

临床症状和低钠程度有一定的关系。血清钠低于 130～135mmol/L，仅出现乏力、头晕、手足麻木等轻度缺钠的表现。血清钠在 120～130mmol/L 之间，可因血液浓缩、血容量减少、有效循环血量不足造成面色苍白、末梢发凉、发绀、脉搏细数、脉压缩小、血压下降。也可以出现由脑组织水肿所致的头痛、头晕、恶心、呕吐等症状。当血清钠低于 120mmol/L 时，则出现重度缺钠，表现为神志不清、腱反射减弱或消失、氮质血症、肾衰竭、尿毒症，甚至休克、昏迷、脑疝，因呼吸和循环衰竭死亡。

【诊断要点】

1. 具备低渗性缺水的病因　如有医源性缺水或慢性、长期丢失液体的病史；治疗等渗性缺水时补充水分过多；在应用排钠利尿剂（氯噻酮、利尿酸等）的同时，未能补给适量的钠盐等。

2. 出现低渗性缺水的临床症状和体征。

3. 辅助检查具有下述特点：

（1）血清钠浓度<135mmol/L。

（2）尿钠、氯显著减少，尿比重<1.010。

（3）血液浓缩，红细胞计数、血红蛋白、血细胞比容及 BUN 均升高。

【治疗方案及原则】

针对病因积极治疗，纠正细胞外液低渗状态和补充血容量。

1. 液体输入量的计算

（1）当日输液量＝按失钠量测算的液体缺失量的1/2～2/3＋每日生理需要量（约2000ml）。

（2）采用估算法估计丢失钠程度：即按照轻度缺钠每公斤体重缺失氯化钠0.5g、中度缺钠每公斤体重缺氯化钠0.5～0.75g、重度缺钠每公斤体重缺氯化钠0.75～1.25，折合成体重总缺氯化钠量。具体使用时应留有余地，按总缺钠量的一半补充为宜。

2. 决定补充液体的种类

（1）纠正轻度或中度低钠血症，首选等渗盐水。

（2）重度低钠血症可选用高渗盐水（3%～5%）并结合胶体溶液，迅速恢复机体有效循环血量。

3. 具体实施

（1）建立有效的输液通道，纠正速度不宜过快，控制血清钠维持在130～135mmol/L之间，切忌因高钠血症导致细胞缺水。

（2）有乏力、头晕、面色苍白、尿中 Na^+ 和 Cl^- 含量降低等轻度缺水表现的，可按成人每公斤体重缺少氯化钠 约0.5g估算，及时补充等渗盐水。

（3）已有尿量减少、血压轻度下降、收缩压在90mmHg左右、尿中不含有 Na^+ 和 Cl^- 等中度缺水表现，可按成人每公斤体重缺少氯化钠约0.5～0.75g估算，在补充等渗盐水的同时，应给予适量的高渗盐水。

（4）出现反应迟钝、昏睡或昏迷、严重少尿或尿闭、收缩压低于70mmHg等重度缺水表现时，说明成人每公斤体重缺少氯化钠已达0.75～1.25g，必须补充高渗盐水，同时给予5%碳酸氢钠或11.2%乳酸钠。

4. 注意事项

（1）输注速度应先快后慢，总输入量应分次完成。

（2）应严格控制液体的输入量，主要治疗目的是提高血液渗透压，增加钠和氯的浓度。

（3）大量使用等渗盐水会造成高氯性酸中毒，应该避免。

（4）在低钠的早期，由于水进入细胞内和水分排出增多，导致血清钠测定值降低不明显，甚或在正常水平。因此不能仅凭血清钠的测定值为依据，更重要的是临床综合判断。

（5）在使用碱性药物纠正酸中毒的同时，要防止出现碱中毒。

（6）要处理好高渗盐水和等渗盐水的使用原则。高渗盐水在补充钠缺失的同时可以提高晶体渗透压，减少细胞内水中毒。等渗盐水能补充钠的缺失。

（7）有营养不良和低蛋白血症时，要及时提高血浆蛋白浓度。

三、高渗性缺水

【概述】

也称为原发性缺水或高钠血症。在水和钠同时缺失的基础上，缺水多于缺钠。细胞外液处于高渗状态，细胞内液缺水是造成临床症状的基础。

【临床表现】

高渗性缺水的临床症状和缺水的程度有关。口渴是这种缺水的早期特征性表现。口渴症状反映机体缺水量达体重的2%～4%。若失水量达到体重的4%～6%，则出现中度缺水表现，表现为极度口渴、乏力、尿少、高比重尿、口干舌燥、皮肤弹性下降。缺水超过体重的6%以上为重度缺水，可以出现烦躁不安、狂躁、幻觉、谵妄，甚至昏迷。导致休克的高渗性缺水，失水量往往超过体重的10%。失水量超过体重的15%，则不可避免地面临死亡。

【诊断要点】

1. 具有高渗性缺水的病因 如昏迷，危重病人不能饮水，摄入不足；高温大汗，渗透性利尿（甘露醇、高糖），糖尿病昏迷导致的水分丢失过多；输注高渗盐水，管饲浓度要素饮食或超量使用氨基酸性营养液等。

2. 具备高渗性缺水的临床症状和体征。

3. 辅助检查

(1) 尿比重升高（>1.030），平均红细胞体积缩小。

(2) 血清钠>150mmol/L。

(3) 外周红细胞计数、血红蛋白含量及血细胞比容轻度升高。

【治疗方案及原则】

解除病因和补充已经丢失的液体，是治疗的关键措施。

1. 计算当日液体的输入量

(1) 当日输液量＝丢失液体量的1/2～2/3＋每日生理需要量（约2000ml）。

(2) 采用估算法估计补充液体量：

补液量（L）＝缺水量占体重的百分数×体重（kg）。

轻度缺水：丢失水分约占体重的2%～4%；

中度缺水：丢失水分约占体重的4%～6%；

重度缺水：丢失水分约占体重的6%以上。

2. 决定补充液体的种类

(1) 应选择低渗溶液或等渗液治疗，不能单纯补充水分。

(2) 尿量≥40ml/h后，应同时补钾。

3. 具体实施

(1) 早期以补充5%葡萄糖液或0.45%氯化钠溶液为主，待脱水基本纠正后再给予等渗盐水、林格液或平衡盐液。

(2) 高渗性缺水是一种慢性细胞内缺水，纠正时要控制好输液速度和输液量，一般情况下可以按照常规速度输液，在3～5日或更长的时间内纠正。

(3) 如有低血压表现，可以较快地输液，同时给予低分子右旋糖酐500～1000ml，或给予适量血浆提升胶体渗透压，使血压较快地回升至正常水平，然后再按常规速度输液。

(4) 纠正高钠血症不宜过快，血钠水平应在48～72小时内恢复正常，以避免引发急性脑水肿。

4. 注意事项

(1) 高渗性缺水时一般都伴有高钠和高氯，所以应以补充水分为主。

(2) 血清钠和血清氯基本恢复正常后，应同时补充电解质，以免出现因血钠稀释性降低造成的低渗性缺水。

(3) 若补液速度过快或短时间超量输入，以至于超过液体向细胞内转移的速度，就将造成液体滞留在血管内和组织间。细胞外液超过正常容量时，可以反射性引起迷走神经兴奋，导致脉搏有力、节律齐、血压稳定的心动过缓。严重的可以使血容量过高，引起高血压、急性心力衰竭或急性肺水肿、脑水肿。

四、低钾血症

【概述】

血清钾浓度低于3.5mmol/L，表示有低钾血症。钾是人体不能缺少的重要物质，在体内起到维持渗透压和酸碱平衡、维持神经肌肉和心肌兴奋性与参与细胞代谢的作用。缺少钾离子将使氢离子向细胞内转移，增加肾脏对氢离子的排出，造成细胞内酸中毒和细胞外碱中毒。缺少钾离子可以造成神经-肌肉的应激性降低，心肌兴奋性增高。

【临床表现】

1. 较早期症状　表现突出的是外周神经肌肉系统症状。首先见于四肢肌无力和肌张力降低，伴腱反射减弱或消失。严重的可累及躯干，出现瘫痪和腱反射消失、吞咽困难、外周性呼吸衰竭等。

2. 中枢神经系统症状　细胞代谢和功能异常，出现烦躁不安、嗜睡、谵妄、躁动、神志不清乃至昏迷。

3. 消化系统症状　胃肠平滑肌蠕动减弱，出现食欲减退、腹胀、肠鸣音减少、便秘等。严重的可以出现肠鸣音消失、麻痹性肠梗阻。

4. 循环系统症状　心肌应激性增加可以造成心率加快、心律紊乱、早搏、心动过速等。严重的可以出现心室颤动、心跳停止。心肌无力和血管扩张，可以出现心音低钝、血压降低、眩晕、体位性低血压、心脏扩大、心功能不全和休克。

5. 其他症状　包括多尿和尿比重降低，出现代谢性碱中毒，反常性酸性尿。

辅助检查可以出现心电图 T 波降低、变平、双相或倒置，ST 段降低，QT 间隙延长，出现 U 波。

【诊断要点】

1. 有造成低钾血症的病因　如长期禁食、饥饿、静脉输液补钾不够，造成的钾摄入不足；应用排钾利尿剂、持续胃肠减压、呕吐、肠瘘、腹泻等造成钾经肾内外排出过多；高糖和胰岛素以及血 pH 升高，使钾离子移向细胞内等。

2. 出现低钾血症的临床症状。

3. 辅助检查

（1）血清钾浓度＜3.5mmol/L。

（2）血气 pH 升高，碱剩余（BE）增加，CO_2CP 升高，尿 pH 呈酸性。

（3）可以出现心电图 T 波降低、变平、双相或倒置，ST 段降低，QT 间隙延长，出现 U 波。

【治疗方案及原则】

1. 轻度缺钾应尽量鼓励病人口服钾盐。中、重度缺钾、胃肠不能利用或急危重者，需静脉输液补钾。

2. 1g 氯化钾可补充钾离子 13.4mmol。

3. 高浓度或快速补钾可对心肌产生毒性作用，严重的出现心脏骤停。所以，外周静脉滴注液的含钾浓度宜≤0.3%。

4. 长期严重低钾血症的补钾措施，应在输液早期选用林格液或生理盐水，尽量避免输注葡萄糖及碱性液体。

5. 见尿补钾，注意保持尿量≥40ml/h。低钾的纠正一般需要 4～6 天。必须同时纠正碱中毒或低镁血症。

五、高钾血症

【概述】

血清钾浓度超过 5.5mmol/L，表示有高钾血症。

【临床表现】

多无特异症状。严重的高钾血症可导致心肌兴奋性下降、心率缓慢、心律不齐、低血压，甚至心搏骤停于舒张期。微循环障碍的皮肤苍白、发冷、青紫，有时有神志淡漠、感觉异常及四肢软弱。

【诊断要点】

1. 有造成高钾血症的病因　如医源性钾摄入过多，急、慢性肾衰竭，应用保钾利尿剂等钾排泄障碍，大面积软组织挫伤，酸中毒等使细胞内钾释出等。

2. 具备高钾血症的症状和体征。

3. 辅助检查

(1) 血清钾>5.5mmol/L。

(2) 典型的心电图改变有辅助诊断价值。可以有T波高尖，QT间期延长，甚至QRS增宽，PR间期延长。

【治疗方案及原则】

1. 停止使用一切含钾的药物或液体。

2. 降低血钾浓度的措施。

(1) 促进钾进入细胞内：

1) 高渗（10%～25%）葡萄糖溶液500ml + 胰岛素（3～4g葡萄糖：1U胰岛素）静脉滴注。

2) 25%葡萄糖400ml，11.2%乳酸钠100ml，5%氯化钙20ml，普通胰岛素20U，在24小时内缓慢静脉滴注。

(2) 使用钾离子拮抗剂：

1) 钙离子可以对抗钾离子对心肌的抑制作用。可以使用10%葡萄糖酸钙10ml或5%氯化钙20ml，缓慢静脉注射或静脉滴注，每日2～3次。

2) 注射碱性药物，如5%碳酸氢钠或11.2%乳酸钠80～100ml，缓慢静脉注射，每日2～3次。

(3) 清除血中钾：

1) 使用利尿剂，如20%甘露醇250ml，加入速尿20～40mg，静脉滴注，每日2～3次。

2) 阳离子交换树脂：口服或保留灌肠，每次15g，每日3～4次，可配合使用20%甘露醇或山梨醇导泻。

3) 使用上述方法仍不能降低血钾浓度的，可行血液透析或腹膜透析。

3. 紧急对抗心律失常

(1) 10%氯化钙20～30ml加入25%葡萄糖液中静脉滴注或缓推。

(2) 10%葡萄糖酸钙20ml静脉缓推，必要时重复。

（3）紧急状况下，氯化钙的效果优于葡萄糖酸钙。

4. 注意事项

（1）每天供给 1 200 千卡以上热量，可以使蛋白分解减少到最低程度，防止钾的释放。

（2）控制内出血，防止红细胞大量破坏，减少钾的释放。

（3）输液时要注意防止有刺激性的药液漏出血管外，造成组织坏死或其他意外。

（4）乳酸钠有降低迷走神经兴奋性的作用，使 P-R 间期缩短，心率加快。

（5）扩容可以稀释钾离子，降低血钾浓度。

六、低 钙 血 症

【概述】

钙离子存在于血清中，具有维持渗透压和神经肌肉的兴奋性作用，参与凝血过程。钙离子浓度受到血液酸碱度的影响，酸性环境促使钙离子与蛋白质分离，碱性环境促使与蛋白质结合。

【临床表现】

1. 神经肌肉兴奋性增加的症状　出现肢体的皮肤感觉过敏，中枢神经系统兴奋、烦躁、失眠。肌肉痉挛出现疼痛，腱反射亢进，手足搐搦症。腹肌痉挛性收缩造成腹部疼痛。呼吸肌和膈肌收缩造成呼吸困难。膀胱肌收缩造成尿频、尿急。面肌收缩造成口角歪斜。甚至出现惊厥和呼吸停止。

2. 心血管系统症状　心肌兴奋性降低可有心动过缓，心律紊乱，传导阻滞，血压下降，出现心慌、气短、胸闷、头晕、直立性晕厥等。

【诊断要点】

1. 具有低钙血症的病因　如急性重症胰腺炎、坏死性筋膜炎、消化道瘘、甲状旁腺功能障碍血浆大量丢失以及大量使用碱性药物等。

2. 具有低钙血症的临床表现。

3. 钙离子浓度低于 2.0mmol/L。

【治疗方案及原则】

1. 积极纠正原发病。

2. 视低钙的程度静脉或口服补充钙离子。

3. 开始纠正时，可以使用 10%葡萄糖酸钙 10ml 或 5%氯化钙 20ml 静脉注射，或加入等渗的糖、盐溶液滴注，必要时可以重复使用。

4. 合并碱中毒时要及时纠正碱中毒。

七、高钙血症

【概述】

高钙血症主要发生在甲状旁腺功能亢进症，如甲状旁腺增生或腺瘤。骨转移性肿瘤所致的高钙血症临床上比较少见。

【临床表现】

早期症状可以有疲乏、软弱、厌食、恶心、呕吐和体重下降等。

以后可能出现严重头痛、四肢疼痛、口渴和多尿。

【诊断要点】

主要依靠血钙浓度测定，血清钙浓度超过 2.75mmol/L 可以做出诊断。

【治疗方案及原则】

预防性地低钙饮食，补充水分，加速钙的排泄。

对于甲状旁腺功能亢进者，应予手术治疗。

第二节　酸碱平衡失调

正常情况下，机体依靠完整的调节系统，使内环境的酸碱度保持在相对恒定的范围内。当外源或内生的酸性、碱性物质含量异常，乃至超过机体维持自身酸碱平衡的调节能力时，就将出现内环境的平衡紊乱，造成器官功能障碍。正常细胞外液的酸碱度为 pH 7.35～7.45，平均为 pH 7.4。

一、代谢性酸中毒

【概述】

代谢性酸中毒是由于酸性物质积聚或产生过多，或 HCO_3^- 丢失过多，导致机体细胞外液内酸含量超过了正常的调节能力，细胞外液 H^+ 增加，pH 下降，BE 呈负值。

“阴离子间隙”正常型代谢性酸中毒，常见于：① HCO_3^- 丢失过多的腹泻、肠瘘、胆瘘、胰瘘，应用乙酰唑胺或氯化铵，输尿管乙状结肠吻合术或回肠代膀胱术后。②肾小管泌 H^+ 障碍的肾小管性酸中毒或某些间质性肾病。

“阴离子间隙”增大型代谢性酸中毒，常见于：①肾衰竭导致的内生性 H^+ 积聚，不能排出。②体内有机酸生成过多的缺血、缺氧、组织低灌注，无氧酵解增加导致的乳酸生成增加，H^+ 产生增加。③糖尿病酮症酸中毒导致的酮体积聚。

发生代谢性酸中毒以后，机体依靠碳酸氢盐的缓冲调节作用，呼吸加深加快，肾小管加大泌 H^+ 作用和 H^+ 转入细胞内等机制予以调节。代谢性酸中毒也影响到电解质平衡紊乱。常合并 Na^+ 和 HCO_3^- 重吸收增加，Cl^- 降低，K^+ 含量增加。在纠正代谢性酸中毒的过程中，要注意低钾的发生。

【临床表现】

轻者多无症状。稍重者常表现为呼吸深快，面色潮红，心率加快，呼气有酮味（酮症）。

重度者可出现心律紊乱，循环衰竭，急性肾功能不全和休克，并多伴高血钾。

当 pH 降低至 7.1 以下时，可以出现昏迷。

【诊断要点】

1. 有导致酸中毒的病因。

2. 有酸中毒的症状和体征。

3. 辅助检查

（1）血 $pH<7.35$，$HCO_3^-<21mmol/L$，$PaCO_2$ 下降，BE 负值加大。

（2）尿 $pH<5.5$，呈酸性。

（3）可伴有血钾升高，血钙升高。

【治疗方案及原则】

1. 积极治疗原发病，纠正脱水和电解质平衡紊乱。

2. 维持呼吸功能，保持呼吸道通畅和气体的有效交换，给予氧气治疗，改善缺氧状态。

3. 供给足够的热量，减少脂肪和蛋白质的分解代谢，减少酸性产物的产生。

4. 保护肾脏功能，促进利尿。可使用 20% 甘露醇 250ml，静脉滴注，每日 2 次。

5. 保证组织有效灌注及氧合，使平均动脉压（MAP）$>70mmHg$，尿量 $\geq 30ml/h$，动脉血氧饱和度（SaO_2）$\geq 94\%$。

6. 若血浆 $HCO_3^-<10mmol/L$ 或血 $pH<7.20$，宜酌情予以碱性药物，常用药物有碳酸氢钠、乳酸钠及三羟甲基氨基甲烷（THAM）。

7. 注意事项

（1）酸中毒的纠正必须逐步进行，防止纠正过程中出现高钠血症和低钾血症。

（2）计算公式得出的数值只能供参考，使用时必须根据临床实际情况具体掌握，并随时调整。

（3）动脉血气分析和电解质浓度是监测纠正效果的重要检验指针，可每 2～4 小时监测一次。

（4）乳酸酸中毒不宜使用乳酸钠纠正。同时注意防止低血钙。

二、代谢性碱中毒

【概述】

代谢性碱中毒是机体细胞外液内固定酸增多，超过自身的调节能力，血浆中 HCO_3^- 升高，pH 上升，BE 呈负值。大量丢失胃酸、经口或经静脉摄入大量碱性物质、钾离子减少可以造成低钾性碱中毒，氯离子减少可以造成低氯性碱中毒。机体依靠呼吸变缓变浅，减少 CO_2 的排出；通过肾脏减少排出氢离子，铵盐形成和减少排出，减少酸性物质和氯离子的排出；通过体内缓冲系统予以调节，最终增加体内的 H^+ 含量。

【临床表现】

呼吸浅而慢。

因血钙降低导致神经肌肉兴奋性增高，出现手足麻木和抽搐。因血钾降低可以出现麻痹性肠梗阻、肌无力、运动障碍、深反射消失、心律紊乱。脑或其他器官代谢障碍出现嗜睡、谵妄、神经错乱、昏迷等。

【诊断要点】

1. 病史能为代谢性碱中毒提供重要依据。如严重呕吐，幽门梗阻，长期胃肠减压；经口或经静脉摄入大量碱性物质；钾离子、氯离子减少等。

2. 具有代谢性碱中毒的症状和体征。

3. 辅助检查

（1）血液 pH 升高＞7.45（失代偿），$PaCO_2$ 升高＞45mmHg，血浆 HCO_3^-＞45mmol/L。

（2）低血钾，低血氯。

（3）严重低血钾症可出现反常性酸性尿。

【治疗方案及原则】

1. 积极治疗原发病。

2. 尽快纠正水、电解质平衡紊乱。

3. 对轻度低氯性碱中毒，可以给予等渗盐水或葡萄糖盐水。

4. 低钾、低氯性碱中毒宜补充氯化钾，首先纠正低钾。

轻或中度代谢性碱中毒一般补充生理盐水，重度或顽固性代谢性碱中毒可补充稀盐酸（0.1mmol/L）、盐酸精氨酸或氯化铵。

5. 注意事项

（1）对合并严重脱水、休克的病人，要尽快补充液体，提高血容量，恢复血压，改善肾脏调节功能。

(2) 补钾必须在尿量超过40ml/h以上时方可实施。

(3) 纠正过程中需要每4～6小时检测一次血气分析和电解质。

(4) 纠正速度不宜过快，要兼顾机体自身的代偿能力。

三、呼吸性酸中毒

【概述】

呼吸中枢受到损害或外周性呼吸功能障碍能引起呼吸性酸中毒，造成体内CO_2潴留，血液中CO_2含量增多，PCO_2上升，H_2CO_3增多，pH下降。

【临床表现】

可以出现胸闷、呼吸困难、头痛、发绀等缺氧表现。

早期可以出现血压升高，以后血压降低。急性呼吸性酸中毒可以引起心室颤动。严重的碳酸血症可以导致脑血管扩张，脑血流量增加，颅压增高形成脑疝，出现乏力、嗜睡、神志不清，乃至谵妄、昏迷。

【诊断要点】

1. 有呼吸功能受影响的病史。如颅脑严重感染、肿瘤、手术或外伤，胸部及上腹部外伤疼痛，肋骨骨折，气胸，胸腔积液，慢性阻塞性肺病(COPD)，重症肺炎，肺水肿，哮喘等。

2. 具备呼吸性酸中毒的症状和体征。

3. 辅助检查

(1) 血液pH下降<7.35，$PaCO_2$>45mmHg。

(2) 血浆HCO_3^-在急性呼吸性酸中毒时无明显变化。

【治疗方案及原则】

1. 积极去除各种诱因和原发病。

2. 动脉血氧饱和度低于0.85mmol/L时应给氧治疗，氧的浓度不宜超过40%。

3. 改善通气，增加潮气量。必要时气管插管、气管切开并使用呼吸机。

4. 注意事项

(1) 防止PCO_2下降过快，使pH迅速上升，导致碱中毒。

(2) 不应单纯给高浓度氧，防止氧中毒和影响呼吸中枢对CO_2的敏感度。

(3) 经常检查血液的pH、PCO_2、BE、PO_2，及时调整治疗措施。

四、呼吸性碱中毒

【概述】

呼吸性碱中毒主要是由于呼吸增强，肺通气量过度增加，CO_2排出过多，

使血中 PCO_2 降低，H_2CO_3 含量减少，pH 上升所致。机体在代偿的过程中，细胞外钾离子、钠离子转入细胞内，使血中钾离子和钠离子降低，血中氯离子含量增高。血中结合钙增加，游离钙减少。

【临床表现】

常伴随高热、缺氧、贫血、甲状腺功能亢进、败血症、癔病等疾病，表现为呼吸运动度加深，频率加快。

血钙降低，表现为心律减慢，四肢和面部抽搐。

脑血管和冠状动脉收缩。可发生意识障碍，心脏收缩无力，心律不齐，甚至心力衰竭。

【诊断要点】

1. 有造成呼吸性碱中毒的病史。如引起肺泡过度通气，体内生成的 CO_2 排出过多，导致血 $PaCO_2$ 降低，最终引起 pH 上升的因素，如发热、疼痛、创伤、低氧血症、呼吸机辅助通气过度等。

2. 具备呼吸性碱中毒的症状和体征。

3. 辅助检查

(1) 血液 pH 升高（>7.45），$PaCO_2$<35mmol/L。

(2) 血浆 HCO_3^- 减少。

【治疗方案及原则】

1. 积极去除各种诱因或控制原发病。

2. 增加呼吸道死腔以提高 $PaCO_2$。有条件的可以直接吸入含有 CO_2 的氧气。

3. 积极治疗有可能伴有的革兰阴性菌感染。

4. 如为呼吸机辅助通气不当造成呼吸性碱中毒，应调整呼吸机的频率、压力和容量。

5. 出现抽搐的可以静脉注射钙剂。

6. 碱中毒时出现低钙血症的临床表现，但是测定血清总钙量可以正常。危重病人出现急性呼吸性碱中毒提示预后不良。

五、酸碱中毒失调的动脉血气分析

血气分析各项指标的临床意义：

（一）血红蛋白（Hb）

1. 检测内容　血红蛋白含量。

2. 正常值　110～150g/L。

3. 临床意义　表示血液对氧气的携带能力。

（二）血液酸碱度（pH）

1. 检测内容　血液中氢离子的浓度。

2. 正常值　动脉血的 pH 为 7.35～7.45（静脉血的 pH 约高于动脉血 0.02～0.10）。

3. 临床意义

（1）pH 高于正常值，表明细胞外液碱性物质增加，为失代偿性碱中毒。

（2）pH 低于正常值，表明细胞外液酸性物质增加，为失代偿性酸中毒。

（3）pH 不能区分代谢性或呼吸性酸碱平衡紊乱。

（4）pH 测定值在正常范围内，既可能代表没有出现酸碱平衡紊乱，也可能表示出现了酸碱平衡紊乱，只不过处于代偿期。

（三）二氧化碳分压（PCO_2）

1. 检测内容　溶解于血浆中的 CO_2 所产生的张力。

2. 正常值　4.7～6.0kPa（35～45mmHg）。

3. 临床意义　是反映呼吸性酸碱平衡的重要指针：

（1）PCO_2 降低表示呼吸性碱中毒或代谢性酸中毒。

（2）PCO_2 增高表示呼吸性酸中毒或代谢性碱中毒。

（四）实际碳酸氢盐（AB）

1. 检测内容　正常血浆中的 HCO_3^- 含量。

2. 正常值　23～27mmol/L。

3. 临床意义

（1）AB 含量增加表示碱过多或过剩。

（2）AB 含量降低表示碱减少或不足。

（3）AB 含量增加见于代谢性碱中毒和呼吸性酸中毒。

（4）AB 含量降低见于代谢性酸中毒和呼吸性碱中毒。

（五）标准碳酸氢盐（SB）

1. 检测内容　是全血在 38℃ 条件下，完全氧合及 PO_2 为 5.3kPa（40mmHg）的气体平衡以后测定的 HCO_3^- 含量。

2. 正常值　同实际碳酸氢盐的正常值。

3. 临床意义　与实际碳酸氢盐的临床意义相同。

（六）缓冲碱（BB）

1. 检测内容　全血中缓冲剂负离子浓度的总和。

2. 正常值　全血正常值约为 45～52mmol/L，血浆正常值约为 42mmol/L。

3. 临床意义　全血 BB 不受 PO_2 的影响，也不受血红蛋白氧饱和度的影响，能较全面地反映缓冲固定酸的能力。

（七）剩余碱（BE）

1. 检测内容　缓冲碱比正常增加或减少。

剩余碱（BE）＝测得缓冲碱（BB）－正常的缓冲碱（NBB）

2. 正常值　－3.0～＋3.0mmol/L。

3. 临床意义

（1）BE为正值时，表示体内碱过剩，固定酸不足，出现代谢性碱中毒。

（2）BE为负值时，表示体内碱不足，固定酸过多，出现代谢性酸中毒。

（3）呼吸性酸中毒或碱中毒时，由于肾脏的代偿性调节作用，也可以相应地出现BE正值或负值。

（八）氧分压（PO_2）

1. 检测内容　溶解于血液中的O_2所产生的张力。

2. 正常值　10.7～14.7kPa（80～110mmol/L）。

3. 临床意义　反映呼吸功能，呼吸功能障碍时氧分压降低。

（九）二氧化碳总量（TCO_2）

1. 检测内容　是溶解于血浆中的CO_2，实际碳酸氢盐、碳酸和氨基甲酸血红蛋白中CO_2的总和。

2. 正常值　24～32mmol/L。

3. 临床意义：当CO_2潴留或体内HCO_3^-增高时，TCO_2均上升；当CO_2或HCO_3^-减少时，TCO_2则下降。

（十）二氧化碳结合力（CO_2CP）

1. 检测内容　在室温25℃，PO_2为5.3kPa（40mmHg）时，静脉血浆中以HCO_3^-形式存在的CO_2量。

2. 正常值　50～70容积百分比或23～31mmol/L。

3. 临床意义

（1）CO_2CP升高：代谢性碱中毒或呼吸性酸中毒。

（2）CO_2CP降低：代谢性酸中毒或呼吸性碱中毒。

第三章　肠外营养

【概述】

肠外营养（parenteral nutrition，PN）即静脉营养。

肠外营养的适应证是：无法（或不宜）经口摄食超过1周者；或估计1周内无法正常摄食者。外科领域包括腹部手术后胃肠动力障碍、消化道瘘、重症急性胰腺炎、急性弥漫性腹膜炎及完全性肠梗阻等。若病人尚存在肠功能，则应首选肠内营养的支持方式，而不是采用肠外营养。但当病人不耐受或病情不宜实施肠内营养时，则应采用肠外营养支持。

【临床表现】

病人的临床表现包括两方面：一是原发疾病引起的一系列临床表现；另外则是由于营养不良所产生的临床表现。前者的临床表现因病而异，在其相关章节内将作叙述。营养不良方面的临床表现主要是体重减轻、负氮平衡、血白蛋白浓度明显下降，以及伤口或吻合口愈合不良等。重度营养不良可导致不同程度的器官功能不全，严重时甚至可危及病人生命。

【诊断要点】

肠外营养是一种治疗手段，其本身并不存在所谓的诊断要点。与其相关的实际上是关于营养不良的诊断。营养不良的诊断标准包括：

1. 人体测量

（1）体重：体重减轻10%为轻度营养不良；下降20%～30%为中度营养不良；下降超过40%为重度营养不良。

（2）上臂肌肉周径（AMC）和三头肌皮皱厚度（TSF）：AMC正常值为25.3cm（男）、23.2cm（女）；TSF正常值为1.25cm（男）、1.65cm（女）。如果实际AMC值或TSF值低于正常值的80%，则为轻度营养不良；小于正常值的60%为重度营养不良。

2. 贫血　血红蛋白值＜90g/L。

3. 内脏蛋白浓度

（1）血白蛋白（正常值35～55g/L）：30～35g/L为轻度营养不良，＜21g/L为重度营养不良。

（2）转铁蛋白（正常值2.2～4.0g/L）：1.50～1.75g/L为轻度营养不

良，＜1.00g/L为重度营养不良。

4. 免疫功能测定

(1) 周围血淋巴细胞计数（单位：个/ml）：正常值为2000，若是1200～2000则为轻度营养不良，＜800为重度营养不良。

(2) 有条件时可做皮肤迟发超敏试验，若反应为阴性则提示机体的免疫状态差，可间接提示病人存在营养不良。

【治疗方案及原则】

1. 重症病人应避开应激的不应期，即在严重应激后早期（应激后1～3天）的治疗重点应是维持病人的生命体征及其内环境稳定。例如积极处理休克，及时纠正水、电解质和酸碱平衡失调等。此时机体处于分解代谢亢进的状态，负氮平衡不可能被逆转，不宜进行积极的营养支持。

2. 注意控制PN输入的热氮量，输入量不宜过大，提倡"低热量供给"，以减轻负荷，保护器官功能。否则容易因超负荷而发生副反应。在热量供给方面推荐用量为25kcal/（kg·d）。肠外营养时建议减少葡萄糖用量，总热量中脂肪热量占30%～50%。营养支持应符合代谢支持的原则，在保护脏器功能的基础上实施营养支持。

3. 选择合适的PN输入途径，短期（＜7天）PN或PN用量较小时，输入途径以选择周围静脉为宜。长期病人则经中心静脉导管输入。

4. 实施肠外营养时提倡采用混合能源，减少葡萄糖用量（糖脂比例为1～2∶1），可减少高糖血症的发生。实施PN时强调采用全营养混合液（TNA），要避免脂肪乳剂的单瓶输注。PN时还要注意外源性胰岛素的补充。应意识到任何程度的高血糖都会使感染性并发症的发生率升高。

第四章 肠内营养

【概述】

随着基础实验和临床研究的不断深入及循证医学系统评价（systemic review, SR）的影响，肠内营养（enteral nutrition，EN）在临床营养中的特点越来越明显。只要肠道有功能，EN就优于肠外营养（parenteral nutrition，PN）。与PN相比，EN有助于肠屏障结构和功能的维持，有助于减少肝功能损害及感染等有关并发症的发生，能直接提供谷氨酰胺等条件必需营养素，从而可能会减少肠道细菌和毒素移位的发生，提高临床治疗效果，缩短住院时间并降低营养药品的费用。2000年接受EN与PN的病人比例在美国约为10∶1，欧洲约为2.5∶1。按照同期肠外与肠内营养药品用量的统计资料推算，我国EN与PN的比例约为1∶20，说明我国肠内营养的应用还很滞后，这与我们医务人员对肠内营养的重视程度不够有直接关系。希望同道能对营养支持进行再认识，努力推进我国肠内营养的发展，这不仅有利于病人康复，还会大大节省有限的医疗卫生资源。国际临床营养创始人之一、美国科学院学部委员D. Wilmore教授早在1989年就强调“只要肠道有功能，就该充分利用”。

【适应证】

1. 经口摄食障碍

（1）不能经口摄食：如上消化道梗阻、咽反射丧失及某些手术后等。

（2）不愿经口摄食：如神经性厌食和重度抑郁症等。

（3）经口摄食不足：如大面积烧伤时的能量需求量增加，放化疗时的胃肠道反应及心脏病、恶病质等。

2. 胃肠结构和功能异常

（1）短肠综合征。

（2）消化道瘘（慢性期）。

（3）炎性肠道疾病。

（4）吸收不良综合征。

（5）顽固性腹泻。

（6）胃瘫。

3. 其他

(1) 胰腺炎：空肠给予低脂的氨基酸型肠内营养可以减轻胰腺外分泌，有助于胰腺炎的治疗。

(2) 肝功能或肾功能障碍：可选用肝病或肾病专用的肠内营养制剂。

(3) 某些检查或手术前的肠道准备。

【禁忌证】

1. 肠麻痹、肠梗阻。

2. 急性消化道出血。

3. 急性腹膜炎。

4. 急性腹泻。

5. 休克。

【制剂分类】

依成分和用途，可将肠内营养制剂分为三类：

1. 均衡型肠内营养制剂　提供均衡营养，包括糖、脂肪、蛋白质、矿物质、维生素和微量元素等，又以氮质来源不同再分为：

(1) 氨基酸供氮制剂：不需消化液的作用即可充分吸收，不含乳糖，粪便产量极少。可选用的制剂有爱伦多（elental）和维沃（vivonexten）等。

(2) 短肽供氮制剂：不需消化液的作用可经小肠黏膜细胞直接吸收，在细胞内分解为氨基酸后入血，不含乳糖，粪便产量很少。可选用的制剂有 pepti-2000 和 vital 等。

(3) 整蛋白供氮制剂：以提纯的整蛋白为氮源，多数不含乳糖，口感好，可口服，使用方便。可选用的制剂有安素（ensure）、瑞素（fresubin neutral）、能全力（nutrison）及纽纯素（nutren）等。因多种制剂加有膳食纤维，所以不宜按有无纤维作为主要的分类依据。

(4) 匀浆蛋白供氮制剂：系天然食物（包括蛋、奶、肉、蔬菜泥、糖类及玉米油等）的匀浆制品。国外有 compleat 和 vitaneed 等。

2. 疾病导向型制剂　依疾病特点组方，适用于某一特定病人群体。

(1) 免疫增强制剂：富含精氨酸、核苷酸及 ω-3 脂肪酸，适用于术后病人及其他免疫功能受抑制者。国内常用制剂为茚沛（impact）。

(2) 肺病病人制剂：脂肪含量较高，糖类含量较低，二氧化碳产量较少，适用于有肺功能不良的病人。可用制剂为益肺能（pulmocare）。

(3) 糖尿病制剂：富含缓释糖，适用于糖尿病及手术后病人。药用制剂为瑞代（fresubin diabetic）。

(4) 婴儿制剂：仿母乳设计配方，渗透压不高。可用制剂为小儿维沃。

（5）其他制剂：包括肿瘤病人、肝功能不全及肾功能不全病人的专用制剂。

3. 组件型肠内营养制剂　是指将单一或某类营养素分别包装的制品。可对均衡制剂进行强化或补充，以弥补其在适应个体差异方面欠灵活的不足，国内尚未上市。

【给予剂量】

每日给予营养支持的总热量（包括肠内和肠外），视病人的具体病情而定。应注意的是，急性应激病人的消耗虽大，但能量供应以健康人所需能量的1/2左右为宜，此后随着应激反应的减轻而逐渐增加。肠内营养供给量的多少，主要取决于肠道的功能状态。如果需要营养支持而肠道功能正常甚或只有部分功能，就要考虑给予适量肠内营养。经肠内给予量不足时，欠缺的营养基质可经肠外适当补充。

【注意事项】

1. 要根据原发病的性质、合并症情况及个体胃肠道的具体适应能力来选择适宜的肠内营养制剂，所以每家医院应该配备多个品种以适应不同病人的需求，这与肠外营养有很大不同。

2. 肠内营养的实施开始时给予剂量不能贸然过大，尤其是胃肠功能障碍及重症体弱病人，宜从低浓度、小剂量并缓慢给予的方法开始，然后依病人耐受情况逐渐增加制剂浓度和输注速度。

3. 小于3个月的婴儿应采用等渗性婴儿专用制剂。

【常见并发症及防治原则】

肠内营养多需经管饲给予，其常见并发症可分为以下几类：

1. 与置管有关的并发症

（1）经鼻置管并发症：鼻翼糜烂、口咽溃疡、上呼吸道感染和鼻窦炎，以及导丝引导置管的胃肠黏膜损伤和胃肠穿孔等。置管操作要轻柔，加强口、鼻及咽部护理，注意协助病人咳痰，需要较长时间（8周以上）管饲者应选用胃或空肠造口途径。一旦穿孔，即按胃肠穿孔处理。

（2）胃/空肠造口并发症：术中严密止血，缝合固定要切实可靠，以防胃肠内容物从造口处渗漏、造口处出血及内疝性肠梗阻等。一旦发生上述并发症，应即停止EN并积极采取胃肠减压等措施，必要时手术治疗。

2. 胃肠道并发症

（1）腹泻：

1）制剂温度太低：制剂进入机体前要预温，国人以37℃左右为宜。

2）制剂过浓、渗透压太高：肠内营养制剂按标准方法配制后有的为高渗，应依病人耐受情况作适当稀释。

3）输入速度太快：减慢输注速度，必要时暂停给予。

4）脂肪吸收不良：改用低脂肪制剂。

5）乳糖不耐受：我国约有85％的人对乳糖耐受不好，应改用无乳糖制剂。

6）制剂受污染：改善配制环境，注意无菌操作，尽量使用液体制剂。

（2）腹痛、腹胀、恶心、呕吐：

1）输注速度过快，胃肠液体滞留：暂停输注，必要时抽出滞留液体，待胃肠功能适当恢复后重新开始。

2）氨基酸及短肽制剂的特殊气味：管饲可明显减少恶心、呕吐的发生。

（3）便秘（发生率较低）：

1）水分摄入不足：增加水分摄入。

2）膳食纤维摄入不足：采用含纤维制剂。

3）卧床时间太长：在病情允许的情况下增加活动量。

3. 代谢性并发症

（1）水和电解质平衡紊乱。

（2）维生素和微量元素不足：肠内营养代谢性并发症的发生率要远较肠外营养为低，但在危重、意识障碍、老年及婴幼儿病人也时有发生。多数均衡型肠内营养制剂的热量密度为1kcal/ml，每日提供2000kcal热量时，其主要营养素含量一般可达健康机体的日需量。当肠内营养日供量达不到2000kcal或在某种特殊病理状态时，就需要经肠外适当补充。

4. 吸入性肺炎　见于经胃管饲者，其原因可能为鼻饲管的前端滞留在食管内、胃排空障碍及输注速度太快等，改用经空肠管饲一般可避免吸入性肺炎的发生。一旦发生应立即停止输注，必要时进行胃肠减压，并积极采取吸入性肺炎的治疗措施。

【肠内营养检测】

1. 每日记录水分出入量及营养基质的估计摄入量。

2. 根据病情及营养制剂补充情况，酌情进行血、尿常规及血生化检查。

3. 每周检测体重一次。

【营养支持小组】

有些医务工作者对营养支持存在一定误解，认为充足的营养补给有利于身体恢复，其实许多情况并非如此。不当的营养补给过剩，不仅造成医疗资源浪费，更会增加并发症的发生和病人的死亡。自20世纪70年代，发达国家多数大中型医院都成立了营养支持小组，由临床医师、营养师、药剂师、护师和研究人员联合组成，使得营养支持更加合理、经济、安全和有效。国内有些单位自 20 世纪 80 年代也先后设立了类似的“小组”或“中心”，但普及程度远不如发达国家。期盼国内医疗单位能对此加以重视，努力推动我国营养支持事业向更高水平发展。

第五章　输血反应及其并发症

无论全血输血还是成分输血都有可能引起某些不良反应，甚至造成因血液传播感染性疾病的危险。因此，提高对于输血反应和并发症的重视程度，给予及时诊断和有效治疗是至关重要的。

第一节　非溶血性发热反应

【概述】

非溶血性发热反应是一种常见的输血反应，其产生的原因主要包括两方面：输入的血液中含有热原质，如死菌体或细菌代谢产物；受体血液内含有白细胞凝集抗体、淋巴细胞毒抗体、血小板凝集抗体等，与输入血中的白细胞或血小板发生反应。

【临床表现】

1. 多在输血后1～2小时内发生。

2. 主要症状包括寒战、发热，还可以伴有头痛、恶心呕吐、皮肤潮红及皮疹等。

3. 发热持续数小时后逐渐消退，上述症状亦多可自行缓解。

【诊断要点】

1. 非溶血性发热反应是临床上最常见的输血反应。

2. 主要表现为在输血1～2小时以内出现寒战和发热，症状持续数小时后自行缓解。

【治疗方案及原则】

1. 制备和使用无热原、无菌的血液、血制品以及输血器具。

2. 对于怀疑或已经诊断为带有白细胞抗体的病人，应给予滤除白细胞的红细胞或洗涤红细胞。

3. 一旦发生非溶血性发热反应，应立即停止输血。

4. 对症治疗　对发热的病人给予解热镇痛药物或物理降温，对于寒战发冷的病人应注意保温。

5. 可肌注度冷丁和（或）抗组胺药物（如异丙嗪），必要时应用糖皮质激素。

第二节 过敏反应

【概述】

过敏性输血反应的原因尚不明确，主要机制是抗原-抗体反应，活化补体，导致血管活性物质释放所致。

【临床表现】

1. 最常见的过敏性输血反应是荨麻疹反应，表现为局部皮肤出现红斑和荨麻疹，多伴有瘙痒症状，一般不发热。

2. 严重过敏反应表现为咳嗽、喘鸣、呼吸困难，可以伴有面色潮红、恶心呕吐、腹痛腹泻等。

3. 严重过敏反应还可以出现神志不清、血压下降等过敏性休克的表现。

【诊断要点】

1. 过敏性输血反应通常在早期发生，输入全血或血制品仅数毫升后即可出现症状。

2. 轻度过敏反应以皮肤反应为主，如局部出现红斑、荨麻疹和瘙痒。

3. 严重过敏反应症状凶险，可以危及生命，如果出现神志不清、血压下降等症状，应警惕出现过敏性休克。

4. 免疫电泳可以证明病人缺乏 IgA，并有抗 IgA 的抗体。

【治疗方案及原则】

1. 立即停止输血。

2. 建立静脉通道，保持静脉输液通畅。

3. 保持呼吸道通畅，必要时气管插管或气管切开。

4. 应用抗组胺药物（如口服苯海拉明或肌注异丙嗪）。

5. 应用糖皮质激素，静脉注射氢化可的松 100mg 或地塞米松 5mg。

6. 若有休克征象，立即应用肾上腺素深静脉注射或 1∶1000 稀释后周围静脉及皮下注射。

第三节 急性溶血反应

【概述】

溶血反应是输入了血型不兼容的红细胞，或受血者自身的红细胞被抗体破坏所致的反应，可以分为急性溶血反应和迟发性溶血反应。急性溶血反应主要是免疫原因引起的，绝大多数是输入ABO血型不配合的红细胞，被受血者抗体在血管内破坏所致。急性溶血反应是最严重的输血并发症，死亡率高，需高度警惕。

【临床表现】

1. 输血数毫升即可以出现低热或“流感”样症状，至数十毫升时出现典型症状。

2. 病人出现发热、头痛、腰背部疼痛、心前区压迫感、呼吸困难等症状，可伴有血红蛋白尿、出血倾向、黄疸、高钾血症及少尿或无尿。

3. 手术中病人表现为伤口渗血与低血压。

4. 严重者将发生休克、急性肾衰竭和DIC。

【诊断要点】

1. 可根据输血史及寒战高热等溶血反应的典型表现进行诊断。

2. 迅速留取病人抗凝和不抗凝的血液标本以及剩余的血液送检。

3. 再次核对受血者与所输血液的血型，核对交叉配合试验结果。

4. 观察血浆色泽变化，若变为粉红色提示溶血。

5. 测定血浆游离血红蛋白及尿血红蛋白含量，结果显示血浆游离血红蛋白升高、高铁血红蛋白增加、尿含铁血黄素试验阳性有利于确立诊断。

6. 输血后血样标本的直接抗球蛋白试验。

【治疗方案及原则】

1. 立即停止输血，保留静脉通路。

2. 抗休克治疗　在补足有效循环血量的基础上，适当应用代血浆制剂、糖皮质激素、血管活性药物，维持血压。

3. 防治DIC　酌情应用肝素、AT-Ⅲ及抑肽酶等制剂。

4. 保护肾功能，防治急性肾衰竭　酌予5%碳酸氢钠碱化尿液，促使血红蛋白结晶溶解，在血压稳定的前提下，予速尿或20%甘露醇利尿。

5. 严重肾衰时可行腹膜透析或血液透析治疗。

6. 移除血循环内不配合的红细胞和红细胞破坏后的有害物质，早期应用换血疗法。

第四节　迟发性溶血反应

【概述】

由于输入ABO血型系统以外的其他血型系统（如Rh、Jk、Kidd、FY等）血液，受输入抗原刺激产生相应的抗体，破坏受血者循环内所输入的存活红细胞，引起以血管内为主的溶血。

【临床表现】

1. 初次输血引起的迟发性溶血反应多发生于输血后 10～14 日，如果既往有过输血史或妊娠史，则迟发性溶血反应多发生于输血后 2～5 日。

2. 初次输血引起的迟发性溶血反应早期多无明显症状，后期出现血红蛋白下降、血清胆红素升高及直接抗球蛋白试验阳性。

3. 再次免疫引起的迟发性溶血反应的主要症状是发热、贫血和黄疸。

4. 个别病例可发生急性溶血反应、急性肾衰竭、DIC，甚至死亡。

5. 实验室检查显示血红蛋白和红细胞计数下降、球形红细胞增多、血清胆红素升高及直接抗球蛋白试验阳性。

【诊断要点】

1. 输血后 2～14 日出现不明原因的发热、贫血和黄疸。

2. 辅助检查显示血红蛋白降低、胆红素升高、直接抗球蛋白试验阳性有助于明确诊断。

【治疗方案及原则】

1. 输血前严格交叉配血。

2. 用于输血前交叉配合试验的受血者血样标本，应在输血前 48 小时内采集。

3. 轻症者进展缓慢、危险小，不需特殊治疗。

4. 反应严重者的治疗原则与急性溶血反应的治疗相同。

第五节 细菌污染反应

【概述】

血液采集、储存、输注过程中的无菌操作和灭菌措施不够严格，以及献血者有菌血症等因素均有可能造成血液受到细菌污染。污染血液的细菌以革兰阴性杆菌最为常见。输入被细菌污染的血液有可能造成毒血症、败血症甚至感染中毒性休克等严重后果。

【临床表现】

1. 发病凶险，一般潜伏期为 30 分钟左右，也有仅输入 10～20ml 受污染的血液就出现症状的情况。

2. 症状较轻者表现为轻度发热和寒战。

3. 严重者可出现高热（38～41℃），剧烈寒战，呼吸加快，烦躁不安，皮肤干燥发绀，并出现荨麻疹或花斑样改变等症状。

4. 当出现心率加快、血压下降、四肢厥冷、呼吸困难、腹部绞痛及全身抽搐等症状时，应警惕出现感染中毒性休克。

5. 病程进一步进展后常在24～48小时内发生少尿、无尿、DIC以致多器官系统衰竭，最后因肾功能或循环衰竭而死亡。

6. 化验检查可出现白细胞计数显著升高，可高达（20～70）$\times 10^9$/L。

【诊断要点】

1. 对剩余的血液或血制品进行涂片染色镜检，如能发现细菌则可以简便快速地诊断严重的血液污染。

2. 收集剩余的血液或血制品、病人血液分别行细菌培养及药敏试验，可以明确诊断。

3. 取剩余的血液或血制品经离心沉淀观察余血的外观和质量，对诊断有一定的帮助。

【治疗方案及原则】

1. 立即停输污染血液。

2. 抗休克治疗　开放静脉，维持足够的血容量，纠正水、电解质代谢和酸碱平衡紊乱，酌情给予升压药和利尿剂以维持血压和尿量。

3. 抗感染治疗　污染菌尚未明确时可大剂量联合应用多种抗生素，但应侧重针对革兰阴性菌，明确污染菌后应根据细菌培养和药敏试验结果调整抗生素的应用。

4. 大剂量激素治疗。

5. 防治急性肾衰和DIC。

6. 如果必须继续输血，应给予没有污染的红细胞制剂。

第六节　循环负荷过重

【概述】

由输血引发的循环负荷过重常见于输入血量过大、速度过快的情况下，尤其是慢性贫血、心功能不全、老年或小儿病人。循环超负荷容易引起急性肺水肿和充血性心力衰竭，是十分危险的合并症。

【临床表现】

1. 病人接受输血后，突然出现头部剧痛、咳嗽、呼吸困难、发绀、咳多量粉红色泡沫样痰等症状。

2. 体格检查可发现颈静脉怒张、全身水肿，肺部闻及湿啰音。

3. X线检查可显示双肺门增宽、肺水肿征象。

4. 程度严重时可出现心房颤动、心房扑动等心律失常，迅速死亡。

【诊断要点】

1. 多发生于伴有心功能不全或慢性贫血的病人，有大量、快速输血史。

2. 早期出现全身静脉压上升的表现，严重时出现心律失常和心力衰竭。

【治疗方案及原则】

1. 预防措施 一次输血量应控制在病人血容量的15%以内，对心功能不全的病人更要严格控制输血量和速度。

2. 一旦怀疑或诊断循环负荷过重，应立即停止输血，停止或减慢液体摄入。

3. 病人取半坐位，吸氧。

4. 可四肢轮扎止血带，暂时减少回心血量。

5. 给予强心（西地兰 0.4mg 静脉注射）、利尿（速尿 20～40mg 静脉注射）治疗，酌情给予血管扩张剂。

6. 必要时可考虑行放血术或行血液超滤。

第七节 酸碱平衡失调

【概述】

由于血液保存液中存在柠檬酸，血液保存过程中会生成乳酸，当输血量较大、速度较快或病人肝脏代谢功能差时，可能会引起不同程度的酸中毒。此外，钾离子代谢异常也是由输血造成的电解质紊乱的常见类型。

【临床表现】

1. 代谢性酸中毒主要表现为呼吸深快，面色潮红，心率加快，呼出气可有酮味（酮症）；重度者可出现循环衰竭、休克；血 pH＜7.35，$[HCO_3^-]$＜21mmol/L，BE 负值加大。尿 pH＜5.5，呈酸性。

2. 高钾血症主要表现为肌无力，首先见于四肢，伴腱反射减弱或消失，发展可累及躯干，影响呼吸及吞咽；胃肠道受累：腹胀、肠麻痹、口苦、恶心；心肌兴奋性增强，传导异常：心悸，(室性）心律失常，室颤，血清钾＜3.5mmol/L，心电图 T 波降低、变宽、双相或倒置，ST 段降低，QT 间隙延长，出现 U 波；血气 pH 升高，碱剩余（BE）增加，CO_2CP 升高，尿呈酸性。

【诊断要点】

1. 常发生于合并肝、肾功能不全的病人，接受大量、快速输入库存血（保存时间＞1 周）以后。

2. 代谢性酸中毒、血钾升高或降低是最常见的酸碱平衡和电解质代谢失调的类型，典型的临床表现和实验室检查可以明确诊断。

【治疗方案及原则】

1. 预防措施　对于合并肝、肾功能不全的病人，应给予输注新鲜血液，或选用浓缩红细胞、洗涤红细胞等。

2. 静脉滴注碳酸氢钠溶液可以纠正酸中毒，缓解高钾血症。

3. 静脉注射葡萄糖酸钙能够对抗高钾血症对心肌的毒性作用，纠正心律失常。

4. 根据血气结果给予相应的对症治疗。

5. 必要时安排腹膜透析或血液透析。

第八节　出血倾向

【概述】

储备一定时间后的血液中不稳定凝血因子和血小板含量少，因严重创伤、大量失血失液、低血容量性休克甚至合并 DIC 的病人，大量输入储存时间较长的血液容易引起或加重凝血异常，造成出血倾向。

【临床表现】

1. 皮肤、黏膜出现出血点，可伴有齿龈出血、血尿或消化道潜血阳性。

2. 术中可发现手术创面渗血不止，可以持续至手术结束。

【诊断要点】

1. 临床上以皮肤、黏膜或其他组织器官自发性出血为特点。

2. 辅助检查　血小板计数减少，部分凝血活酶时间（APTT）延长，纤维蛋白原及其他凝血因子减少，试管内血块凝固异常。

【治疗方案及原则】

1. 预防措施　大量输血时，应考虑将储存全血和新鲜全血搭配输入，可以静脉滴注氢化可的松以减少血小板和凝血因子的破坏，并宜补充钙。

2. 血小板计数明显减少（$<50\times10^9/L$）时，可以补充浓缩血小板或多血小板血浆。

3. 由于凝血因子减少引起部分凝血活酶时间延长和纤维蛋白原减少时，应补充新鲜冰冻血浆或纤维蛋白原及凝血酶原复合物制剂。

4. 给予维生素 K，增加内源性凝血因子的生成。

5. 应用纤溶抑制剂（如 6-氨基己酸）。

第六章　外科休克

休克是由多种病因引起、反映病情严重的综合征。各种休克共同的病理生理学基础是有效循环血容量减少和继发组织灌注不足。随着病情迅速进展，超出机体的代偿能力时，组织便因严重灌注不足发生细胞缺氧、代谢紊乱和功能受损。若在休克早期及时采取措施，去除病因，恢复组织灌注，常可控制细胞损害的程度与范围，使病情逆转。相反，若未能及时补充有效循环血容量，则可发生多器官功能不全（MODS）或多器官衰竭（MOF），成为不可逆性休克。因此，休克是个从亚临床的组织灌注不足向 MODS 或 MOF 连续发展的动态过程。休克常分为低血容量性（失血失液性和创伤性）休克、感染性休克和心源性休克、神经性休克、过敏性休克等五种，前两者在外科中最常见。

第一节　失血失液性休克

【概述】

失血失液性休克是低血容量性休克的一种。主要由各种原因引起的急性大出血或大量血浆或体液丢失（或体液积存于第三间隙）导致全身血容量减少所致。其中由大血管破裂，如胃十二指肠溃疡出血、门脉高压症并食管胃底曲张静脉破裂出血、宫外孕出血引起的休克，又称失血性休克。因各种损伤如烧伤、腹部内脏破裂（如肝、脾破裂）、骨折或大手术后引起的大量血液或血浆或体液丢失，也称作创伤性休克。不论原因如何，当丢失的血液、血浆或体液超过全身总血容量 20％时即出现低血容量性休克。

【临床表现】

1. 有急性大出血的表现，如呕血、便血、腹腔、盆腔内出血或急性损伤史，创面大量渗液或体液积存于腹腔、盆腔等第三间隙内。

2. 按失血失液的不同程度表现为：

（1）休克代偿期（轻度）：估计血容量丢失在 20％（800ml）以下时，病人精神紧张、兴奋或烦躁不安，神志清楚，诉口渴，皮肤略苍白，四肢发凉，毛细血管充盈时间尚正常，脉搏加快（100 次/分左右），脉压缩小（收缩压正常或略升高，舒张压升高），呼吸略快，尿量有所减少。

（2）休克抑制期（中度）：估计血容量丢失在 20%～40%（800～1600ml），病人表现为神志清楚，但神情淡漠，渴感明显，皮肤苍白，四肢发冷，毛细血管充盈时间延长，心率增快（100～120 次/分），血压下降（收缩压降至 90～70mmHg 或 12～9.33kPa），呼吸明显加快，尿量明显减少。

（3）休克晚期（重度）：估计血容量丢失超过 40%（>1600ml），病人反应迟钝，意识模糊或昏迷，出冷汗，口唇肢端发绀，四肢厥冷，脉搏细速或摸不清，血压明显下降（收缩压在 70mmHg 以下甚至测不出），尿少或无尿。

【诊断要点】

1. 有急性失血、失液病史及表现（如呕血、便血、腹腔内出血或腹腔、盆腔内积液等）。

2. 出现不同阶段休克的临床表现（表 6-1）。

3. 行一般监测时有如下表现：

（1）血压：收缩压<90mmHg（12kPa）或脉压<20mmHg（2.67kPa）。

（2）脉率：无心脏疾病者心率可增至 100 次/分或 100～120 次/分。

（3）休克指数测定：脉率/收缩压（mmHg）可>1.0～1.5（有休克）或>2（严重休克）。

（4）尿量：既往无肾脏疾病者尿量常<25ml/h，比重增高。

4. 经辅助检查行特殊监测时可发现：

（1）中心静脉压（CVP）：往往低于 5cmH_2O（0.49kPa），可经中心静脉插管或 Swan-Ganz 漂浮导管直接测压。

（2）肺毛细血管楔压（PCWP）：需应用 Swan-Ganz 漂浮导管。可监测肺动脉压（PAP）和肺毛细血管楔压（PCWP）。常较 CVP 更敏感，休克早期便可发现 PCWP 值低于正常值（6～15mmHg 或 0.8～2kPa 以下）。

（3）动脉血氧分析：能发现血氧饱和度降低（反映组织缺氧）。pH 值、标准碳酸氢盐和碱剩余降低（反映代谢紊乱导致的酸中毒）以及有无代偿性呼吸性碱中毒（PCO_2 降低）或肺泡功能不全（ARDS）等。

5.影像学检查

（1）动脉造影可发现造影剂从破裂血管中逸出。

（2）胃镜可发现胃十二指肠溃疡出血和食管胃底曲张静脉破裂时的出血点。

（3）腹部盆腔 B 超可发现腹腔或盆腔内脏破裂或炎症性病变引起的形态结构异常及体腔内积血、积液。

（4）病情允许时可摄X线片显示食管、胃、十二指肠处的病变。

【治疗方案及原则】

应在一般抗休克紧急处理的基础上同时从积极补充血容量和治疗引起失血、失液的原发病，制止继续失血两方面进行治疗。

1. 一般紧急治疗

（1）采用头和躯干抬高20°～30°、下肢抬高15°～20°体位，以增加回心血量。

（2）保持呼吸道通畅。

（3）早期给予鼻管或面罩吸氧。

（4）注意保温。

2. 积极补充血容量

（1）迅速建立静脉通道。

（2）可根据失血失液性休克病人的临床症状和体征，判断病人的失血量及休克的程度（表6-1）。

表6-1 失血性休克病人临床症状、体征与失血量的关系

休克程度	失血量（%）	脉率	收缩压	脉压	毛细血管充盈	呼吸	中枢神经系统	尿量
轻度	<20%（<800ml）	<100次/分	正常	缩小	正常或轻度延迟	正常或轻度加快	烦躁，轻度兴奋	正常
中度	20%～40%（800～1600ml）	100～120次/分细弱	90～70mmHg	缩小	延迟	明显加快	冷漠	20～30ml/h
重度	>40%（>1600ml）	>120次/分不易触知	<70mmHg或无法测出	缩小	延迟或无	明显加快	模糊昏睡	<20ml/h或无尿

（3）补充血容量时，并不需要全部补充血液。首先应经静脉快速滴注等渗盐水或平衡盐溶液，在45分钟内先输入1000～2000ml，观察病人血压恢复及维持情况。如有恢复并能维持，表明失血量较少或出血已停止。若血细胞比容大于30%，仍可维持输注上述溶液。通常补充量可达估计失血量的2～3倍。反之输液后如血压未见恢复或短暂恢复不能维持时，便应输入浓缩红细胞或全血。

（4）根据血压、CVP和尿量的关系，指导和调节对血容量的补充（表6-2）。

表 6-2 根据中心静脉压、血压与血容量的关系指导补液

CVP	BP	分析	处理
低	低	血容量严重不足	积极扩充血容量，充分补液
低	正常	血容量不足	适当补液
高	低	心功能不全或血容量相对过多	强心，纠正酸中毒，利尿，扩张血管
高	正常	容量血管过度收缩	扩张血管，限速输液
正常	低	心功能不全或血容量不足	作补液试验*

注：*生理盐水 250ml 在 5～10 分钟内快速输入，若 BP 升高而 CVP 不变为血容量不足；若 BP 不变而 CVP 上升 3～5cmH_2O（0.29～0.49kPa）提示为心功能不全

（5）结合各项监测结果扩充血容量，同时注意纠正电解质和代谢性酸碱平衡紊乱，以及适当应用血管活性药物改善心血管功能。

3. 常用辅助监测项目

（1）神志、血压、脉率、呼吸、CVP、尿量。

（2）心功能监测：心排出量（CO）、心排指数（CI）、平均动脉压（MAP）、血氧饱和度（SaO_2）、周围血管阻力（SVR）、肺动脉压（PAP）和肺毛细血管楔压（PCWP）等。

4. 治疗原发病、制止继续失血　包括手术或内镜下止血、出血点结扎、出血脏器切除及体腔内积血、积液引流治疗等。

第二节　创伤性休克

【概述】

多发生于严重外伤如大血管损伤、多发性骨折或大手术后。由于损伤常造成失血和体液渗出，可导致低血容量引起低血容量性休克。同时损伤本身尤其胸部损伤还可刺激神经系统引起疼痛和神经内分泌系统反应，影响心、肺及大血管功能。因此创伤性休克又与单纯低血容量性休克有所不同，由于血块、血浆积存在体腔和深部组织，常合并较大量血容量丢失和血管外间隙体液丢失和继发炎性液体潴留等，会出现不易估计和较难处理等复杂情况。

【临床表现】

1. 有各种损伤的不同表现　见头、颈、胸、腹、盆腔、脊柱、四肢创伤各节及各种烧伤或大手术合并症部分。

2. 低血容量性休克的表现。

【诊断要点】

1. 根据各种具体部位损伤的病史、特殊表现。

2. 特异性影像检查及各部位穿刺取材。

3. 休克的监测手段 同第一节。

【治疗方案及原则】

1. 一般紧急治疗 同失血性休克。

2. 积极处理原发损伤

（1）妥善固定受伤部位。

（2）对危及生命的创伤如开放性或张力性气胸、连枷胸等，应即刻给予治疗。

（3）应用抗生素预防和治疗继发感染。

（4）视具体病情在治疗休克平稳后或在抗休克的同时采取手术治疗。

（5）建立体腔引流。

3. 补充有效血容量

（1）参照表 6-1 及 6-2 判断休克情况和调整补液方案。

（2）纠正电解质和酸碱平衡紊乱。

4. 加强辅助性监测手段 同失血失液性休克。

5.保护受损的重要脏器，预防多器官功能衰竭。

第三节 感染性休克

【概述】

是外科最多见和治疗较困难的一类休克。可继发于失血失液性休克和创伤性休克之后。常见于继发释放内毒素的革兰阴性杆菌感染，应用广谱抗生素后引起菌群紊乱导致的多重耐药菌或真菌感染性脓毒症。细菌性内毒素除与体内的补体、抗体结合后可刺激交感神经致血管痉挛、损伤血管内皮细胞外，内毒素还可直接刺激引起炎性介质如组胺、激肽等释放导致微循环障碍，临床上出现全身炎症反应综合征（SIRS）是其特点。

【临床表现】

1. 有由革兰阴性杆菌引起全身感染及继发脓毒症的病史，如急性胰腺炎、胆道感染、腹膜炎、绞窄性肠梗阻、泌尿系感染等。

2. 有 SIRS 表现。

3. 感染性休克可分为高阻力和低阻力两型，前者外周血管收缩致微循环淤滞，病人皮肤湿冷，又称冷休克；后者外周血管扩张阻力低，存在血流分布异常和动静脉短路开放，病人皮肤温暖干燥，又称暖休克。两者休克的特点与临床表现见表 6-3。

【诊断要点】

1. 有各种感染性疾病的病史及感染性休克的临床表现。

2. 血或体液培养证实。

3. 全身炎症反应综合征的化验所见或细菌培养结果。

4. 各种影像学对体内感染灶的定位。

【治疗方案及原则】

1. 抗休克方针

(1) 扩充有效循环容量：见低血容量性休克的治疗部分。

(2) 保持组织合适的供氧。

(3) 在各项辅助监测下使用血管活性药物如β-受体兴奋剂、血管扩张剂及有时应用α-受体兴奋剂，以分别增加心肌收缩力、降低后负荷、增加平均动脉压及灌注压。

2. 抗感染治疗

(1) 应用抗生素：首先用广谱抗生素经验治疗，一旦明确培养结果后应改用最敏感的抗生素。

(2) 必要的手术引流或穿刺引流。

(3) 保护心、肺、肝、肾功能。

3. 纠正电解质和酸碱平衡紊乱。

4. 早期应用糖皮质激素治疗。

5. 其他治疗　包括营养支持（肠内营养）、治疗 DIC 等。

6. 预防多器官功能障碍综合征。

表 6-3　感染性休克的两种类型

临床表现	冷休克（高阻力型）	暖休克（低阻力型）
神志	躁动，淡漠或嗜睡	清醒
皮肤色泽	苍白，发绀或花斑样发绀	淡红或潮红
皮肤温度	湿冷或冷汗	较温暖，干燥
毛细血管充盈时间	延长	1～2 秒
脉搏	细速	慢，搏动清楚
脉压	$<$30mmHg（$<$4kPa）	$>$30mmHg（$>$4kPa）

第七章　器官功能衰竭及多器官功能障碍综合征

【概述】

急性外科疾病、严重创伤或手术麻醉期所致的器官功能障碍，可因组织缺血、缺血再灌注损伤或机械因子等直接损伤组织细胞所致，而发生单器官损伤，也同时导致多个器官损伤，习称为原发性多器官功能障碍（primary organ dysfunction）。另有一种器官功能障碍由过度全身炎症反应引发，与多种内源性炎症介质的作用有关，由此引起的多个器官功能障碍往往呈序贯发生，进行性加重，被称为多器官功能障碍综合征（multiple organ dysfunction syndrome,MODS）。由于MODS早期为亚临床型功能性变化，呈可逆性变化，故严密监测、注意防治具有重要的意义。

第一节　急性肾衰竭

【临床表现】

1. 少尿期　病人突然少尿（成人尿量少于400ml/24h或小于20ml/h）或无尿（尿量少于40ml/24h）。少尿期可历时数日至数十日，但也有病人尿量不减少，称为非少尿性急性肾衰竭。

少尿期常可发生严重的代谢紊乱，因而伴下述相应的临床表现：

（1）高钾血症：血清钾升高可在少尿后6小时～3天开始出现，表现为全身无力、肌肉张力降低、手足感觉异常和肢体麻木，严重者可嗜睡、烦躁，可出现缓慢心律和心律不齐。心电图上可见高尖且基底较窄的T波，严重时P波消失，QRS波变宽，ST段和T波融合，甚至室颤。

（2）氮质血症：血清尿素氮（BUN）＞8.925mmol/L，每日上升3.57～8.925mmol/L，显著升高者可引起厌食、恶心呕吐、口腔尿臭味；严重者烦躁、抽搐和昏迷。

（3）代谢性酸中毒：因固定酸潴留所致，临床表现为呼吸加快、乏力、嗜睡、血压下降和心律失常。

（4）稀释性低钠血症：临床可表现为疲惫、无力、视力模糊、头痛，严重者嗜睡和昏迷。

（5）体液潴留：主要临床表现为全身浮肿，可出现肺水肿、脑水肿和心力衰竭。

2. 多尿期　尿量骤增或缓慢递增，历时2～3周不等，极易产生脱水和低钾血症。在进入多尿期之初，仍可存在氮质潴留。

轻度脱水，表现为口渴、皮肤弹性消失和黏膜干燥；重度者可发生脱水热和血流动力学异常（脉速、血压降低和心排出量降低等）。低钾的早期表现为乏力、肌张力低下和腱反射减弱或消失，腹胀和肠鸣音减弱，心电图表现为T波变平或倒置、QT间期延长和U波出现。

3. 恢复期　尿量及血BUN和Cr逐渐恢复正常，症状好转。部分病人存在营养不良和免疫功能低下，伴发的感染难以控制。

【诊断要点】

1. 症状

（1）少尿或无尿：在确立诊断前应进行补液（表7-1）及利尿试验，以资与功能性少尿鉴别。应充分注意少尿期可伴有的水潴留、稀释性低钠血症、高血压、心力衰竭或急性肺水肿等相关症状，代谢性酸中毒、氮质血症及尿毒症等继发损害的症状、高血钾及其所致的心律失常、高血镁、高血磷和低钙血症症状，以及继发感染。

表7-1　补液试验

项目	肾衰少尿期	血容量不足
补液试验	尿量不增	尿量增加
尿比重	1.010	大于1.020
尿沉淀	肾小管上皮与管型	阴性
尿钠浓度（mmol/L）	大于40	小于20
尿与血浆尿素比率	小于10：1	大于10：1
尿与血浆肌酐比率	小于20：1	大于30：1
血钾	迅速上升	轻度缓慢上升
血细胞比容，血浆蛋白	下降	上升

注：5%GNS 250～500ml，于30～60分钟内静滴，观察尿量

（2）肾前、肾后或肾性因素相关症状：

1）严重创伤、烧伤、重症胰腺炎、手术中大量失血、肠梗阻等肾前性因素及相关症状。

2）致急性肾小管损伤的因素，如休克、缺血、肾毒性药物及毒物，急性肾小球肾炎、急性小管间质性肾炎、急性血管性肾病等常见的肾性因素。

3）输尿管梗阻、肾积水、积脓等肾后性因素，其症状随尿路梗阻的部位、程度和发病缓急而不同，可无症状或有不同程度的腰痛等。

2. 体征

（1）急性少尿性肾衰：无脱水征，有时可见全身软组织水肿，肾区可有叩击痛。

（2）急性非少尿性肾衰：早期可见严重脱水征，表现为眼睛凹陷和皮肤弹性降低。

3. 辅助检查

（1）血肌酐进行性升高，不论尿量是否减少，可诊断为急性肾衰竭，内生肌酐清除率（Ccr）＞176.8mmol/L。

（2）用于病因鉴别的辅助检查：

1）尿比重在1.010～1.014，且为酸性尿，尿沉渣见蛋白、细胞和管型，提示肾性原因所致。

2）与肾后性鉴别：B超（肾盂及输尿管），腹部平片（钙化、结石或梗阻病变）。

3）较具鉴别意义的肾功能试验（表7-2）：

表7-2 常用的肾功试验及病因鉴别

指 标	肾前性	肾后性	肾性	急性肾小球肾炎
尿/血浆渗透压浓度比	＞1.5	1～1.5	1～1.5	1～1.5
尿钠（mmol/L）	＜20	＞40	＞40	＜30
钠排泄分数（FENa）	＜0.01	＞0.04	＞0.02	＜0.01
肾衰指数	＜1	＞2	＞2	＜1

【治疗方案及原则】

1. 祛除病因，积极治疗原发疾病。

2. 少尿期治疗

（1）量出为入，通常以500ml加前一天尿量和额外丢失量作为每日补液量，使血钠保持在130～140mmol/L。

（2）应采取积极的降压措施，防治高血压危象及心力衰竭。

（3）防治感染。

（4）密切监测并及时纠正体液、电解质与酸碱紊乱，以防止可能发生的严重或致死性细胞外液容量、渗透压、酸碱平衡和钾平衡失调。

（5）血尿素氮达35.7mmol/L以上或每日上升10mmol/L，血钾达6.5～7.0mmol/L，伴高血钾心电图改变、高血压脑病或心力衰竭者，均应透析治疗。对血流动力学不稳定的病人，宜选用持续肾替代治疗（continuous renal replacement therapy，CRRT）。

（6）其他辅助治疗：如生长激素 8～12U/d 皮下注射，冬虫夏草等辅助用药，对减轻分解代谢和促进肾功能恢复可有一定作用。

3. 多尿期治疗　尿量显著增多后应注意防止脱水，仍应注意纠正电解质和酸碱平衡紊乱，并适当增加营养支持，可用肾必氨静脉滴注。

4. 恢复期　休息、营养、定期随访。

第二节　急性呼吸窘迫综合征

【概述】

急性呼吸窘迫综合征（acute respiratory distress syndrome，ARDS）是严重感染、创伤、休克、误吸等原因引起的肺部炎症和肺毛细血管通透性增加为主要表现的临床综合征。其临床及病理生理过程由轻而重，发展可非常迅速，早期为急性肺损伤（acute lung injury，ALI），最严重的极端阶段即为 ARDS。

【临床表现】

1. 症状　ARDS 通常在损伤或原发病起病 24～48 小时后突然发生，首先出现呼吸困难，并极度窘迫。

2. 体征　呼吸浅速，呼吸频率在 35～50 次/分；吸气时可见肋间隙和胸骨上窝凹陷；唇甲发绀，皮肤斑纹，吸氧仍不能改善；早期肺部听诊无明显阳性体征，中期肺部可闻少许干、湿啰音、爆裂音或哮鸣音。

3. 辅助检查

（1）化验：血气分析示 PaO_2＜7.98kPa（60mmHg）；早期 $PaCO_2$ 降低而呈现呼吸性碱中毒；$AaDO_2$ 显著升高（吸氧浓度 21%时肺泡动脉氧分压差正常值＜30mmHg，吸纯氧时肺泡动脉氧分压差正常值＜100mmHg）；$PaO_2/P_AO_2 \leq 0.2$；肺内分流（Q_s/Q_t）＞30%。

（2）影像学检查：24 小时内胸片可无异常，随后可见肺纹理增多、边缘模糊；两肺野可见边缘不清的斑片影，病变终末期可见双肺透亮度减低，呈毛玻璃样改变。

（3）肺功能检查：分钟通气量明显增加，可大于 20L/min；生理死腔增加；静态肺顺应性降为 15～40ml/cmH_2O；肺功能残气量显著降低。

【诊断要点】

1. 病因　当存在各种可能引起 ARDS 的原发病或诱因（如脓毒血症、多发伤、胃内容物误吸、肺挫伤、重症胰腺炎、淹溺等）时，应注意 ARDS 的突然发生。

2. 诊断标准 请见表7-3。

表7-3 1992年欧美联席会议ALI与ARDS诊断标准

ALI诊断标准	ARDS诊断标准
1. 急性起病	1. 急性起病
2. PaO_2/FiO_2＜300（不论PEEP值）	2. PaO_2/FiO_2＜200
3. 后前位胸片示双侧肺浸润影	3. 后前位胸片示双侧肺浸润影
4. PAWP（肺毛楔压）＜18mmHg，或临床上无左心房高压的证据	4. PAWP＜18mmHg，或临床上无左心房高压的证据
具备以上4项者可诊断为ALI	具备以上4项者可诊断为ARDS

【治疗方案及原则】

1. 纠正急性肺损伤的基础原因。

2. 当确立ALI诊断时，应尽早建立人工气道，采用正压机械通气。应选用合适的呼吸模式，采用小潮气量（4～7ml/kg），同时加用最佳PEEP，使PaO_2≥60mmHg，SaO_2≥92%。

3. 在心排出量和组织灌注未受影响的情况下，限制输液量并理智应用利尿剂，以保持肺部“干燥”。对毛细血管渗漏明显的病人，可放置Swan-Ganz导管用以指导液体治疗，使液体治疗中PCWP保持在14～16cmH_2O为宜。为保持足够的血浆胶体渗透压，应适当给予血浆或白蛋白。

4. 为减少渗出，减轻肺纤维化，可酌用小剂量肾上腺皮质激素。

5. 为满足组织氧供需要，心脏指数应≥3L/（min・m^2），解除肺小动脉痉挛，改善微循环。

6. 防治感染，合理选用抗生素。如高度怀疑脓毒血症为ARDS的原因，应首先给予抗生素经验性治疗。痰液及气道分泌物培养和革兰染色，有助于尽早针对性用药。

第三节 急性肝功能衰竭

【概述】

急性肝功能衰竭（acute hepatic failure，AHF）是指以往无肝病史的病人出现黄疸和肝性脑病，从黄疸至发生肝性脑病（肝昏迷）发展迅猛，间隔时间不超过4周。其预后凶险，病死率极高。

【临床表现】

1. 症状

(1) 急性起病，出现黄疸，伴乏力和食欲下降。

(2) 迅速出现性格改变和行为异常，乃至意识障碍。

(3) 多伴恶心、呕吐和中毒性腹胀。

2. 体征

(1) 早期出现黄疸，常在无明显自觉症状时即被发现，并进行性加深。

(2) 肝性脑病：分为四度：

1) Ⅰ度（前驱期）：性格改变，行为异常。常规神经系统检查无异常。

2) Ⅱ度（昏迷前期）：睡眠障碍，行为反常和精神错乱。计算能力、定向力和理解力减退。腱反射亢进，肌张力增强，踝阵挛及巴氏征阳性。出现肝臭和扑翼样震颤。

3) Ⅲ度（昏睡期）：昏睡和极度精神错乱为主要表现。或神志不清，但能唤醒。压眶反应阳性，各种神经系统体征持续阳性。

4) Ⅳ度（昏迷期）：神志完全丧失，无法唤醒，所有反应丧失，瞳孔散大，肌张力降低。

(3) 脑水肿，出现血压升高、缓慢心律、频繁呕吐和球结膜水肿。

(4) 肺水肿：可闻及双肺底部湿啰音和氧饱和度降低。

(5) 弥散性血管内凝血障碍（disseminated intravascular coagulation，DIC）。

3. 化验检查

(1) 血清胆红素进行性升高，每日可升高 17.1～34.2μmol/L，数天内即可达 171μmol/L 以上。与此同时血清转氨酶进行性升高，严重者出现"胆-酶分离"。

(2) 血氨升高。

(3) 凝血酶原时间（PT）延长和活动度（Pa）降低，Pa＜40％表示肝衰，＜20％预后极差。而因子Ⅷ水平不降低，有的病人反可增高。

(4) 可伴有电解质紊乱。

【诊断要点】

1. 病因

(1) 病毒性肝炎、药物中毒性肝炎（扑热息痛、苯妥英钠、二氯丙烷）。

(2) 严重创伤、血栓等引起的肝脏缺血致肝细胞坏死。

(3) 严重感染引起的微循环障碍。

2. 血清胆红素升高。

3. 发病 10 天内出现肝性脑病而排除其他原因者。

4. PT 时间延长，Pa＜40％提示早期肝衰。合并 DIC 时因子Ⅷ活性降低，多小于50%。

5. AST达正常上限的900倍，ALT不超过1000倍。

【治疗方案及原则】

1. 病因治疗。

2. 保肝治疗

（1）输注新鲜全血或新鲜冰冻血浆200ml，加10～20g白蛋白，每周1～2次。

（2）静脉输注支链氨基酸250～500ml，每日1次。

（3）肝细胞增殖因子（HGF）80～120mg，静脉滴注。

（4）针对血氨增高：口服乳果糖；盐酸精氨酸（arginine hydrochloride）每24小时25g，分1～2次静脉滴注，以酸化血液；雅博司（Hepa-Merz），每6小时40ml，加入5%葡萄糖溶液500ml中静脉滴注，首剂加倍；乙酰谷氨酰胺0.6～1.0g，加入5%葡萄糖溶液500ml中静脉滴注，每日1次。

（5）其他保肝药物：如思美泰1～3g/d，静脉滴注；苦黄合剂（苦参、大黄、大青叶和茵陈）注射液30～60ml/d，加入5%葡萄糖溶液250ml中静脉滴注，对降低黄疸有一定疗效。甘利欣（甘草酸二胺）注射液40ml/d，加入5%葡萄糖溶液250ml中静脉滴注，对降低转氨酶有较好疗效。还可酌情选用易善力（essentiale）1～5安瓿/日，静脉滴注。

（6）对上述治疗无反应的肝性脑病行人工肝治疗可取得一定疗效，部分病人需伺机行肝移植手术。

3. 合并症治疗

（1）纠正酸碱失衡。

（2）合并DIC的治疗以补充凝血因子为主，可同时使用小剂量肝素，普通肝素50mg/d或低分子肝素40～50 IU/（kg·d），分2次，皮下注射。治疗期间应谨慎监测凝血功能。使用低分子肝素治疗应监测抗Ⅹa，使其保持在0.5～2 AFⅩa IU。

（3）治疗脑水肿，防止脑疝：可酌情选用20%甘露醇或甘油果糖快速静脉点滴，静脉注射速尿等。

（4）肠道去污，以防治肠源性感染。如口服甲硝唑、卡那霉素和两性霉素B，还可口服生大黄导泻。

第四节　应激性胃黏膜病变

【概述】

在严重的应激状态下，如严重创伤、烧伤、休克及全身感染等，机体发生的急性上消化道黏膜病变。

【临床表现】

1. 症状 腹胀、上腹部烧灼痛，伴恶心、突然呕血或吐咖啡样胃内容物或黑便（柏油样便）。

2. 体征 上腹部膨隆，胃管内引出咖啡样胃内容物或血液。

3. 辅助检查

（1）纤维胃镜检查：胃十二指肠黏膜多发糜烂、散在的溃疡，且有活动性出血或血凝块。

（2）选择性血管造影：可选择胃十二指肠动脉造影，可对出血量大于0.5ml/min的病灶进行定位。

【诊断要点】

1. 存在引起应激性溃疡的因素。

2. 突然呕血或咖啡样胃内容物，常伴柏油便或血便。

3. 胃镜检查发现胃十二指肠黏膜糜烂病灶，是早期确定诊断的最有效方法。

【治疗方案及原则】

1. 治疗原发病 如各种创伤、烧伤、休克和全身感染。

2. 留置胃管抽尽胃内容物，并用冰盐水洗胃，提高胃腔pH。也可用冰盐水200ml加去甲肾上腺素8mg洗胃，直至洗出液清亮。

3. 抗酸

（1）氢氧化铝凝胶10～15ml，每日3～4次，口服。

（2）H_2组胺受体拮抗药，如雷尼替丁、甲氰咪胍、法莫替丁等。

（3）抑制质子泵的药物，奥美拉唑（omeprazole）40mg，每日1～2次，静脉注射。

4. 生长抑素 生长抑素八肽（sandostatin）25μg/h或生长抑素十四肽（stilamin）250μg/h，静脉点滴，如使用后者，开始治疗时须静脉注射负荷量250μg。

5. 急诊胃镜下止血治疗。

6. 垂体后叶加压素20U加入5%葡萄糖溶液200ml中静脉点滴，30分钟内滴完；或在选择性动脉造影下垂体后叶加压素0.2U/min，于出血局部动脉内灌注。

7. 手术治疗 经各种非手术治疗仍继续或反复大出血、并伴失血性休克者，合并溃疡穿孔或腹膜炎者，可选择手术治疗。根据病变的部位、大小及合并症情况可选择不同的术式，如胃大部切除术、胃空肠吻合术等。

8. 酌情输血和输液治疗，积极抗休克。

第五节　急性弥散性血管内凝血

【概述】

根据国际血栓止血学会 DIC 专业委员会于 2001 年 11 月公布的概念，弥散性血管内凝血（disseminated intravascular coagulation，DIC）系指血管内凝血系统激活，弥散性微血栓形成导致的获得性临床综合征，可伴有继发性纤溶，大多数情况下微血栓形成与出血并存。其主要临床表现包括出血、贫血和休克，严重者导致器官功能障碍。

【临床表现】

1. 症状

（1）突然发生皮肤、黏膜、胃肠道、肾或颅内等多部位出血，或手术过程中、手术后创面弥漫性渗血不止。其特点为不易用原发病作出圆满解释，用一般止血药治疗无效。

（2）因纤维蛋白沉积于小血管引起的出血性组织坏死。最易受损的器官是肾，可因急性肾小管坏死或肾皮质坏死而导致可逆或不可逆的急性肾衰。偶可发生手指或足趾坏疽和脱落。

2. 体征

（1）全身皮肤多处散在出血点、紫癜、出血性大疱及肢端坏死。

（2）胃肠道黏膜出血、坏死、溃疡。

（3）急性微循环障碍所致的低血压或休克。临床特点为突然出现的、按原发病发展规律未被预料到的低血压或休克，对常规抗休克治疗反应差。

（4）血红蛋白尿和血红蛋白血症，系微血管病性溶血所致。

（5）微血栓形成，器官微循环灌流障碍所致的器官功能障碍，几乎可累及所有的器官，导致肾、肺、脑、心和肝功能衰竭，从而产生相应的临床表现。当累及肾上腺时出现华弗（Waterhouse-Friderchsen）综合征，累及垂体者导致席汉（Sheehan）综合征。

3. 化验检查

（1）凝血功能异常：

1）血小板进行性减少，常低于 $100\times10^{9}/L$，外周血出现巨大血小板。

2）血浆血小板活化产物增高：βTG、PF_4（血小板第 4 因子）、TXB_2、GMP-140（血小板 α 颗粒膜蛋白-140）。

3）血浆凝血因子异常：①PT（凝血酶原时间）延长，但早期可缩短；②TT（凝血酶时间）延长；③APTT（活化部分凝血活酶时间）显著延长；

④血浆纤维蛋白原（Fbg）显著降低，常低于1.5g/L，但早期可增高；⑤多种凝血因子水平低下（其中因子Ⅴ和因子Ⅷ降低更为明显）。

（2）纤维蛋白溶解系统实验指标异常：

1）纤维蛋白单体及其复合物测定：①3P（鱼精蛋白副凝固）试验阳性；②EGF（乙醇胶）试验阳性；③SFMC（可溶性纤维蛋白单体复合物测定）增高。

2）纤维蛋白溶解试验：①ELT（优球蛋白溶解时间）缩短；②血PLG（纤溶酶原）水平下降；③FDP（纤维蛋白降解产物）明显升高，常大于20mg/L。

（3）其他实验检查：

1）外周血畸形红细胞及破碎红细胞>2%。

2）ATⅢ活性下降。

3）PC（蛋白C）活性降低。

（4）分子标记物测定：

1）凝血激活的分子标记物测定：

A. 凝血酶原片段1+2（F_{1+2}）升高（正常值0～3ng/ml）。

B. 可溶性纤维蛋白单体（sFM）。

C. 凝血酶-抗凝血酶复合物（TAT）升高（正常值1.45～3.20/ml）。

D. 其他：如组织因子（TF）、FⅨ激活肽（丙146精180）、FⅩ激活肽（丝143-精194）、纤维蛋白肽A（FPA）升高（正常值<2ng/ml），纤维蛋白肽B（FPB）和蛋白C激活肽（重链天1-精12）等。

2）纤溶激活的分子标记物测定：①纤溶酶-抗纤溶酶复合物（PAP）；②血浆D-D二聚体阳性或>1000mg/L（正常值<200ng/ml）；③其他：如纤维蛋白肽β15-42及纤维蛋白肽β1-42等。

3）血管内皮损伤的标记物测定：①可溶性凝血酶调节蛋白（sTM）升高（正常值20～35mg/ml）；②其他：如内皮素（ET）升高（正常值40～60pg/ml）及血管性血友病因子（vWF）。

4）白细胞活化的标记物：①弹性蛋白酶；②组织蛋白酶；③其他溶酶。

【诊断要点】

1. 具备下列临床表现中的2项以上：

（1）持续、严重或多部位出血倾向，不易用原发病解释。

（2）突发不明原因的顽固性低血压状态或休克，伴有微循环障碍表现。

（3）出现多发性微血管栓塞、坏死的症状和体征，并很快出现与原发病不相符合的多个器官功能障碍。常可表现为肾、肺、脑、肝、皮肤、皮下及肢体等处的栓塞性坏死，以及急性肾功能障碍和肺功能障碍。

（4）原发病不易解释、发展迅速的进行性贫血或黄疸。

（5）肝素或其他抗凝血治疗有效。

2. 根据实验室指标采用记分系统（表 7-4），作出非显性（non-overt）DIC 和显性（overt）DIC 诊断。

表 7-4 DIC 的诊断

	失代偿性（显性）		代偿性（非显性）	
*基础疾病或原因				
	存在	+2 分	+2 分	
	不存在	0 分	0 分	
Plt（$\times 10^9$/L）				
	＞100	0 分	＞100	0 分
	＜100	+1 分	＜100	0 分
	＜50	+2 分	动态观察	升高 −1 分，稳定 0 分，降低 +1 分
SFMC/FDP				
	不升高	0 分	不升高	0 分
	中度升高	+2 分	升高	+1 分
	高度升高	+3 分	动态观察	升高 −1 分，稳定 0 分，不升高 +1 分
PT（s）				
	未延长或延长＜3	0 分	未延长或延长＜3	0 分
	延长 3～6	+1 分	延长＞3	+1 分
	延长＞6	+2 分	动态观察	缩短 −1 分，稳定 0 分，延长 +1 分
Fg（g/L）				
	≥1.0	0 分		
	＜1.0	+1 分		
特殊检查				
			AT：正常-1 分，降低 +1 分	
			PC：正常-1 分，降低 +1 分	
			TAT：正常-1 分，降低 +1 分	
			PAP：正常-1 分，降低 +1 分	
			TAFI：正常-1 分，降低 +1 分	
判断标准		积分＞5 分，为显性 DIC；积分≥2 分～＜5 分，为非显性 DIC；每天重复测定并记分，以作动态观察		

注：* 可引发 DIC 的基础疾病或原因，如严重感染、大手术、严重创伤、休克、恶性肿瘤、病理性产科情况等

【治疗方案及原则】

1. 生命支持措施（维持体液、循环血量、呼吸和血压等基本生命参数于正常范围）。

2. 消除引起 DIC 的病因。

3. 阻断微血栓形成

(1) 肝素治疗：

1) 应用指征：异型输血、羊水栓塞症、中毒、蛇咬伤是应用肝素的理想适应证。当出现下列情况时即可应用肝素：①PT 缩短 5 秒以上或恢复正常；②纤维蛋白原增加 0.4g/L 以上；③血小板增加到 50×10^9/L，或从原来的 50×10^9/L 增加 2 倍以上；④FDP 降低，低于原来的 25%以上。

2) 剂量：小剂量肝素，每 24 小时给肝素 10 000～15 000U（200～300U/kg）持续静脉滴注或皮下注射。当出血减轻或停止时，无新紫斑，肢端发绀消失，实验室检查开始恢复正常，可以考虑停药。

(2) ATⅢ：

1) 当 ATⅢ活性低于 50%时，肝素治疗效果不佳；当 ATⅢ活性低于 30%时，肝素将无效。此时宜静脉点滴 ATⅢ1500～3000IU，2～3g/d，可连用 5～7 天。

2) 当浓制剂缺乏时，可使用新鲜冰冻血浆。

4. 抑制纤溶　在 DIC 晚期，针对继发性纤溶亢进，主要制剂及用法如下：

(1) 6-氨基己酸：2.0～20g/d，分次缓慢静脉注射或静脉点滴。休克者慎用。

(2) 氨甲环酸：0.2～2.0g/d，分次静脉注射或静脉点滴。

5. 替代治疗

(1) PT 延长可给予凝血酶原复合物，APTT 延长可增加Ⅷ因子的用量。

(2) 如果 APTT 和 TT 同时延长，可给予鱼精蛋白。

(3) 血浆纤维蛋白原降低时可补充纤维蛋白原，还可适当输注新鲜冰冻血浆、冷沉淀或新鲜全血。

(4) 当血小板计数低于 10×10^9/L 时，需输注血小板悬液。

第六节　多器官功能障碍综合征

【临床表现】

1. 应激反应

(1) 高分解代谢：出现无酮症高血糖、骨骼肌迅速消瘦和白蛋白合成减少。

（2）高动力状态：出现体温升高、心排出量增高（高排低阻）、氧耗量增加。

（3）高应激状态：检验可发现胰高糖素、儿茶酚胺和糖皮质激素均增高。

2. 全身性炎症反应综合征（systemic inflammatory response syndrome，SIRS） 表现为持续高热、窦性心动过速、呼吸频数、$PaCO_2$ 降低和血白细胞比例增高或降低。

3. 毛细血管渗漏

（1）由血浆蛋白渗至间质引起的症状，如肺和脑间质水肿、低蛋白血症、血液浓缩和血容量减少。

（2）由继发性醛固酮增多引起的征兆，如无蛋白高比重尿、肾前性氮质血症和全身浮肿。

4. 器官功能障碍及衰竭的相应临床表现，其特点为多个器官障碍序贯发生，并进行性加重。

【诊断要点】

同时具备下述两条，即可诊断为 MODS。

1. 存在引发全身炎症反应综合征（SIRS）的疾病和达到 SIRS 的诊断标准。

2. 两个或以上器官功能不全 器官功能超出正常范围即为不全。

【防治方案及原则】

由于对 MODS 的发病机制了解较少，其治疗仍以器官功能支持和早期发现、预防为主。

1. 及时处理原发病，清除坏死感染灶，并保持通畅引流。

2. 缩短低灌注时间，纠正隐匿型代偿性休克。可通过对胃黏膜内 pH（即 pHi）的监测，判断是否存在隐匿型代偿性休克。在休克的纠治过程中，希望保持 pHi≥7.320。

3. 应用器官功能支持技术，改善氧代谢动力学，纠正组织细胞缺氧。由于 ARDS 最早发生，因此能否及时处理是纠正低氧血症的关键。采用压力支持、连续气道正压等通气模式，且均加用 PEEP。改善微循环，防止组织缺血。

4. 应用代谢调理和代谢支持技术，提供营养底物，防止细胞代谢紊乱，维护组织细胞的结构功能，减少器官功能障碍的发生。

5. 免疫调理治疗。

6. 肠道去污，早期启动肠道营养，尽可能避免 TPN，能量供给以低水平较好，不要求达到正常水平。

7. 血液净化 血液滤过、血浆置换等，有利于调整炎症介质的含量。

第八章　甲状腺与甲状旁腺疾病

第一节　亚急性非化脓性甲状腺炎

【概述】

亚急性甲状腺炎（subacute thyroiditis）又称 De Quervain 甲状腺炎、非特异性肉芽肿性甲状腺炎、巨细胞性甲状腺炎。多见于中年妇女，夏季发病较多。常继发于上呼吸道感染或流行性腮腺炎。典型者整个病期可分为早期伴甲状腺功能亢进症（下统称甲亢）、中期伴甲状腺功能减退症（下统称甲减）以及恢复期三期。在轻症或不典型病例中，甲状腺仅略增大，全身症状轻，仅伴有轻度疼痛和压痛，无发热。可无甲亢或甲减表现。

【临床表现】

1. 早期

（1）起病多急骤，呈寒战、发热。

（2）特征性表现为甲状腺部位疼痛和压痛，常向颌下、耳后或颈部等处放射，吞咽时加剧。

（3）甲状腺腺体肿大，质较硬，压痛明显。

（4）病变广泛时，尚可伴有甲状腺功能亢进的常见表现。

2. 中期　当甲状腺腺泡内甲状腺激素由于感染破坏而发生耗竭，甲状腺实质细胞尚未修复前，血清甲状腺激素浓度可降至甲状腺功能减退水平，临床上可出现甲减表现。

3. 恢复期　各种症状缓解，甲状腺肿或/及结节渐消失。大多数病人经治疗可完全恢复，极少患永久性甲状腺功能减退症。

【诊断要点】

1. 短期内有上呼吸道感染或流行性腮腺炎史。

2. 甲状腺肿大伴单个或多个结节，触之较硬，压痛明显。

3. 血沉明显增快。白细胞计数正常或略减少。

4. 血清 T_3、T_4 或血清蛋白结合碘浓度增高，但放射性碘摄取率显著降低，可降至5%～10%以下。这一分离征象对诊断本病有重要意义。

5. 血甲状腺免疫球蛋白初期升高，恢复正常比甲状腺激素迟。

6. B超检查显示压痛部位常呈低密度病灶，对于诊断和判断其活动期有一定的意义。

7. 细针穿刺细胞学检查或组织活检可发现巨核细胞的存在。

8. 诊断困难时，用泼尼松进行治疗性试验有效。

【治疗方案及原则】

1. 肾上腺糖皮质激素对本病有显著疗效，用药1～2天内发热和甲状腺疼痛可迅速缓解，1周后甲状腺常显著缩小。剂量为每日4次，每次5～10mg，连用1～2周，以后逐步减少剂量，全程1～2个月。停药后如有复发，可再用泼尼松，并可加用甲状腺素片剂，尤其对有甲减者。每天可用左旋甲状腺素100～150μg或甲状腺素片80～120mg，分次服用。几个月后，逐渐减量至停药。

2. 镇痛退热药物如消炎痛等对本病也有效，抗菌药物无效。

3. X线放射治疗疗效较泼尼松持久。

第二节 慢性淋巴细胞性甲状腺炎（桥本病）

【概述】

慢性淋巴细胞性甲状腺炎（chronic lymphocytic thyroiditis）又名桥本甲状腺炎（Hashimoto thyroiditis），为甲状腺炎中最常见的疾病，是一种自身免疫性疾病，无特殊病原体，而其病因又不十分明确的慢性非特异性甲状腺炎。有时诊断困难，具有重要的外科临床意义。

【临床表现】

1. 起病缓慢，好发于中年女性病人，多无明显症状，无疼痛，无发热。

2. 甲状腺逐渐增大，常为弥漫性、对称性，表面光滑，质地坚韧有弹性，与四周无粘连，可随吞咽运动活动。部分病例也可扪及结节。

3. 颈部淋巴结一般不肿大，少数病例也可伴颈部淋巴结肿大、质软。

4. 有时可出现甲状腺功能亢进症，但多为自限性过程，几个月后可恢复正常或出现甲减。

5. 许多病例可逐渐出现甲状腺功能减退，少数呈下肢黏液性水肿。

6. 本病有时可合并恶性贫血，此因病人体内存在胃壁细胞的自身抗体。

7. 少数病例可合并甲状腺癌和非霍奇金恶性淋巴瘤。

【诊断要点】

1. 多见于30～50岁女性，起病隐匿而缓慢。

2. 多无全身症状，无发热和甲状腺疼痛。

3. 甲状腺肿大，多为弥漫性，少数为局限性，质地较硬，且有弹性感，颈部淋巴结多不肿大。

4. 早期可出现甲亢表现如心悸、出汗多、消瘦、烦躁等，后期可出现甲减表现，部分可有下肢黏液性水肿。

5. 甲状腺功能可正常或轻度降低，甲亢时可升高。随病程进展，T_3、T_4可下降，TSH 升高。基础代谢率降低。

6. 吸^{131}I 率多数正常。

7. TGAb（抗甲状腺球蛋白抗体）、TPOAb（抗甲状腺过氧化物酶抗体）即 TMAb（抗甲状腺微粒体抗体）滴度明显升高，TPOAb 阳性率更高，放射免疫双抗体测定二者＞50％时有诊断意义。

8. 过氯酸钾释放试验阳性，碘释放率＞10％。

9. 血清丙种球蛋白增高，白蛋白下降。血沉增快，絮状试验阳性。

10. 甲状腺穿刺示有大量淋巴细胞浸润。

11. B 超示甲状腺弥漫性肿或结节性肿，回声不均匀，常见低回声。

12. 甲状腺核素扫描示甲状腺增大，但摄碘减少，分布不均，较大的结节可呈冷结节。

13. 诊断困难时可用甲状腺素诊断性治疗，治疗后甲状腺明显缩小可确诊。

14. 细针穿刺细胞学检查（FNAC） 镜下可见弥漫性实质萎缩，大量淋巴细胞浸润，可见 Hurthle 细胞。

15. PET（正电子发射计算机显像系统） 甲状腺中弥漫性 F-18-FDG 吸收可提示本病。

【治疗方案及原则】

1. 一般不宜手术治疗。对于亚急性起病、有疼痛者，泼尼松治疗有效，但疗效不持久。

2. 甲状腺肿大明显者或有甲减者，应给予甲状腺素治疗，可用左旋甲状腺素 50～100μg/d 或甲状腺素片 60～120mg/d。根据病情可适度增减，使 TSH 达到稳定滴度。

3. 桥本甲亢可给予抗甲状腺药物治疗，可用他巴唑（tapazole）或丙基硫氧嘧啶（PTU）治疗，但剂量应小于一般甲亢，服药时间不宜过长。如为一过性甲亢（临床症状型），仅用 β-受体阻滞剂（心得安）对症治疗即可。

4. 手术治疗指征

（1）甲状腺弥漫性肿大合并单发结节，且有压迫症状者。

（2）单发结节为冷结节，可疑恶性病变者。

（3）颈部淋巴结肿大并有粘连，FNAC或组织活检证实为恶性病变者。

（4）甲状腺明显肿大，病史长，药物治疗效果不佳，本人要求手术者。

5. 术中应常规行冰冻切片组织活检，如证实为本病，只应行甲状腺叶部分切除和峡部切除手术。以去除较大单发结节、解除压迫为主要目的，尽量保留可复性甲状腺组织。如病理确诊为恶性，应按甲状腺癌的处理原则处理。

6. 术后应常规应用甲状腺素继续治疗，防止甲减发生。

第三节 结节性甲状腺肿

【概述】

由于甲状腺非炎性和肿瘤性原因阻碍甲状腺激素合成，而导致垂体前叶分泌多量促甲状腺激素，使甲状腺代偿性肿大，称为单纯性甲状腺肿（simple goiter）。甲状腺可呈对称性或多结节性肿大，女性多见。也可呈地方性分布，常因缺碘所致，又称地方性甲状腺肿（endemic goiter）。当病灶持续存在或反复恶化及缓解时，甲状腺不规则增生或再生，逐渐形成结节，则称为结节性甲状腺肿（nodular goiter），为甲状腺外科的常见疾病。

【临床表现】

1. 甲状腺肿大，开始呈弥漫性、对称性，后出现单个或多个大小不等、质地不一的结节，呈不对称性。

2. 甲状腺结节可发生囊性变、坏死、出血、纤维化或钙化，囊内出血或囊性变可在短期内迅速增大，出现疼痛。

3. 结节生长缓慢，可随吞咽上下移动。随腺体增大和结节增多，可出现压迫症状：

（1）气管压迫：出现堵塞感，呼吸不畅，甚至呼吸困难。气管可狭窄、弯曲移位或软化。

（2）食管压迫：巨大甲状腺肿可伸入气管和食管之间，造成吞咽困难。

（3）喉返神经压迫：出现声音嘶哑。

（4）颈交感神经压迫：可出现Horner综合征（眼球下陷，瞳孔变小，眼睑下垂）。

（5）上腔静脉压迫：上腔静脉综合征（单侧面部、颈部或上肢浮肿），往往由于胸骨后甲状腺肿压迫所致。

4. 部分病人可合并甲亢（毒性多结节性甲状腺肿），可出现甲亢症状，但比Graves病症状轻。

5. 部分病例的结节可恶变，出现质硬结节，甚至颈部淋巴结肿大。

【诊断要点】

1. 多见于地方性甲状腺肿流行区，病程长，可数年或十数年。多见于成年女性。

2. 甲状腺内可扪及单个或多个大小不等、质地不一的结节，甲状腺肿结节巨大者可伴有压迫症状，如气管压迫、声嘶、Horner 综合征等。

3. 少数可发生癌变，表现为近期肿块迅速增长，并出现恶性变体征。

4. 合并甲亢病例可表现为甲亢症状。

5. 甲状腺功能基本正常，合并甲亢病例可出现 T_3、T_4 增高，吸 ^{131}I 率增高。

6. 尿碘排泄减少，一般低于 100ng/L，血浆蛋白结合碘（PBI）降低。

7. 甲状腺球蛋白（Tg）升高，为衡量碘缺乏的敏感指针。

8. B 超检查可确定甲状腺的结节大小，证实甲状腺内囊性、实性或混合性多发结节的存在。B 超引导下细针穿刺细胞学检查，诊断准确性更高。

9. 放射性核素扫描可评估甲状腺功能状态，多数结节性甲状腺肿表现为温和凉结节。如出现热结节，表示该结节有自主功能。如发生冷结节，则应警惕恶性结节的存在。

10. CT、MRI 有利于胸骨后甲状腺肿或纵隔甲状腺肿的诊断。

【治疗方案及原则】

1. 青春发育期或妊娠期的生理性甲状腺肿，可以不给药物治疗，也不需手术治疗。应多食含碘丰富食物。

2. 25 岁以前年轻人弥漫性单纯性甲状腺肿者，可给以少量甲状腺素，以抑制垂体前叶促甲状腺激素的分泌。常用剂量为左旋甲状腺素 50～100μg/d 或甲状腺素片 60～120mg/d，连服 3～6 个月。

3. 手术指征

（1）结节性甲状腺肿并有坏死、囊性变、出血，钙化者。

（2）腺叶过于肿大，压迫气管、食管、喉返神经或交感神经节而引起临床症状者。

（3）胸骨后甲状腺肿。

（4）巨大甲状腺肿，影响工作生活者。

（5）结节性甲状腺肿继发甲状腺功能亢进者，应按甲亢术前严格准备后再行手术。

（6）结节性甲状腺肿疑有恶变者。

（7）为美观要求，病人迫切要求手术。

手术方式应根据结节多少、大小、分布而决定。一般可行甲状腺叶次全切除术或全切除术，也可行近全甲状腺切除术。如术中对可疑结节行冰冻切片检查证实为恶性，应行全甲状腺切除。

第四节 甲状腺腺瘤

【概述】

甲状腺腺瘤起源于甲状腺滤泡组织，是最常见的甲状腺良性肿瘤。此病在全国散发性存在，病理上可分为滤泡状、乳头状和 Hurthle 细胞三种类型，后二者少见。乳头状瘤难与乳头状囊腺瘤区别，有人又称为乳头状囊腺瘤。滤泡状瘤最为多见，可分为巨滤泡性（或胶质性）、胎儿性、胚胎性及单纯性腺瘤。

【临床表现】

1. 多见于 40 岁以下女性。

2. 甲状腺无痛性肿块，早期无症状，个别有吞咽不适或梗塞感。

3. 甲状腺内可触及单个圆形或椭圆形结节，个别为多发。表面光滑，界限清楚，与皮肤无粘连，随吞咽上下移动。质地不一，实性者软，囊性者则硬。

4. 部分病人因肿瘤出血而突然增大，出现局部胀痛和压痛，肿瘤增大后可引起邻近器官组织压迫症状。

5. 部分病例为自主功能性腺瘤，可出现甲亢症状。

6. 少数病例可发生腺瘤恶变。肿瘤质硬、固定或出现颈部淋巴结肿大。

【诊断要点】

1. 40 岁以下女性，颈前出现无痛性肿块，无自觉症状，部分可因囊内出血而表现为肿物短期内增大，并出现局部胀痛。

2. 局限于一侧叶甲状腺体内的单发结节，呈圆形或卵圆形，质地稍硬，表面光滑，边界清楚，无压痛，生长缓慢。

3. 甲状腺功能一般正常，少数合并甲亢者 T_3、T_4 可增高，称高功能或毒性腺瘤。

4. 放射性核素扫描可为“温结节”，囊性者可表现为“冷结节”。高自主功能性腺瘤可表现为“热结节”。如肿物为实性且核素扫描为“冷结节”，应注意腺瘤癌变可能。

5. 甲状腺吸收 ^{131}I 功能正常。

6. B 超检查可辨别腺瘤实性或囊性。

【治疗方案及原则】

临床上甲状腺腺瘤有癌变和引起甲亢的可能，原则上应早期手术，可行腺瘤摘除术。但切除腺瘤时应将腺瘤连同其包膜周围1cm范围的正常甲状腺组织整块切除，必要时应作腺叶大部分切除或腺叶次全切除，也可将腺叶全切除。切除标本应即送冰冻切片检查以判定有无恶变，已恶变者则需按甲状腺癌处理。

第五节 甲状腺癌

【概述】

甲状腺癌是最常见的内分泌恶性肿瘤，占全部恶性肿瘤的1.1%。甲状腺癌死亡率低，约占所有肿瘤死亡的0.2%。文献报告甲状腺癌5年相对生存率达95%。甲状腺癌的病理分类主要有四种：

1. 乳头状癌　是最多见的甲状腺癌，约占甲状腺癌的60%～80%，恶性程度低，一般为单发病灶。主要转移至颈淋巴结，多见于年轻人。

2. 滤泡状癌　恶性中度，多见于中年人。病灶多为单发。主要转移为血行转移，约占甲状腺癌的20%。

3. 未分化癌　恶性度高，很早转移至颈部淋巴结，也经血行转移到骨和肺。常见于老年人。发病率较低，约占甲状腺癌的5%。

4. 髓样癌　起源于甲状腺滤泡旁细胞（C细胞），可分泌大量降钙素，组织学虽呈未分化状态，但生物学特性与未分化癌不同，恶性程度中等。较早可出现颈淋巴结转移，晚期可有血行转移，约占甲状腺癌的5%～10%。

【临床表现】

1. 多数病例早期表现为颈前区孤立性实性结节，无明显疼痛，可随吞咽上下移动。可长期存在，发展缓慢，也可在短期内明显增大。

2. 触诊甲状腺单发结节，质地坚实，与周围组织相比有明显界线，如癌浸润和侵犯较广泛则肿物边界不清，活动度减少。

3. 肿物迅速增大、浸润，可产生各种压迫症状，如气管狭窄、软化，呼吸困难，声嘶，Horner综合征。

4. 甲状腺多发结节中个别结节突然增大、变硬，应怀疑其有恶变可能。

5. 癌侵犯气管可出现呼吸道阻塞，咯血或大出血。食管受累时可发生吞咽困难。

6. 甲状腺癌伴区域淋巴结转移时，可在颈侧区胸锁乳突肌前、后缘触及淋巴结肿大，质韧、无痛，活动度中等，肿大淋巴结可呈孤立性、活动，也可融合成团块而固定不动。区域淋巴结转移多发生在甲状腺癌同侧，也可在双侧同时出现。

7. 髓样癌常有家族性，还有其特有的症状，如腹泻、心悸、面部潮红和血钙降低等，或出现 Cushing 代谢综合征。此外，可伴有其他内分泌腺增生，如有嗜铬细胞瘤或甲状旁腺增生。

8. 甲状腺癌发生肺、肝、骨、脑等远处转移时，可出现相应的临床表现。

【诊断要点】

1. 病史方面警惕下列情况：

（1）非地方性甲状腺肿流行区的儿童甲状腺结节。

（2）成年男性甲状腺内的单发结节。

（3）多年存在的甲状腺结节，短期内明显增大。

（4）儿童期头颈部曾接受放射治疗者。

2. 触诊甲状腺结节单发，质地坚实，可活动，也可固定，形态不规则，无痛。

3. 同侧颈部淋巴结或锁骨上淋巴结肿大。

4. 出现声嘶（一侧声带麻痹）、气管压迫症状，甚至呼吸困难，Horner 综合征。

5. B 超显示实性结节，并呈强烈不规则反射，内部回声不均匀，颈部淋巴结肿大。

6. CT 显示甲状腺不规则低密度或等密度影像，增强扫描可见明显坏死，可显示甲状腺癌对周围器官组织的侵犯。

7. MRI 显示甲状腺肿瘤和肿瘤与气管、食管、血管的关系，及颈淋巴结转移情况。

8. 颈部照片可了解气管受压和移位情况，部分甲状腺癌中的特有钙化征象为散片云雾状和沙粒状钙化影。

9. 甲状腺吸 ^{131}I 功能降低，甲状腺放射性核素扫描病变部位多显示为碘缺损区（冷结节）。PET 检查显示甲状腺肿物吸收 FDG 象，而有助于诊断甲状腺癌。

10. 甲状腺球蛋白（Tg）可升高，对分化型甲状腺癌的诊断有一定意义。

11. 血清降钙素升高有助于诊断髓样癌，如持续增高，可基本确定诊断。

12. 细针吸取细胞学检查（FNAC） 可发现肿瘤细胞，利用 B 超引导下进行检查，诊断准确率可达 95%以上。囊性肿物抽出液可能逐渐变为暗红色，这是甲状腺乳头状癌转移灶的一种特征。

13. 诊断困难者，可行甲状腺肿物切除组织活检或颈部可疑肿大淋巴结切除活检。

【治疗方案及原则】

甲状腺癌的治疗方法有手术、放射和药物治疗，以手术治疗为主；治疗方案应根据肿瘤的病理、分期、病人的年龄和身体状况而定。

1. 手术治疗　是治疗甲状腺癌的首选方法之一。一旦确诊甲状腺癌如无明显手术禁忌证，均应及时行原发病灶和区域淋巴结转移灶彻底清除，手术方式和范围可有多种选择，但有二点已明确：①部分和局部切除肿物是不合理的手术方式，不应采用。②预防性颈淋巴结清扫术并不能提高生存率，临床上已证实有颈淋巴结转移再行清扫并不影响预后。

对于不同病理类型的甲状腺癌，应采取不同的手术方式。

（1）乳头状癌：如肿瘤仅局限于甲状腺叶时，可仅行甲状腺切除；如颈部淋巴结转移已确诊，应同时行颈淋巴结清扫术。

1）微小癌（癌结节直径小于1cm）：可行甲状腺次全切除（甲状腺患侧叶全切除，对侧叶次全切除，峡部切除）、甲状腺患侧叶全切除或次全切除。也可行全甲状腺切除、近全甲状腺切除（仅保留甲状腺双叶后包膜前邻近喉返神经的少许组织）。

2）癌结节局限于甲状腺一侧腺叶内者：可行全甲状腺切除、近全甲状腺切除或甲状腺次全切除。如肿瘤并无侵犯至包膜时，也可施行甲状腺患侧叶全切除和峡部切除。

3）甲状腺双侧腺叶癌结节或多灶性病变：应行全甲状腺切除。

4）甲状腺癌结节并同侧颈部淋巴结转移者：全甲状腺切除，同时行改良式颈部淋巴结清扫术，可酌情保留颈内静脉、副神经、胸锁乳突肌、二腹肌和颌下腺。但应完整切除颈筋膜囊内所有的淋巴结和脂肪组织，应注意颌下区和锁骨上区淋巴结清扫。也可行根治性颈淋巴结清扫术，即可同时切除颈内静脉、副神经、胸锁乳突肌、二腹肌和颌下腺。

5）双侧颈部淋巴结转移：全甲状腺切除＋双侧颈部淋巴结清扫术，颈淋巴结清扫可一期进行，也可分期进行。清扫可行改良式，也可行根治式。

6）如癌结节多处侵犯、固定，无法彻底切除，也可仅行甲状腺肿瘤切除术，将可切除的甲状腺肿瘤和颈部淋巴结尽可能切除，并同时行气管切开，放置气管套。

7）癌肿侵犯气管：可局限切除受累的气管壁，气管开窗留置气管套管。如侵犯范围较大，可切除部分气管，游离上、下气管，对端吻合。吻合后行气管切开，头部置前屈位固定，如侵犯范围大而无法吻合时，可作喉切除和永久性气管造瘘。

8）癌肿侵犯食管：可切除纵行肌层或切除食管，再行断端吻合。

9）行全甲状腺切除时，应尽可能保留甲状腺后壁真包膜，以保证其后的喉返神经和甲状旁腺免受损伤，术中应常规探查喉返神经并予以保护。

（2）滤泡状癌：手术原则与乳头状癌基本相同。滤泡状癌具有吸碘功能，即使发生远处转移，也应将原发病灶和区域淋巴结清除，其远处转移病灶可留作日后行^{131}I治疗。

（3）髓样癌：如术中冰冻切片可确诊为髓样癌，应行全甲状腺切除或近全甲状腺切除，并同时行颈部淋巴结清扫术。如甲状腺二腺叶内均有病灶，应行双侧颈淋巴结清扫术。嗜铬细胞瘤病人在甲状腺手术前应先处理嗜铬细胞瘤，以防术中继发严重高血压而危及生命。如癌肿广泛侵犯、压迫严重时，可参见乳头状癌的处理原则进行治疗。

（4）未分化癌：大多数病例确诊时病灶已广泛侵犯或已有远处转移，往往难以彻底切除，强行手术切除不但无益，还可加速癌细胞的扩散。如活检明确诊断后应放弃手术，为解除气管压迫可行气管切开术，放置永久性气管套管。临床上也可遇到少数病例病灶小、侵犯范围小，也可采取全甲状腺切除予以治疗。

2. 放射治疗

（1）外放射：各种类型的甲状腺癌对外放射的敏感性相差较大，分化好的甲状腺癌（如乳头状、滤泡状）敏感性差，以未分化癌对放疗效果最好。可对未分化癌主要施以外放射治疗。对于其他类型的甲状腺癌，一般不宜采用外放射治疗。

（2）内放射：即^{131}I放射治疗。对于分化型甲状腺癌有较好疗效（分化型甲状腺癌具有吸碘功能，使放射性碘浓聚于甲状腺癌组织中起内放射作用）。对未分化癌、髓样癌无效。一般适用于复发癌或远处转移不能手术切除的病灶，如甲状腺癌病灶和区域淋巴结已清除干净，可不必常规进行内放射治疗。

滤泡状甲状腺癌伴远处转移者，应在全甲状腺切除术后常规使用^{131}I治疗。

3. 内分泌治疗　所有的甲状腺癌病人不论手术与否均应长期服用甲状腺素，特别是全甲状腺切除后的病人应终生服用甲状腺素。可防止甲减和抑制TSH增高，甲状腺癌术后的病人服用适量甲状腺素，可在一定程度上预防甲状腺癌的复发。

可采用左旋甲状腺素100～150μg/d、甲状腺素片120～180mg/d，分次服用。并根据病人血清T_3、T_4和TSH水平调整剂量。

4. 化学治疗　甲状腺癌中以未分化癌和恶性淋巴瘤对化疗比较敏感，尤其是恶性淋巴瘤。常用药物有阿霉素、表阿霉素、长春新碱、瘤可宁、环磷酰胺、5-Fu等，常采用联合化疗方案，近年来泰素和泰索蒂的临床应用疗效也较好。

其他类型的甲状腺癌对化疗药物均不敏感，一般不采用，仅对一些晚期局部无法切除或远处转移的病例，可选择性地与其他治疗方法联合使用，其中以阿霉素和表阿霉素最有效。

第六节　甲状腺功能亢进

【概述】

甲状腺功能亢进症（hyperthyroidism，简称甲亢）是指由多种病因导致体内甲状腺激素分泌过多，引起以神经、循环、消化等系统兴奋性增高和代谢亢进为主要表现的一组疾病的总称。通常所说的甲亢是一种临床综合征，而非具体的疾病。甲亢的病因较复杂，种类繁多，在临床上以弥漫性毒性甲状腺肿即Graves病最常见，约占所有甲亢病人的80％。其次为结节性甲状腺肿合并甲亢和亚急性甲状腺炎合并甲亢，少数甲状腺癌具有产生和分泌甲状腺激素的功能，也可能引起甲亢。本节内容主要针对Graves病。

【临床表现】

1. 多见20～40岁女性。

2. 均有不同程度的甲状腺肿大，呈弥漫性对称性肿大，质软，无压痛，随吞咽上下活动，一般不引起压迫。

3. 在甲状腺上、下极外侧都可触及震颤，并可闻及血管杂音。

4. 神经精神症状最早出现，易激动，精神过敏，多言多动，失眠紧张，记忆力减退，焦虑烦躁，双手常有细速颤动，闭目伸手时明显。

5. 病人常诉怕热多汗、皮肤潮湿、低热，食欲亢进，但体重下降，疲乏无力。

6. 诉心悸、气促，稍活动即明显加剧。常达100～120次/分。心律不齐，早搏和房颤均常见。心音亢进，心室区可闻及收缩期杂音，病程长者可并发甲亢性心脏病，心脏扩大，心力衰竭。

7. 眼部表现　分为二类。

（1）非浸润性突眼：又称良性突眼，由甲亢引起。主要因交感神经兴奋眼外肌群和上睑肌张力增高所致，主要改变：

1）上眼睑挛缩；

2）眼裂增宽；

3）上眼睑移动滞缓，眼向下看时，上眼睑因后缩而不能跟随眼球下落；

4）眼球内侧聚合不能或欠佳；

5）眼向上看时，前额皮肤不能皱起。

（2）浸润性突眼：又称GD眼病、恶性突眼，为GD特有的眼征。主要由于眶内和球后组织体积增加、淋巴细胞浸润和水肿所致。主要改变有：

1）畏光、流泪，复视、视力减退，眼部肿痛、刺痛，异物感；

2）视野缩小，斜视，眼球活动减少；

3）眼球明显突出，突眼度一般在18mm以上，双侧多不对称；

4）眼睛难以闭合，结膜、角膜外露，充血、水肿，可有角膜溃疡。

8. 可有月经周期延长，月经量减少，甚至停经。男性可出现阳痿。部分病例可出现餐后高血糖及尿糖。

9. 腹泻、肠蠕动增加，大便次数增多，可出现脂肪泻，少数病例可有胃酸缺乏和高胃泌素血症以及肝功能异常。

10. 肌肉软弱无力和萎缩，病人可伴发甲亢性肌病、重症肌无力和周期性瘫痪及高钙血症。

11. 局限性胫前黏液性水肿，常与严重突眼同时存在，呈对称性，多见于小腿胫前下1/3部位皮肤暗紫红色，粗糙变形，可形成大小不同的片状结节，并有粘多糖沉积。

【诊断要点】

1. 具有诊断意义的临床表现　如怕热、多汗、烦躁、易激动、食欲亢进伴消瘦、肌无力、月经紊乱、心动过速、心律失常、手颤、特殊眼征、甲状腺弥漫性肿大等。如在甲状腺上极发现血管杂音、震颤，则更有诊断意义。基础代谢率增高：轻度＋20％～＋30％，中度＋30％～＋60％，重度＋60％以上。

计算方式：MBR（％）＝（脉率＋脉压）－111

MBR（％）＝0.25×［脉率＋（0.74×脉压）］－72

2. 甲状腺功能测定

（1）血清TT_3、TT_4升高：TT_4是判定甲状腺功能最基本的筛选指针，受TBG影响。甲亢前期和复发早期TT_3上升往往很快，约4倍于正常。TT_4上升缓慢，仅为正常的2.5倍。

（2）血清FT_4、FT_3升高：不受血中TBG影响，直接反映甲状腺功能状态，敏感性和特异性明显高于TT_3、TT_4。

（3）血清rT_3明显升高：为T_4在外周组织的降解产物，与T_4变化一致，GD初期或复发早期可仅有rT_3升高。

（4）TSH测定：血中TSH是反映下丘脑-垂体-甲状腺轴功能的敏感指

针。尤其对亚临床型甲亢和亚临床型甲减的诊断有重要意义。甲亢时 TSH 常低于正常值，但不受 TBG 和碘的影响。TSH 的测定方法有多种。RIA 法的灵敏度有限，无法区别甲亢和正常人的低 TSH。TRH 兴奋试验测定可间接判断甲状腺功能及 TRH-TSH-TH 的调节关系。IRMA 法测定 sTSH（敏感 TSH）的敏感度强，约有 90%以上的甲亢病人低于正常低值。ICMA 和 TRIFA 法较 IRMA 的灵敏度更高，所测 uTSH（超敏 TSH）能准确反映甲状腺功能状况。

（5）血清结合碘增加，超过 3.7μg/L 的正常值。

（6）TSH 受体抗体测定：未经治疗的 GD 病人，血 TSAb（甲状腺刺激性抗体）阳性检出率可达 80%～100%，有早期诊断意义，对判断病情活动和是否复发有意义。

（7）甲状腺球蛋白抗体（TGAb）和甲状腺微粒体抗体（TMAb）测定：近年 TMAb 已由甲状腺过氧化物酶抗体（TPOAb）来表示，GD 的 85%可出现 TGAb 和 TPOAB 阳性反应，但反应滴度较低。

（8）甲状腺摄 ^{131}I 率升高：诊断甲亢的符合率达 95%，GD 时摄 ^{131}I 率明显增高，3h＞25%，24h＞50%，且高峰前移。由于 T_3、T_4、TSH 测定方法的不断改善和精确，敏感性和特异性不断提高，目前已少用摄 ^{131}I 率来诊断甲亢。

（9）甲状腺放射性核素浓聚与周围唾液放射性核素浓聚比明显升高。甲状腺/唾液腺摄 ^{99m}Tc 比值：正常参考值 0.7～2.5。

（10）B 超检查：甲状腺呈弥漫性、对称性、均匀性增大，边缘规则，内部回声呈密集增强光点，分布不均匀。多普勒彩色血流显像示甲状腺腺体内血流呈弥漫性分布，为红蓝相间的簇状或分支状图像（火海征）。

（11）放射性核素扫描：核素分布均匀，可见颈动脉、颈静脉提前到 6～8 秒显像（正常 8～12 秒颈动脉显像，12～14 秒颈静脉显像），甲状腺于 8 秒显像，放射性逐渐增加，明显高于颈动脉和静脉显像。

（12）CT、MRI：目前认为在 GD 诊断和鉴别诊断方面具有重要价值。可排除肿瘤，可观察到眼外肌受累情况，对眼部病变有较好的诊断意义。

（13）FNAC：组织细胞学诊断，可与慢性淋巴细胞性甲状腺炎合并甲亢鉴别。

【治疗方案及原则】

1. 一般治疗

（1）消除精神紧张等对本病不利的因素，予以适当休息。

（2）给予各种支持疗法，补充足够的热卡和营养物质。

（3）注意避免含碘药物及食物。

2. 抗甲状腺药物　常用甲硫咪唑（他巴唑）、丙基硫氧嘧啶（PTU）、甲亢平。

（1）适应证：

1）症状较轻，甲状腺轻至中度肿大病人。

2）20岁以下青少年及儿童，老年病人。

3）甲状腺次全切除后复发，又不适用于放射性^{131}I治疗者。

4）手术治疗前准备。

5）辅助放射性^{131}I治疗。

（2）禁忌证：

1）有压迫症状的病人。

2）高度突眼的病人。

3）妊娠和哺乳妇女。

（3）方法：他巴唑30mg/d，分3次服用，PTU 300mg/d，分3次服用。可使除突眼外的所有甲亢症状减轻、减退或逐渐消失。如疗效显著，剂量可逐渐减少，疗程6～18个月。

（4）在服用抗甲状腺药物后2～3个月，应加服甲状腺素片，每日30～60mg或左旋甲状腺素25～50μg/d，避免发生因TSH反馈性增加所致的甲状腺肿大和动脉性充血。

（5）药物反应：

1）白细胞减少。

2）药疹。

3）其他：血清谷丙转氨酶增高、头痛、眩晕、关节痛和胃肠道症状。

服药期间应经常复查白细胞和肝功能，发现异常时应停药。

3. β-受体阻滞剂　普萘洛尔（心得安）或倍他乐克，可阻断T_4成为T_3的代谢过程，对交感神经的兴奋症状有明显抑制作用，亦可用于甲亢危象和紧急甲状腺手术或放射性^{131}I治疗前的快速准备，且对急、慢性甲亢肌病也有一定效果，其剂量为心得安30mg/d，分3次口服。心动过速严重者可于睡前加服10mg，病人心率降至正常水平后可逐渐减量乃至停药。如病人同时患高血压或心律失常，可用倍他乐克50～150mg/d，分3次口服。

4. 碘剂　复方碘溶液适用于术前准备和甲亢危象，可减少甲状腺充血，抑制甲状腺素释放。

5. 放射性^{131}I治疗

（1）适应证：

1）中度甲亢，年龄在25岁以上。

2）对抗甲状腺药物过敏而不可续用者，或长期治疗无效，或停药后复发者。

3）甲状腺次全切除术后复发者。

4）合并心脏病、糖尿病、严重肝或肾病有手术切除禁忌证者或不能手术者。

5）某些高功能结节的甲亢者。

6）甲状腺内^{131}I转换的有效半衰期不小于3天者。

（2）禁忌证：

1）妊娠或哺乳妇女。

2）轻度甲亢者。

3）年龄小于25岁者。

4）有严重心、肺、肾衰竭或活动性肺结核者。

5）外周血细胞在3×10^9/L以下及中性粒细胞低于1.5×10^9/L。

6）重症浸润性突眼征。

7）甲亢危象。

8）甲状腺不能摄碘者。

（3）治疗前注意事项：

1）服^{131}I前2～4周宜避免用含碘食物或药物。

2）^{131}I治疗前宜先用抗甲状腺药物或心得安等控制甲亢症状。

3）常规应用^{131}I，治疗剂量应根据甲状腺体大小、重量，依病人年龄和代谢程度决定。通常剂量为一次口服^{131}I 3～4mCi。60%～70%的病人甲亢症状在一次服药后4～6周内明显缓解，如3～4个月后病情未愈时可再用一次。

6. 手术治疗

（1）适应证：

1）中重度甲亢，长期服药无效，停药后复发或不宜长期服药者。

2）甲状腺显著肿大，压迫邻近器官者。

3）结节性甲状腺肿伴功能亢进者。

4）胸骨后甲状腺肿伴甲亢者。

（2）禁忌证：

1）轻度甲亢者。

2）较重或发展较快的浸润性突眼症者，术后有加重的可能。

3）病人合并较重心、肺、肾、肝疾病，全身状况差不能耐受手术者。

4）妊娠早期（3个月内）及晚期（6个月以上）者。

（3）术前准备：先以抗甲状腺药物控制症状，心率控制至<80次/分，血

T_3、T_4 浓度降至正常，然后再加服复方碘溶液，每日 3 次，每次 10 滴，服用 10～14 天后再行手术。

（4）手术方式：常规使用甲状腺双侧叶次全切除＋峡部切除术，也可行甲状腺次全切除术，也可行全甲状腺切除或近全甲状腺切除。

（5）手术并发症：

1）再出血。

2）术后呼吸困难、窒息、喉头水肿、气管塌陷。

3）喉返神经或喉上神经损伤。

4）甲状旁腺损伤或切除，引起暂时性或永久性手足搐搦。

5）突眼加剧。

6）永久性甲状腺功能减退症。

7）局部伤口感染。

8）甲状腺危象。

第七节 甲状腺舌管囊肿

【概述】

甲状腺舌管囊肿为先天性发育异常，由于甲状腺舌管退化不全所引起，囊肿因感染破溃或手术切开后可形成甲状腺舌管瘘。大多数出现于 5 岁以前。男性略多于女性。约有 40%的病例并发感染。

【临床表现】

1. 在颈部正中相当于舌骨下的甲状软骨部位，可见 1～2cm 直径的圆形肿块，表面光滑，边缘清楚，囊性有实感。较固定，不能上下或左右推动，但可随伸舌运动而上下移动。

2. 小的囊肿可扪及一条索带连向舌骨。未发生感染时，不与皮肤粘连，无压痛、疼痛。

3. 囊肿感染自行溃破或切开引流后形成瘘，常排出透明或混浊的黏液，经过一定时间后瘘口可暂时封合结痂，但不久又溃破流液，可反复发生，经久不愈。

【诊断要点】

1. 多见于小儿和青年。颈前舌骨平面下有圆形肿块，沿舌骨方向可触及索状物，张口伸舌时可觉肿物回缩上提。

2. 囊肿继发感染时，局部红肿触痛，自行破溃或切开引流后，可形成经久不愈的瘘。

3. 黏液性分泌物，常含柱状和鳞状上皮细胞。

4. B 超可显示甲状腺舌管囊肿的位置、大小，可与甲状腺肿物相鉴别。

5. 如形成瘘管，可于舌根部盲孔用探针或注入造影剂行 X 线检查，以确定瘘管的长度和位置。

【治疗方案及原则】

1. 确诊后以早期手术为宜。应全部切除囊肿与瘘管，同时将甲状腺舌管结扎。

2. 如瘘管在舌骨后或穿过舌骨上行，则应将舌骨中段一同切除，手术时可注入亚甲蓝溶液，以指导切除瘘管的方向和范围。

3. 有感染的病例先作切开引流，给予抗生素治疗，待炎症消退后再手术根治。

第八节　原发性甲状旁腺功能亢进症

【概述】

原发性甲状旁腺功能亢进症（primary hyperparathyroidism，简称甲旁亢）是由于甲状旁腺本身病变引起的甲状旁腺素合成、分泌过多，致使钙、磷和骨代谢紊乱的一种全身性疾病，女性多于男性，女∶男比例约 2～4∶1。常见于成年人，发病年龄在 30～50 岁。临床类型有症状型原发性甲旁亢和无症状型原发性甲旁亢。由于血钙测定方法的改进及普查，近年来无症状型原发性甲旁亢的检出率大大提高，几乎有一半病人属于无症状型。原发性甲旁亢主要由甲状旁腺腺瘤所引起（约占 80％～85％），其次是甲状旁腺增生（约 10％～15％），仅有极少数病例为甲状旁腺癌（1％～2％）。

【临床表现】

症状型原发性甲旁亢可单一或合并出现肾脏、骨骼和其他方面的全身性症状和体征。临床上可分为三型：

1. 肾型　约占 70％，主要表现为尿路结石，较少表现为肾实质钙盐沉积，可出现肾绞痛、血尿和继发性肾盂肾炎，并可进一步损害肾功能。

2. 肾骨型（约占 20％）　主要表现为尿路结石和骨骼的脱钙病变。

3. 骨型　约占 10％。主要表现为骨骼的脱钙病变。早期出现骨痛，多发生于脊椎和四肢，行动和负重时疼痛加剧。晚期可见骨骼结节性增厚、凹凸不平、发生弯曲和畸形，脊椎压缩。易发生病理性骨折。

4. 其他全身性症状　肌肉疲乏无力，食欲不振，恶心、呕吐与便秘，甚至吞咽困难，主要因血钙增加使神经肌肉应激性降低，全身肌肉张力低下，胃肠蠕动减弱所致。

5. 部分病例可并发胃十二指肠溃疡、上消化道出血。由于高血钙可以刺激胃黏膜，促使胃泌素分泌增加。钙盐沉积在胰腺管内造成梗阻，可产生胰腺炎。

6. 有些病人可出现精神障碍、多饮、多尿、关节疼痛、高血压、贫血和胆结石等。

7. 高血钙可引起各种组织的异位钙化。

【诊断要点】

1. 尿路结石，钙化性肾功能不全。

2. 骨痛、骨囊肿性病变，可发生病理性骨折。X线可见骨质疏松，骨皮质和骨小梁挛缩及变形，骨组织多为纤维组织替代，形成多个囊肿或巨细胞瘤样病变。

3. 多尿，烦渴，高血压，尿毒症，全身疲乏无力，食欲不振。

4. 难治性胃十二指肠溃疡。

5. 血清钙增高，经常＞2.5mmol/L，且血清蛋白无显著变化，血清钙＞3.75mmol/L，可发生高血钙危象。

6. 血清无机磷低下或在正常下限值（＜1.13mmol/L）。

7. 血氯上升或在正常上限值（＞106mmol/L）。

8. 血碱性磷酸酶升高。

9. 尿钙排泄量增加（＞200mg/d）。

10. 血清PTH增高，浓度可高于正常值的5～10倍，常与血钙浓度、肿瘤大小和病情严重程度相平行。

11. 颈部B超可显示较大的病灶，B超定位敏感性可达90%，阳性正确率达94%。可作为术前常规检查，对鉴别腺瘤和增生亦有价值。

12. 颈部、纵隔CT、MRI 对位于颈部和纵隔内的病变有诊断意义，尤其对于上纵隔内病变有较高的诊断准确率。

13. 放射性核素扫描

(1)^{123}I和^{99m}Tc-sestamibi计算机减影技术：可发现80%的病变。

(2)^{99m}Tc和^{201}Tl双重同位素减影扫描，诊断符合率达92%，对甲状腺外病变也特别敏感，阳性率达83%，敏感性为75%。

14. 选择性甲状腺静脉取血测iPTH，以血iPTH的峰值点反映病变甲状旁腺的位置，对于难以诊断的甲状旁腺病变可采取此法，特异性强，定位准确率为70%～90%。

15. 选择性甲状腺动脉造影可显示增生的腺叶，70%～85%的病变可定位。

16. 自股静脉插管至上腔静脉、无名静脉及引流甲状旁腺的甲状腺上、中、下静脉，从各个静脉抽取血样，测定 PTH 浓度可以诊断是增生还是肿瘤，并确定肿瘤的部位。一般用于对难以诊断的异位甲状旁腺瘤进行定位。

【治疗方案及原则】

1. 手术切除甲旁亢的病变腺体，是治疗原发性甲旁亢唯一有效的方法。对有症状和血清钙＞2.75mmol/L 的无症状原发性甲旁亢病人，只要诊断准确，应即手术治疗。特别是 PTH 浓度显著增高者，更应积极手术治疗，即使血清钙水平介于 2.65～2.75mmol/L 的无症状病人，只要能确定甲状旁腺瘤的位置，也应手术。

2. 甲状旁腺瘤多发生于右侧下甲状旁腺，可沿甲状腺下动脉分支进入甲状腺固有膜处 2～3cm 范围内寻找腺瘤，如术中难以与其他甲状腺结节或淋巴结区分时，可作冰冻切片明确诊断。

3. 若为腺瘤，应将其全部摘除。

4. 若为甲状旁腺增生，可将其中最大一个的一半作冰冻切片检查，证实为增生者，应将其中 3 个腺体或 3 个半腺体全部摘除，或作全甲状旁腺切除＋部分甲状旁腺组织异位自体移植术（前臂肌肉内）。

5. 如为腺癌，应将癌肿包膜和与之粘连的周围组织一并切除，不必作根治性颈淋巴结清扫术。对局部复发及出现颈部淋巴结和远处转移病例，可再次手术切除局部病灶，并行颈部淋巴结清扫，也可取得良好疗效。

6. 手术中若不能找到全部 4 个腺体时，则应探查气管食管沟和食管后间隙。

7. 如确定瘤体位置在上纵隔，应开胸行摘除术。

8. 手术后处理

（1）病人取半坐位，观察并记录脉率、呼吸、血压和体温的变化。

（2）注意有无伤口渗血，保持呼吸道通畅。

（3）密切观察有无并发症，如神经损伤、手足抽搐等。

（4）术后血钙降低，可能引起短时期手足抽搐，可以给予 10％葡萄糖酸钙静注，口服维生素 D 制剂，多数可在短期内缓解症状，血钙回升。

（5）对全身骨质脱钙及发生病理性骨折的病人，术后搬动时应注意保护其骨骼，防止发生更多的骨折，特别是颈椎和腰椎骨折，以免发生严重后果。

第九节　颈动脉体瘤

【概述】

颈动脉体瘤是化学感受器肿瘤，较为少见。目前比较明确的病因是慢性缺氧，导致体内血液成分改变，刺激颈动脉体，使其代偿增大，最终形成肿瘤。颈动脉体瘤来源于副神经节细胞，根据形态可分为二种：①局限型：肿瘤位于颈动脉分叉部外鞘内，肿瘤有较完整的包膜，但与颈总动脉分叉部常有紧密粘连。②包裹型：肿瘤位于颈总动脉分叉处，并包绕颈内动脉和颈外动脉生长，将血管包裹于其中。大部分颈动脉体瘤属于此型。从组织学上很难鉴别颈动脉体瘤的良、恶性，一般恶性的根据是在区域淋巴结内找到颈动脉体瘤细胞或手术切除术后复发。恶性颈动脉体瘤转移最常见的部位是肺、骨、小脑，其次为甲状腺、气管、肾。

【临床表现】

1. 颈部下颌角下方、胸锁乳突肌内侧深面的搏动性肿物，无痛性；多见为单侧，也可有双侧发病。

2. 肿物增大可累及第Ⅸ、Ⅹ、Ⅺ及Ⅻ对脑神经，引起吞咽困难、声音嘶哑，伸舌时舌尖向同侧移位，Horner 综合征等。

3. 于颈总动脉分叉部可触及卵圆形搏动性肿物，肿物沿动脉方向上下活动受限，而向水平方向可移动，质地中等，表面光滑可触及震颤。

4. 听诊可闻及血管杂音。

5. 压迫颈总动脉近端，肿瘤可缩小。

6. 肿瘤位置深在，可向咽部膨出，张口可见到患侧咽部饱满或隆起。口腔内触诊可触及隆起包块。

7. 少数病例可出现颈动脉窦综合征，因颈动脉窦过度敏感的反射，引起心脏功能下降，出现心跳缓慢，血压下降，可导致大脑缺血表现，如短暂晕厥、抽搐、乏力、声嘶、耳鸣等。

【诊断要点】

1. 颈部下颌角下方颈总动脉分叉处搏动性无痛肿物，上下活动受限，水平方向可移动。

2. 压迫颈总动脉近端，肿物可缩小，肿物部位可闻及血管杂音。

3. 较大的肿瘤压迫可出现吞咽困难、声音嘶哑、Horner 综合征。

4. 血管彩色多普勒超声检查　可显示被推开的颈总动脉分叉部和其间的肿物，准确诊断颈动脉体瘤的位置、大小及与颈内、外动脉的关系。

5. CT、MR　清楚显示颈动脉与肿物在不同层面的关系，肿瘤是否包绕颈动脉及其上下端的范围。MRA 可显示颈动脉体瘤的大小、位置及与颈总、颈内、颈外动脉的关系。

6. 选择性颈动脉造影　颈动脉穿刺或经腋动脉穿刺插管行颈动脉造影，这是确诊的主要方法。典型的特征有：

（1）颈内、外动脉分支角度扩大呈杯状，其间夹着桃核样富血管性占位性病变。

（2）肿瘤内有丰富的细小血管。

（3）肿瘤的血供主要来自颈外动脉和颈总动脉分叉部。

7. 组织活检 可确诊。但因颈动脉体瘤血液循环丰富，活检常易引起大出血或形成粘连，给日后手术造成困难，如其他辅助检查可确诊时，应尽量避免作此项检查。

【治疗方案及原则】

手术治疗：颈动脉体瘤的治疗以手术为主，一旦确诊，应尽早手术。目的在于切除肿瘤，避免神经损伤。

1. 术前准备

（1）Matas 试验：指压颈总动脉根部，每日压迫 1～2 次，由每次阻断数分钟逐步延长至 10～20 分钟以上，而不出现脑缺血现象，说明颅内已建立较丰富的侧支循环。

（2）脑血管超声、MR 或颈动脉造影检查、明确 Willis 环开放情况。在动脉造影时可栓塞瘤体旁的一些血管分支，以减少日后手术出血量。

（3）准备颈动脉内转流管，如有此管，可不必作 Matas 试验。

（4）术前预防性应用抗生素。

2. 手术方式

（1）颈动脉体瘤剥离术：适用于肿瘤较小或肿瘤虽大但不紧密包裹颈总、颈内及颈外动脉者。是最佳的手术方法，损伤小，术后并发症少。

（2）肿瘤切除＋血管重建术：适用于颈动脉体瘤紧密包裹颈总动脉分叉部，动脉鞘外剥离困难，动脉壁受压薄弱或肿瘤疑有恶变。

1）肿瘤切除＋颈总和颈内动脉吻合术；

2）肿瘤切除＋颈外动脉移位术；

3）肿瘤切除＋自体大隐静脉移植术；

4）肿瘤切除＋人工血管移植术；

5）肿瘤切除＋颈总、颈内、颈外动脉结扎术：适用于肿瘤包裹颈总、颈内、颈外动脉紧密而无法分离或可疑颈动脉体瘤恶变。除颈外动脉结扎可安全实施外，颈总、颈内动脉结扎必须谨慎，应尽量避免采用此术式而采用血管重建术。

3. 注意事项

（1）术中阻断颈总动脉前应判断 Willis 环代偿情况，如代偿不良，应于颈总动脉和颈内动脉间放置颈动脉内转流管，以保证脑供血，避免因脑缺血而致偏瘫。判断 Willis 环代偿功能的方法有很多，如可用同侧颈静脉血氧浓度监测、脑电图描记监测、颈内动脉反流压力监测。也可在术中根据以下情况判断：

1）患侧颈内动脉高度狭窄，而术前造影 Willis 环前后交通支开放良好。

2）开放颈内动脉时，反流血呈搏动性或喷射状。

3）颈内动脉反流压＞5.33kPa（40mmHg）。

术中须作颈总动脉和颈内动脉结扎术前，也应按照上述原则判断脑部血运代偿情况。

（2）如行自体或人工血管重建术，术后应给予抗凝治疗，如有血栓形成，应予溶栓治疗。可用低分子肝素或肝素，注意监测凝血功能。

（3）术后应用抗生素，防止感染。

（4）脑血管营养药物：适用于术中阻断颈总动脉时间较长、脑供血减少较多的病人，可用胞二磷胆碱、脑活素等。

（5）术中血压监测：如术中切除肿瘤时切除了颈动脉窦，特别是双侧肿瘤切除时，术后可能出现高血压、心悸、脉快，应注意高血压的治疗。

第十节 颈部淋巴结结核

【概述】

在肺外结核中淋巴结核最为常见，尤以颈部淋巴结结核居多，约占80%～90%。本病多见于婴幼儿和学龄前儿童，30 岁以上病人少见。由于卡介苗接种和生活条件改善，发病率已大为减低。但近年来随着肺结核的复燃，本病的发病率似有所升高。本病的致病菌为结核菌，其向颈部淋巴结侵入的途径主要有两条：①结核菌在口腔或鼻咽部等处形成原发灶，经黏膜下淋巴管网侵犯颈部淋巴结；②肺结核病灶经血管或淋巴管播散至颈部淋巴结。早期常表现为颈部无痛性或轻度疼痛包块，随着病程进展逐渐形成团块或患珠状；后期肿大的淋巴结干酪样坏死，形成寒性脓肿，可破溃形成经久不愈的瘘管。

【临床表现】

主要临床表现为颈部淋巴结肿大，可为一侧或双侧颌下、胸锁乳突肌前、后缘或深面的淋巴结肿大。初期淋巴结孤立或成串，富有弹性，可活动，无疼痛或有轻微压痛。继而受累淋巴结可粘连成团如鹅卵大，移动受限。之后肿块逐渐软化，局部形成寒性脓肿，可触及波动感。后期脓肿破溃后可流出豆渣样或稀米汤样脓液，最后形成一经久不愈的窦道或慢性溃疡。临床上常同时出现不同阶段的病变淋巴结。部分病人可有低热、盗汗、食欲不振、消瘦等全身中毒症状。部分病人可合并全身其他部位淋巴结核。

【诊断要点】

1. 有结核病密切接触史及既往结核病史。

2. 颈部淋巴结慢性肿大，淋巴结质硬、粘连成团，或可触及波动感，或液化破溃形成慢性窦道。

3. X光胸片显示肺部或纵隔有活动性结核病灶者。

4. 血沉可增快。

5. 结核菌素试验可为阳性或强阳性。

6. 淋巴结穿刺脓液中找到抗酸杆菌。

7. 淋巴结穿刺或切除活检见典型结核病变。

8. 淋巴结组织或脓汁做聚合酶链反应（PCR）找结核杆菌DNA，若为阳性，可提供诊断参考。

【治疗方案及原则】

1. 药物治疗　坚持足量、规则联合应用2～3种抗结核药物（其中至少2种为杀菌药）6个月以上，是减少治疗后复发的关键。多采用异烟肼、利福平与链霉素或乙胺丁醇联合应用。其中，异烟肼成人用量为300mg/d，晨起空腹顿服；利福平450～600mg/d，晨起空腹顿服；链霉素0.75～1.0g/d，肌内注射；乙胺丁醇750～900mg/d。如有耐药发生，可换用其他抗结核药物，如卡那霉素等。

2. 手术治疗

（1）少数局限的、较大的、能推动的淋巴结，如果尚没有明显液化，可考虑手术切除，缝合切口。

（2）形成寒性脓肿尚未溃破者，可行穿刺抽脓。操作时从正常皮肤处进针，抽尽脓液后向脓腔中注入5%异烟肼或10%链霉素液。

（3）寒性脓肿已破溃或形成窦道者，如继发感染不明显，可行刮除术，伤口不缝合并以链霉素液换药。

（4）寒性脓肿继发感染者，需先行切开引流，感染控制后，必要时再行刮除术。

第九章 乳房疾病

第一节 急性乳腺炎

【概述】

急性乳腺炎（acute mastitis）是乳腺的急性化脓性感染，初产妇多见，常发生在产后2～4周。乳腺局部出现红、肿、热、痛症状，腋窝可有肿大、压痛的淋巴结，可伴有全身发热等中毒症状，白细胞计数增高。病因为：①乳汁淤积，常由于乳头内陷、乳管阻塞和初产妇缺乏授乳经验等因素所引起；②病原菌入侵，乳头皮肤娇嫩，易破损或皲裂，皮肤周围细菌或婴儿口咽部感染通过哺乳途径，使细菌沿淋巴管或直接侵入乳管，上行至腺小叶而致感染。最常见的病原菌为葡萄球菌。治疗以局部热敷、吸尽患乳乳汁、全身应用青霉素、头孢菌素和红霉素等抗生素为主，如脓肿形成，需及时切开引流。非哺乳期病人应与炎性乳腺癌相鉴别。

【临床表现】

1. 早期有疼痛、乳汁淤积，继之出现乳房局部红、肿、热或痛性肿块。腋淋巴结可肿大、压痛。全身可出现毒性症状，如头痛、发热、寒战、白细胞升高等。

2. 局部表现可有个体差异，一般起初呈蜂窝织炎样表现，数天后可形成单房或多房脓肿。脓肿可向外溃破，甚至可形成乳房后脓肿。

【诊断要点】

1. 临床表现　病人感觉乳房疼痛，局部红肿、发热，可有寒战、高热、脉搏加快等中毒症状，患侧腋窝可有淋巴结肿大、压痛。脓肿形成可有波动感。

2. 辅助检查

（1）血常规检查白细胞计数增高。

（2）乳房B超有利于乳房脓肿的诊断。

（3）疑有脓肿形成时可用粗针穿刺证实。

【治疗方案及原则】

治疗原则是消除感染，排空乳汁。一般治疗早期以非手术治疗为主，一旦形成脓肿有波动感，则需手术治疗。

1. 早期症状轻者可不停止哺乳，但为了婴儿的健康，应停用患侧乳房哺乳。患侧乳房应以吸乳器吸尽乳汁，促使乳汁通畅排出。热敷有利于增加乳房局部血液循环，促使早期炎症消退。

2. 药物治疗

（1）抗生素的应用：本病的常见病原菌为金黄色葡萄球菌，应用青霉素、头孢菌素等抗革兰阳性球菌的抗生素，如病原菌对青霉素耐药，则选用耐青霉素酶的新青霉素Ⅱ、头孢拉啶或红霉素。

（2）中药治疗：可用蒲公英、野菊花等清热解毒药物。

（3）断奶处理：可口服己烯雌酚 1～2mg，每日 3 次，共 2～3 日或肌内注射苯甲酸雌二醇，每次 2mg，每日 1 次至停乳为止或中药芒硝外敷。

3. 脓肿切开引流　作放射状切开，乳晕下脓肿应沿乳晕作弧形切口。深部脓肿或乳房后脓肿可沿乳房下缘作弧形切口，经乳房后间隙引流。切开前应采用 9 号针穿刺定位，切开后以手指轻轻分离脓肿的多房间隔，以利引流。脓腔较大时，可在脓腔的最低部位另加切口作对口引流。并经常换药，直至切口愈合。

第二节　乳腺导管扩张症（浆细胞性乳腺炎）

【概述】

浆细胞性乳腺炎为乳腺组织的无菌性炎症，常发生在非哺乳期，是一种病程冗长、病变复杂而多样化的慢性乳腺病。到后期某一病理阶段，病变组织以浆细胞浸润为主时，又称为浆细胞性乳腺炎。30～40 岁多见。主要表现为乳房胀痛、乳头溢液、乳头凹陷、乳腺肿块和乳房皮肤发红，腋窝淋巴结呈炎症反应并伴有触痛。本病常反复发作。急性期抗感染后皮肤红肿可消退，慢性期抗感染效果不佳。采用 9 号针穿刺抽吸，镜下可见有大量炎症细胞及浆细胞。

【临床表现】

1. 早期常发现乳头有异常分泌物，大多为淡黄色，有时为血性。症状持续时间长。

2. 进一步发展可出现乳腺肿块、乳头回缩及同侧腋窝淋巴结肿大等表现。

3. 继发细菌感染后，可出现炎症表现。肿块表面皮肤呈红、肿、发热，局部有明显疼痛及压痛，少数可伴有发热及白细胞增多。

【诊断要点】

1. 临床表现 早期常发现乳头有异常分泌物，大多为淡黄色，有时为血性。症状持续时间长。进一步发展可出现乳腺肿块、乳头回缩及同侧腋窝淋巴结肿大等表现。继发细菌感染后，可出现炎症表现。肿块表面皮肤红、肿、发热，局部有明显疼痛及压痛。少数可伴有发热及白细胞增多。

2. 体检 早期无明显体征。出现乳腺肿块时，肿块多无疼痛，质硬，边界不清，活动差，表面不光滑，多位于乳晕周围，可侵犯皮肤，引起局部皮肤乳头凹陷，乳头抬高、偏斜。出现炎症后常有局部水肿或“橘皮样”改变。常伴有腋窝淋巴结肿大。

3. 辅助检查 继发细菌感染后血常规检查可有白细胞增多。乳腺导管造影可清楚显示扩张乳管和囊肿及病变范围，针吸细胞学检查对鉴别乳腺癌有帮助，病理检查可最后确诊。

【治疗方案及原则】

1. 对于症状轻、临床表现仅为乳头溢液的病人，行乳头溢液的细胞学检查，若排除乳腺癌，可对症处理，密切随访。

2. 对于肿块明显、症状较重的病人，选择手术切除。手术方式以乳腺区段切除术和单纯乳腺切除术为主。合并感染的病人，需控制感染；形成脓肿的病人，需切开引流。本病容易复发，有时通过一次手术不能彻底治愈，应注意与乳腺癌鉴别。

第三节 乳腺结核

【概述】

乳腺结核是由结核杆菌所致的乳腺组织特殊性炎症。大多是结核杆菌血行传播的结果。常来自肺或肠系膜淋巴结核，亦可由邻近部位结核灶直接蔓延或经淋巴道逆行传播而来。多见于20～40岁已婚妇女，病程进展缓慢。局部表现为乳房内有一个或数个结节状肿块，质硬，部分区域可有囊性感。与周围组织分界不清，并可与皮肤发生粘连，活动度可受限。可伴有疼痛。当肿块纤维化后，乳腺可发生变形。肿块数月后形成寒性脓肿，脓肿破溃后产生一个或数个溃疡或窦道，排出豆渣样稀薄脓液。病人腋窝淋巴结明显肿大或融合成团块。治疗包括全身抗结核治疗及局部治疗，手术可作包括周围正常乳腺组织在内的乳腺区段切除。

【临床表现】

局部表现为乳房内有一个或数个结节状肿块，质硬，部分区域可有囊性感。与周围组织分界不清，可与皮肤发生粘连，活动度有时受限。可伴有疼痛。当肿块纤维化后，乳腺可发生变形，乳头内陷。肿块数月后形成寒性脓肿，脓肿破溃后产生一个或数个溃疡或窦道，排出豆渣样稀薄脓液。病人腋窝淋巴结可明显肿大甚至融合成团块。

【诊断要点】

1. 临床表现　本病多为继发性，原发性极少见。常有其他部位结核灶，如肺结核、骨结核。局部表现为乳房内有一个或数个结节状肿块，与周围组织分界不清，可与皮肤发生粘连并伴有疼痛。当肿块纤维化后，乳腺可以变形和乳头内陷。肿块数月后形成寒性脓肿，脓肿破溃后产生一个或数个溃疡或窦道，排出豆渣样稀薄脓液。病人腋窝淋巴结明显肿大或融合成团块。

2. 脓液涂片染色，有时可找到抗酸杆菌。

【治疗方案及原则】

1. 增加营养，注意休息。

2. 采用全身抗结核治疗。

3. 结核病灶局限于乳腺一处时，可作局部切除。病变范围大时，必要时可行全乳及患侧腋窝淋巴结切除。手术前要有抗结核药物的保护，术后还需要正规的抗结核治疗。

第四节　乳腺囊性增生症

【概述】

乳腺囊性增生症是妇女常见病、多发病，就诊人数占门诊病人的一半以上，并随着经济、文化水平的提高，发病率不断增多。本病常见于中年妇女，25～40岁多见，青春期和绝经后少见，城市较农村多见。其表现为正常乳腺小叶结构在数量和形态上的异常，特点为生理性增生与复旧不全造成的乳腺组织结构紊乱。该病可分为生理性单纯性乳腺上皮增生病（乳痛症）和病理性囊性增生病两大类。由于这一类病变形态复杂，因而本病在临床上名称很多，如纤维囊性腺病、乳腺囊性病、乳腺结构不良、乳腺腺病、乳腺小叶增生、囊性增生病等。但无论哪一个病名都不能全面、正确地反映该病的本质，目前常将本病称为乳腺囊性增生症。本病的病因尚未完全明了，但认为与卵巢内分泌激素水平失衡有关，性激素对乳腺发育及病理变化起着重要作用，雌激素促进乳管及管周纤维组织生长，孕酮促进乳腺小叶及腺泡组织发育。正常的乳腺组织结构随着月经周期激素水平变化，而相应发生着生理性增生-复旧这一周期性变化；如果雌激素与孕酮二者之间比例失调，可引起乳腺实质增生过度和复旧不完全，组织结构发生紊乱，乳管上皮和纤维组织不同程度的增生和末梢腺管或腺泡形成囊肿；也可能是部分乳腺实质成分中女性激素受体的质和量异常，使乳房各部分的增生程度参差不齐。此外还与不合理的妊娠、哺乳史、生活水平、精神因素等有关。

【临床表现】

1. 乳房胀痛　特点是疼痛与月经周期有关，大多在月经前（一般月经来潮前7天左右）疼痛加重，月经来潮后减轻或消失。部分病人可无此周期性变化。

2. 乳房肿块　一侧或二侧乳腺有弥漫性增厚，呈颗粒状、结节状或片状，增厚区与周围乳腺组织分界不明显，质地韧，有弹性，可活动，以外上象限为多，可伴有触痛。少数病人可有乳头溢液，为无色或黄色。腋窝无肿大淋巴结。

【诊断要点】

1. 临床表现

（1）乳房胀痛：特点是疼痛与月经周期有关，往往在月经前（一般月经来潮前7天左右）疼痛加重，月经来潮后减轻或消失，但病程较长者以上规律可以消失。

（2）乳房肿块：一侧或二侧乳腺有弥漫性增厚，呈颗粒状、结节状或片状，增厚区与周围乳腺组织分界不明显，质地韧，有弹性，可活动，以外上象限为多，可伴有触痛。少数病人可有乳头溢液，为无色或黄色。腋窝无肿大淋巴结。

2. 辅助检查

（1）钼靶X线检查：增生的乳腺组织呈棉絮状或毛玻璃状密度增强影，如有囊性增生可见增强影中有圆形透亮阴影。

（2）红外透照检查：利用乳腺组织对红外光的吸收程度不同，其透射图像可显示乳腺内部结构，乳腺囊性增生症透光一般无明显异常，增生明显处透光度可减弱，血管图像正常。

（3）B超检查对诊断有一定帮助。

（4）细针穿刺细胞学检查、切除或切取活检是可靠的诊断手段。

【治疗方案及原则】

本病的治疗主要为对症处理，治疗目的为减除疼痛和排除恶性肿块的可能。

1. 抑制雌激素和平衡雌孕激素治疗　如服用雄激素、三苯氧胺、孕激素等，但这些药物副作用较大，长期服用可干扰体内内分泌调节，产生其他一些副反应。

2. 中药治疗　祖国医学在治疗乳腺囊性增生症中具有独到之处，现为目前治疗本病的主要手段。中医认为本病的发生与肝、胃、冲任脉有密切关系。因此可用中药或中成药调理，包括疏肝理气、调和冲任及调整卵巢功能。

3. 其他药物 小剂量碘剂可刺激垂体前叶产生黄体生成素，促进卵巢滤泡黄体化，从而使雌激素水平降低，恢复卵巢的正常功能。维生素 E 可使乳房经前疼痛减轻，乳房结节缩小。

4. 定期检查，密切随访 对于局限性增生的肿块，应在月经结束后 1 周至 10 天内复查，若肿块变软、缩小或消退，则可予以观察并继续中药治疗，并嘱病人每隔 2～3 个月到医院复查。对于 35 岁以上、具有发生乳腺癌高危因素者，月经前后无明显变化者，肿块边界较明显者，应予手术切除并作病理检查，以排除恶性可能。如果病理结果为高度不典型上皮增生，则可结合其增生程度、年龄以及病人的要求决定手术范围。如果对侧有乳腺癌或有乳腺癌家族史等高危因素者，以及年龄大、肿块周围乳腺组织增生也较明显者，可作单纯乳房切除术。若无上述情况，可作肿块切除后密切随访。

第五节 乳腺纤维腺瘤

【概述】

乳腺纤维腺瘤是年轻女性的常见肿瘤，发生年龄多在 18～25 岁，发病率在乳腺良性肿瘤中属首位，约为 3/4。本病的发病原因尚不清楚，可能与小叶内纤维细胞对雌激素的敏感性异常增高或雌激素水平过高有关。所以纤维腺瘤多发生于卵巢功能期，月经来初潮前及绝经后少见。病理上乳腺纤维腺瘤为良性间质与上皮的混合瘤，根据乳腺纤维与腺上皮的增生程度不同，分为纤维腺瘤、腺纤维瘤、腺瘤，但在临床治疗、预后上并无明显意义。当肿瘤直径大于 7cm 时一般称为巨纤维腺瘤，多发生于青春期少女，病理上易与叶状囊肉瘤相混，但其生物学行为良好，不发生浸润、转移。乳腺纤维腺瘤极少数可发生恶变，其纤维成分可恶变为肉瘤，腺上皮成分可恶变为癌。

【临床表现】

1. 青年女性乳房内单个（偶有多个）肿块，无痛，与月经关系不大，生长缓慢，妊娠时可能增大。

2. 除肿块外病人常无其他自觉症状。

【诊断要点】

1. 临床表现 乳房内无痛性肿块，病人常无明显自觉症状。好发于乳房外上象限，约 75%为单发，少数属多发，肿瘤直径多在 1～3cm，也有直径超过 10cm 占据全乳者。该肿块多呈卵圆形、圆形，质实而不硬，表面光滑，活动度大。

2. 辅助检查

(1) 钼靶X线检查：乳腺纤维腺瘤表现为卵圆形、圆形密度增强影，边缘清楚，少数有粗大钙化。

(2) 红外透照检查：可显示乳腺内有一边缘清楚肿块影，血管影正常。

(3) B超检查：显示肿块形状为卵圆形、圆形，实质，边界清，内部回声均质，肿块后方回声增强。

【治疗方案及原则】

乳腺纤维腺瘤虽为良性肿瘤，但有少数恶变可能，各类药物治疗效果多不可靠，治疗原则为手术切除。

1. 手术时机

(1) 本病在妊娠前应予手术切除。

(2) 35岁以上的病人应手术治疗。

(3) 肿块大于3cm、生长较快者，应积极处理。

2. 手术治疗的注意事项

(1) 切口设计一般选择放射状切口，但对于肿块有可能为恶性者，则不应影响乳腺癌根治术的切口设计。对于较大的纤维腺瘤，可采用经乳房下弧形切口。

(2) 应将肿瘤连同其包膜整块切除，以周围包裹少量正常乳腺组织为宜，如残留包膜易复发。

(3) 肿块必须常规作病理检查。

第六节 乳腺导管内乳头状瘤

【概述】

乳腺导管内乳头状瘤包括大导管内乳头状瘤和中、小导管内乳头状瘤两种类型，发病年龄在40～50岁，有5%～10%会发生恶变。大导管内乳头状瘤是指发生在从乳管开口部至壶腹以下1.5cm左右的一段导管，约占本病的75%，瘤体位于乳头或乳晕下，多为单发，少数可在几个大导管同时发生。中、小乳腺管的乳头状瘤位于乳房周围区域的中、小导管内，瘤体很小，带蒂而有绒毛，且有很多壁薄的血管，故易出血，常可同时累及多个导管，称乳头状瘤病。

【临床表现】

1. 乳头溢液　表现为乳头自主性溢液，溢液为浆液血性或浆液性，也可呈淡黄色浆液性液体，多无疼痛感觉，常在更换内衣时发现有少许污迹。当其近端导管阻塞时局部可能扪及结节，轻压痛。挤压时可能有乳头溢液，排液后结节可能消失。

2. 乳房肿块　肿瘤小，常不能触及，少数可触及乳腺肿块，多位于乳晕周围，一般直径不超过 1cm，质地中等，边界清楚，按压肿块乳头即有液体溢出。

【诊断要点】

1. 临床表现　中年女性出现乳头溢液，可为鲜红色或暗红色血性，也可为淡黄色浆液性液体，多无疼痛感觉，常在更换内衣时发现有少许污迹。同时可伴有乳房肿块，一般肿块较小，常不能触及，多位于乳晕周围，直径一般不超过 1cm，质地中等，边界清楚，按压肿块乳头即有液体溢出。

2. 辅助检查

（1）乳腺导管 X 线造影：可在乳头沿溢液的乳管开口，插入钝头细针，注射碘油或泛影葡胺，可在钼靶 X 线上显示扩张的导管及其树状分枝影，并可见芝麻或米粒大小的充盈缺损。

（2）乳头溢液细胞学检查：将乳头溢液进行涂片，显微镜下观察，偶可见肿瘤细胞，但阳性率较低。

（3）乳腺 B 超检查。

（4）乳管内镜检查：乳管内镜是近年研究发明的内镜，其光导纤维束直径为 0.4～0.45mm，可顺溢液的乳管开口插入，深达一、二级乳管，可见乳管内乳头状瘤，为黄色或充血样实体肿物，其表面呈颗粒状，突入腔内，质脆易出血。

【治疗方案及原则】

因有 5%～10%的病人会发生恶变，治疗应积极，以手术为主。

1. 明确定位的导管内乳头状瘤应做包括乳头状瘤在内的乳腺楔形切除、乳腺区段切除术，切除瘤体及其周围病变的乳腺管系统。

2. 病理确定为导管内乳头状癌者，应按肿瘤分期做根治术。

3. 导管内乳头状瘤病者，可做皮下乳腺全切除或部分乳腺切除。

第七节　乳　腺　癌

【概述】

乳腺癌是妇女最常见的恶性肿瘤之一，在我国占全身各种恶性肿瘤的 7%～10%，仅次于子宫颈癌。近 20 年其发病率上升明显，有超过子宫颈癌的趋势。部分大城市报告乳腺癌占女性恶性肿瘤之首位。乳腺癌的病因尚不清楚，与性激素、环境因素及生活方式等有一定关系。

病理类型：分为非浸润性癌、早期浸润性癌、浸润性特殊癌、浸润性非特殊癌和其他罕见癌。其中前两型为早期，预后较好；浸润性特殊癌分化高，预后较好；浸润性非特殊癌最常见，约占80%，但一般分化低，预后相对较差。

一个多世纪以来，乳腺癌的治疗经历了两大飞跃：一是1896年Halsted以病理解剖为指导，创立了乳腺癌根治术；一是1985年以后进入Fisher以肿瘤生物学特征为指导的综合治疗时期。乳腺癌在肿块很小时就是全身性疾病，这一观点已被广泛接受，并对诊治产生重大影响。据预测，未来10年早期乳腺癌的诊断率将达到50%，早期诊断的主要方法是钼靶X线立体穿刺活检术，另外应用纤维乳管镜可提高导管内癌的检出率。

手术、化疗、放疗和内分泌治疗是乳腺癌综合治疗的四大组成部分。

哨兵淋巴结活检（sentinel lymph nodes biopsy，SLNB）概念在乳腺癌中的引入，将可能改变这一疾病的手术模式，选择性进行腋淋巴结清扫。随着乳腺癌早期诊断率和理论水平的提高，国外的主要手术方式由改良根治术转向乳腺单纯切除和保乳手术，国内也有这种趋势。对腋淋巴结阳性病人术后辅助化疗可提高生存率，其中联合化疗优于单药，对腋淋巴结阴性病人选择高危病例进行术后辅助化疗，其3～5年生存率优于单独手术组，长期疗效尚在观察之中。对Ⅲ期乳腺癌施行术前用药，即“新辅助化疗”目前已广泛应用；对Ⅰ～Ⅱ期病人进行放疗可降低局部复发率，但总生存率提高不明显；对Ⅲ期以上病人放疗可提高生存率和生存质量。三苯氧胺是最常用的内分泌治疗，根据国际间广泛研究，雌激素受体阳性者的服用时间，服用5年者好于2年。

【临床表现】

1. 乳房肿块　发现乳腺无痛单发肿块，体检如发现乳腺内单发、质地较硬、活动度小的结节并呈进行性生长者，应高度警惕。

2. 乳房皮肤改变　如肿块表面出现皮肤凹陷，即所谓“酒窝征”或“橘皮样”改变，同时又出现同侧腋淋巴结肿大，应高度怀疑乳腺癌。

3. 少数病人可出现乳头糜烂、破溃或以腋淋巴结肿大为首发症状。

【诊断要点】

1. 临床表现　病人无意发现乳腺无痛单发肿块是就医最主要的症状，体检如发现乳腺内单发、质地较硬、活动度小的结节并呈进行性生长，如肿块表面出现皮肤凹陷，即所谓“酒窝征”或“橘皮样”改变，同时又出现同侧腋淋巴结肿大，应高度怀疑乳腺癌。

2. 辅助检查

(1) 乳腺钼靶摄片：是最具价值的辅助检查。根据X线征象可取得早期诊断。常见的乳腺癌X线直接征象有微小钙化灶、瘤体阴影和密度增高或呈毛刺征等；间接征象有结缔组织反应、结构扭曲、皮肤增厚和乳头、乳晕改变等。根据钼靶X线的异常发现行立体定位活检，对早期乳腺癌的诊断具有重要意义。

(2) 乳腺B超检查和乳腺CT及MRI检查。

(3) 乳腺近红外光透照检查：肿瘤直径大于2cm者诊断正确率为90%，但肿块较小者诊断效果不佳。

(4) 乳腺导管造影：适用于乳头溢液者。

(5) 细胞学检查：包括针吸、乳头溢液和乳头印片细胞学检查，前者阳性率及准确率较高。

(6) 病理组织学检查：是最肯定的诊断方法。

【治疗方案及原则】

目前认为乳腺癌在肿块较小时就是全身性疾病，必须采取综合治疗方法，手术治疗是乳腺癌的主要治疗方法之一，其他还有化学药物、内分泌、放射、免疫及生物学治疗。

1. 手术治疗　这是重要的综合治疗手段之一。除非病人不能耐受手术或肿瘤已经侵犯周围重要血管，都可采用手术方法。手术方式常根据肿瘤分期制定。

(1) 0期和Ⅰ期：一般采用保乳手术、乳腺单纯切除术或改良根治术。病人术后不一定都要做辅助化疗，ER阳性者口服三苯氧胺5年，保乳手术者术后须放疗。

(2) Ⅱ期和ⅢA期：可根据具体情况选择根治术、改良根治术甚至保乳手术，手术后近期做辅助化疗，化疗结束后做放疗，ER阳性者口服三苯氧胺5年。

(3) ⅢB期：术前化疗或放疗，做乳腺单纯切除和腋淋巴结清扫术或改良根治术，手术后1个月内做辅助化疗和放疗，ER阳性者口服三苯氧胺5年。

(4) Ⅳ期：以化疗和内分泌治疗为主，局部放疗或姑息性手术。

2. 化疗　联合化疗的疗效优于单药应用。最常用的联合化疗方案为CMF、CAF、CAP方案。化疗时间一般采用6个疗程，延长时间不能提高疗效。

(1) CMF方案：CTX（环磷酰胺）100mg/m^2，口服，第1～14天（或600mg/m^2，静注，第1、8天）；MTX（甲氨蝶呤）20～40mg/m^2，静注，第1、8天；5-Fu（氟尿嘧啶）500mg/m^2，静注，第1、8天；4周为一个疗程，

连续6个疗程。

(2) CAF或CEF方案：ADM（阿霉素）50mg/m^2，静注，第1天；或EPI（表阿霉素）60mg/m^2静注，第1天；CTX和MTX的剂量与用法同上。

(3) CAP方案：CTX 500mg/m^2静注，第1、8天；ADM 40mg/m^2静注，第1天；DDP（顺铂）50mg/m^2，静注，第3、4天水化利尿；3周为一个疗程，连续6～8个疗程。

术前新辅助化疗一般应用于Ⅲ期以上乳腺癌，常用方案为CMF、CAF或CEF，2～3个疗程后根据病灶退缩情况决定下一步治疗。

3. 放射治疗

(1) 术前放疗指征：

1) 原发病灶较大，手术困难。

2) 原发病灶生长迅速。

3) 有明显的皮肤水肿、卫星结节或肿瘤与胸肌粘连、固定。

4) 腋淋巴结融合、粘连。

5) 中期妊娠或哺乳期乳腺癌，术前放疗3周后手术治疗。

术前放疗一般采用^{60}Co或γ射线，照射原发病灶及锁骨部、腋部，剂量为40～50Gy 3～4周，采用切线位照射可减轻肺部损伤。

(2) 术后放疗指征：

1) 单纯乳腺切除术后照射胸骨旁及淋巴引流区。

2) 腋淋巴中上群发生转移，照射锁骨上区及胸骨旁区。

3) 根治术后标本阳性腋淋巴结超过3枚。

4) 肿瘤位于乳腺内象限或乳晕区而腋淋巴结阳性，照射肿瘤淋巴引流区。

5) 手术后局部复发或区域转移。

6) 保乳手术者。另外，病人全身情况差不能耐受手术、晚期病人以及肿瘤已有溃烂、出血或感染者可采用放疗。

4. 内分泌治疗　雌激素受体（ER）阳性是内分泌治疗的适应证，不受年龄、腋淋巴结状态等因素的影响。治疗方法有手术治疗和药物治疗两种。

(1) 手术治疗：根据病人情况选择手术切除卵巢、肾上腺或垂体，手术治疗目前基本被药物治疗所替代。

(2) 药物治疗：包括抗雌激素、芳香化酶抑制剂和垂体RH-LH类似物。临床上以抗雌激素药物中的三苯氧胺（tamoxifen，TAM）应用最为广泛，TAM使用时间目前大多为5年，剂量10mg，每日2次。TAM疗效不佳或已发生骨转移者可直接采用孕激素治疗，如甲地孕酮40mg，每日4次，也可采用芳香化酶抑制剂如氟隆等。

第八节 男性乳腺癌

【概述】

男性乳腺癌的发病率约占乳腺癌的1%，发病年龄多在50岁以上，可能与外源性激素和内源性激素增加、家族癌症史、胸部X线照射及Klinefelfer综合征有关。首发症状多为单侧乳房的乳晕下无痛性肿块。质硬，边界不清，肿块增大时易与胸肌及皮肤粘连，可有腋窝淋巴结肿大，乳头回缩、固定、变形，肿块表面皮肤可呈湿疹样改变或变红、破溃等。治疗基本同女性乳腺癌。

【临床表现】

多发生在中、老年男性，平均年龄在50～60岁左右，首发症状多为单侧乳房的乳晕下无痛性肿块。质硬边界不清，肿块增大时易与胸肌及皮肤粘连，可有腋窝淋巴结肿大，乳头回缩、固定、变形，肿块表面皮肤可呈湿疹样改变或变红、破溃等。

【诊断要点】

1. 多发生在中、老年男性，平均年龄在50～60岁左右。

2. 乳房内出现无痛性肿块，常为一侧，单发。首发症状多为单侧乳房的乳晕下无痛性肿块。质硬，边界不清，肿块增大时易与胸肌及皮肤粘连，可有腋窝淋巴结肿大，乳房皮肤可出现凹陷、溃疡、卫星结节、乳头内陷、糜烂，并常有血性分泌物溢出。

3. 病理组织学检查明确诊断。

【治疗方案及原则】

基本同女性乳腺癌。

1. 早期以手术为主，选择标准与女性乳腺癌相同。

2. 晚期以放疗、化疗、内分泌治疗为主。

3. 男性乳腺癌雌、孕激素受体阳性率较高，一般需行药物或手术去势等内分泌治疗。晚期乳腺癌行睾丸切除，可以明显降低血浆睾酮和雌二醇水平，使部分肿瘤退化，缓解症状。如病人对睾丸切除有效，必要时可做肾上腺或垂体切除。

4. 术后辅助放、化疗的适应证同女性乳腺癌。

第十章 周围血管疾病

第一节 单纯性下肢静脉曲张

【概述】

单纯性下肢静脉曲张为隐-股静脉瓣膜功能不全所引起，亦称为原发性大隐静脉曲张；继发性类型则是深静脉病变导致深静脉压增高，破坏隐-股静脉和交通支静脉瓣膜，而引起浅静脉曲张。单纯性下肢静脉曲张多见于大隐静脉，也有大、小隐静脉同时发病，单纯小隐静脉曲张较少见。下肢浅静脉曲张发病率有显著的地区差异，在工业发达国家的发病率远远高于发展中国家；下肢静脉曲张发病率随年龄增长而升高，国外统计女性病人多于男性，而在我国男性发病率高。

【临床表现】

1. 病人久立、坐位或行走后患肢沉重，酸胀或胀痛，易疲劳，平卧休息或抬高患肢后症状可减轻，有晨轻暮重的特点，病情轻者可无明显不适。

2. 好发因素

（1）长时间站立或坐位。

（2）体型高大和肥胖。

（3）妊娠和腹压增高。

（4）遗传和习惯性便秘可能与下肢浅静脉曲张有关。

3. 下肢浅静脉迂曲扩张，甚至迂曲成团，站立时明显，平卧时消失。病情严重者可出现患肢轻度肿胀，但多局限于踝部和足背部。病情长者足靴区可出现皮肤营养障碍性改变，如皮肤瘙痒、色素沉着、皮肤和皮下组织硬结、湿疹甚至经久不愈的溃疡。

4. 曲张静脉容易并发浅静脉炎，出现局部红、肿、热、痛，可扪及红肿的索条，有压痛。

【诊断要点】

1. 患肢沉重、酸胀，且晨轻暮重，下肢浅静脉迂曲扩张。

2. 踝部和足背部肿胀，病情严重者足靴区可出现皮肤营养障碍性改变。

3. Trendelenburg试验可发现有无大隐静脉和交通支静脉瓣膜功能不全。Perthes试验阴性，证明深静脉通畅。对怀疑有深静脉瓣膜功能不全者，应做血管彩色超声及血管Doppler检查或静脉造影。

4. 血管彩色超声及血管Doppler检查见深静脉通畅及浅静脉和交通支瓣膜功能不全，深静脉瓣膜功能良好。可以作为手术的依据。

5. 顺行性下肢静脉造影可鉴别单纯性下肢静脉曲张和原发性深静脉瓣膜功能不全，或深静脉血栓后遗症导致的浅静脉曲张。无创检查能够确诊的病例不必常规行静脉造影。

【治疗方案及原则】

1. 保守治疗　适用于病变轻、妊娠期妇女或者不愿手术和不能耐受手术的病人。保守治疗只能够减轻症状，而不能治愈本病。

(1) 抬高患肢，避免长时间站立、坐位和习惯性便秘等。

(2) 对于需要长时间站立、坐位者和妊娠妇女，可以穿循序减压袜治疗。

(3) 药物治疗：药物可以减轻下肢水肿、改善微循环及预防血栓形成。

2. 手术治疗　是本病的根治方法。

(1) 高位结扎和剥脱曲张的大、小隐静脉。

(2) 结扎功能不全的交通支静脉。

3. 硬化剂注射治疗　曲张静脉内注射硬化剂后加压包扎，刺激静脉内膜发生炎性反应，导致血管腔纤维性阻塞。只适用于手术后残留或复发的局限曲张静脉。

第二节　原发性深静脉瓣膜功能不全

【概述】

下肢深静脉瓣膜功能不全有两种类型，原发性深静脉瓣膜功能不全可能与瓣膜发育不良、静脉瓣膜先天缺如、外伤、退行性变、长期站立、重体力劳动和腹压增高等有关；继发性多为下肢深静脉血栓形成后综合征再通者。原发性深静脉瓣膜功能不全的发病率尚无准确报道，有报道其发病率占深静脉疾病的40%～80%。

【临床表现】

1. 久立、坐位或行走后患肢有明显的胀满感、胀痛和肿胀，夜间休息后症状可有缓解。

2. 患肢浅静脉代偿性曲张。

3. 如果足靴区交通支瓣膜被破坏，皮肤将迅速发生脱屑、变薄、增硬、粗糙、色素沉着和溃疡等营养性变化。

4. 患肢肢围较健侧粗，可以有肢体软组织张力增高。

【诊断要点】

1. 患肢明显胀痛、沉重、乏力，浅静脉曲张及足靴区营养障碍性变化。可以有肢体张力增高，肢围增粗。

2. Perthes 试验阴性，说明深静脉通畅。Trendelenburg 试验可发现隐-股静脉瓣膜和交通支静脉瓣膜功能不全。

3. 血管彩色超声及血管 Doppler 检查作为筛选用，可以确定深静脉通畅与否以及深、浅静脉瓣膜功能情况。

4. 静脉造影　是诊断该病的主要方法。深静脉造影可以明确静脉病变的类型，瓣膜破坏的性质、范围和程度，并制订治疗方案。

（1）顺行性静脉造影：观察下肢深静脉的形态和通畅情况，以及交通支静脉有无倒流。可见深静脉全程通畅并且扩张明显，瓣膜模糊，管腔呈直筒状，失去竹节状形态，大隐静脉也可扩张。

（2）逆行性静脉造影：是观察深静脉瓣膜功能和倒流程度有效而且准确的方法。造影时应做 Valsava 运动，以了解深静脉瓣膜功能。

将静脉瓣膜功能按 Kistner 标准分级如下：

1）0 级（瓣膜功能健全）：平静呼吸时，无造影剂通过瓣膜向远端泄漏。

2）1 级（轻度瓣膜功能不全）：略有少量造影剂通过股浅静脉最高一对瓣膜而泄漏，但不超过大腿近段。

3）2 级（中度瓣膜功能不全）：多量造影剂通过瓣膜到达小腿。

4）3 级（重度瓣膜功能不全）：造影剂向远端倒流直达脚踝。

【治疗方案及原则】

1. 保守治疗　适用于症状轻或者不愿手术和不能耐受手术者，无手术治疗指征者，以及作为手术治疗的辅助治疗。

（1）药物治疗：应用减轻下肢水肿，预防血栓形成。

（2）物理治疗：可穿循序减压袜或循环辅助驱动器治疗，抬高患肢。循序减压袜是手术后有效的辅助治疗方法。

2. 手术治疗　对于诊断明确且深静脉瓣膜功能不全较重的病人，均可考虑手术。

（1）静脉瓣膜修复术：修复股浅静脉第一对瓣膜或腘静脉瓣膜。可以切开静脉直视下或不切开静脉利用血管镜引导下进行。

（2）股浅静脉戴戒术：利用自体或合成材料包绕股浅静脉第一对瓣膜的静脉管壁，缩窄静脉管腔，并拢两个瓣膜，恢复静脉瓣膜功能。

(3) 带瓣静脉段移植术：适用于无瓣膜者或瓣膜破坏严重无法修复者。移植物多采用头静脉，也可用腋静脉或健侧大隐静脉。临床上已很少应用。

(4) 半腱肌-股二头肌腱袢腘静脉瓣膜替代术：适用于深静脉反流至膝以下者。目前临床上应用较少。

(5) 交通支静脉结扎术：切除和结扎筋膜下交通支和溃疡周围的曲张静脉，以治疗静脉性溃疡。

第三节　下肢深静脉血栓形成

【概述】

下肢深静脉血栓形成是一种常见病，在对其治疗和预防肺栓塞等方面尚无很好的解决方案。此疾病不仅是引起下肢深静脉功能不全的主要病因之一，而且有并发肺栓塞的危险，严重影响病人的生活质量并危及生命。下肢深静脉血栓形成是导致肺动脉栓塞最主要的原因，国外报道约60%～70%的下肢深静脉血栓形成病人合并发生肺栓塞。

【临床表现】

1. 多数病人有明显的诱因，手术和介入治疗、外伤、左髂总静脉先天狭窄和静脉腔内粘连结构、妊娠、恶性肿瘤、老年、血液高凝以及口服避孕药等。

2. 下肢深静脉血栓形成　分类方法有多种，从指导治疗的角度可分为三类：

(1) 小腿腓肠肌静脉丛血栓形成：常见于术后，发生在腓肠肌和比目鱼肌小静脉丛，可消融自愈。无临床症状或轻微，主要为小腿疼痛、肿胀，肢围增粗不明显，腓肠肌握痛阳性。血栓可继续蔓延累及静脉主干。

(2) 原发性髂-股静脉血栓形成：左侧下肢多见。起病急，患肢疼痛、肿胀及肢围增粗明显，并发红、发热，腹股沟区压痛剧烈，浅静脉曲张常位于前腹壁和耻骨上，可有发热表现。严重者可以导致股青肿。

(3) 混合性下肢深静脉血栓形成：原发性髂-股静脉血栓形成向远侧蔓延或腓肠肌静脉丛血栓形成向近端发展，累及全部深静脉系统。

3. 股青肿　可见于原发性髂-股静脉血栓形成的病人。表现为下肢广泛性明显肿胀，皮肤紧张、发亮而呈发绀色、起泡，皮温降低，足背、胫后动脉搏动消失，体温可超过39℃，甚至出现肢体坏疽和休克。

4. 肺栓塞　是深静脉血栓形成的严重并发症，常见于原发性髂-股静脉血栓形成和混合性下肢深静脉血栓形成。右侧下肢深静脉血栓形成者常见，多于静脉血栓发病3周内出现，由于血栓脱落栓塞肺动脉主干和分支而致，表现为突发呼吸困难、胸痛、咯血，甚至休克和死亡。

5. 下腔静脉血栓形成　由于血栓繁衍至下腔静脉和另侧下肢静脉，除有双侧下肢深静脉血栓形成的表现外，耻骨上区和外阴也呈肿胀，胸腹壁浅静脉曲张，血流方向向上。

6. 深静脉血栓形成后综合征　表现为下肢沉重、胀痛，活动后加重，休息后可有缓解；浅静脉曲张，皮肤光薄，汗毛稀疏，足靴区色素沉着，湿疹和经久不愈的溃疡。

【诊断要点】

1. 突发下肢肿胀、疼痛、肢围增粗、张力增高，腓肠肌握痛阳性，腹股沟区压痛，甚至出现股青肿。腓肠肌静脉丛血栓形成需要与腓肠肌静脉丛出血相鉴别，彩色超声检查可区分之。

2. 彩色超声检查发现髂静脉、下肢静脉管径增粗，无血流信号和血栓影像。血管多普勒检查见深静脉回流不畅。检查时动作要轻柔，不要挤压患肢，以避免血栓脱落造成肺栓塞。

3. 肺栓塞表现为突发呼吸困难、胸痛、咯血，甚至休克和死亡。胸片示肺纹理减少、肺透明度增高，血气分析见血氧分压明显减低，心电图有右心负荷增高表现，超声心动图发现肺动脉高压，肺动脉造影和同位素肺通气-血流灌注扫描可作为确诊依据。

4. 顺行性下肢静脉造影见下肢深静脉主干或/和下腔静脉不显影或者充盈缺损，并可以有侧支循环开放。由于造影剂黏稠，会加重病情，静脉造影并不是本病的必要检查，需要谨慎施行。

5. 询问病史和盆腔B超检查，判断有无盆腔肿物压迫静脉。

【治疗方案及原则】

1. 预防　对下肢深静脉血栓形成高危者，需要解决静脉血流淤滞和血液高凝。

（1）抬高下肢，活动踝关节和外源性压迫小腿肌肉等。

（2）服小剂量肠溶阿司匹林或低分子肝素皮下注射等。

2. 一般处理　下肢深静脉血栓形成发生后，要绝对卧床3周，以防肺栓塞。并且抬高患肢，肢体宜高于心脏平面20～30cm，膝关节放于5～10°微屈曲位。

3. 溶栓治疗　适用于病程小于3天者，有出血倾向者禁用。高血压病病人应在严格控制血压后慎用。

4. 抗凝和祛聚治疗　预防血栓增长和复发，主要的药物有：低分子肝素、普通肝素、华法林、肠溶阿司匹林和低分子右旋糖酐等，有出血倾向者禁用。对病程超过3天者，抗凝和祛聚治疗是下肢深静脉血栓的主要治疗手段。

5. 手术治疗

(1) 股总静脉切开取栓术：只适用于发病7日内的原发性髂-股静脉血栓形成并且血栓局限于髂-股静脉的病人，可行手术治疗，术后都应辅助抗凝和祛聚治疗。术前放置下腔静脉滤器，预防致命性肺栓塞。

(2) 半腱肌-股二头肌腱袢腘静脉瓣膜替代术：适用于下肢深静脉血栓形成后综合征、深静脉完全再通、深静脉反流至膝以下者。临床上较少应用。

(3) 耻骨上大隐静脉转流术：适用于严格治疗后症状无缓解、肢体肿胀严重而可能导致肢体坏死者。

6. 股青肿的治疗

(1) 卧床、抬高患肢，溶栓、抗凝、祛聚和解除动脉痉挛治疗。

(2) 对肢体张力很高者，可行小腿深筋膜切开减压术。

(3) 股总静脉切开取栓术。

7. 肺栓塞的预防　深静脉血栓形成后应绝对卧床3周，可以起到基本的预防作用。对肺栓塞的高危病人应放置下腔静脉滤器，预防致死性肺栓塞。

第四节　血栓闭塞性脉管炎

【概述】

血栓闭塞性脉管炎（Buerger病）是一种累及周围血管的炎症性疾病，以慢性进展性血管闭塞为特点，多见于男性青壮年。病因尚未完全明确，与吸烟、寒冷和潮湿环境、慢性损伤、感染等相关，亦与自身免疫功能紊乱、性激素和前列腺素失调等因素有关。病变主要累及四肢中小动脉，尤其是下肢血管，常起始于动脉，然后可累及静脉。活动期为血管壁全层非化脓性炎症，管腔被血栓堵塞；后期炎症消退，血栓机化，动脉周围广泛纤维组织形成，引起组织缺血性改变。

【临床表现】

1. 患肢怕冷，皮肤温度降低；皮肤色泽苍白或发绀；可有感觉异常。

2. 患肢缺血性疼痛　表现为间歇性跛行或静息痛。

3. 组织营养障碍性改变　如皮肤干燥、指（趾）甲增厚变形、小腿肌肉萎缩。

4. 严重缺血可致趾或肢体干性坏疽，脱落后形成经久不愈的溃疡；如有继发感染，可有全身中毒症状。

5. 受累及动脉搏动减弱或消失。

6. 部分病人可反复出现游走性浅静脉炎。

【诊断要点】

1. 临床诊断

(1) 为青壮年男性，多有吸烟嗜好，可有游走性浅静脉炎病史。

(2) 患肢有不同程度的缺血症状。

(3) 患肢足背动脉或胫后动脉甚至腘动脉搏动减弱或消失。

2. 辅助检查

(1) 肢体血流图：电阻抗和光电血流仪显示峰值降低，提示血流量减少；二者降支下降速度减慢，提示流出道阻力增加。

(2) 超声多普勒检查：波形幅度降低或呈直线，表示动脉血流减少或动脉已闭塞；测定踝/肱指数，如0.5<踝/肱指数<1应视为缺血性病变，踝/肱指数<0.5表示严重缺血。

(3) 动脉造影：患肢中小动脉多节段狭窄或闭塞。最常累及小腿的3支主干动脉或其中1～2支，后期可以累及腘动脉和股动脉。

【治疗方案及原则】

1. 一般疗法

(1) 禁烟，避免受寒、受潮和外伤，注意患肢保暖，但忌热敷热疗。

(2) 止痛，有严重静息痛者，可用非成瘾止痛剂和镇静剂。

(3) 适当锻炼患肢，促进侧支循环建立。

2. 药物治疗

(1) 应用血管扩张剂及血小板聚集抑制剂，以增加患肢血流量，减少继发血栓形成的可能性。

(2) 伴有感染者可应用抗生素。

(3) 根据中医辨证论治的原则进行治疗。

3. 高压氧疗法 提高血氧含量，改善肢体缺氧。

4. 手术疗法 增加肢体血供和重建动脉血流通道，改善缺血。

(1) 腰交感神经切除术：手术切除患侧2、3、4腰交感神经节和神经链，或在X线监护定位下注入化学药物，行化学性腰交感神经节切除术。

(2) 动脉旁路转流术：用自体静脉或人工血管在闭塞动脉近侧和远侧建立动脉通路。

(3) 大网膜移植术：带血管蒂或游离大网膜重建动、静脉后铺植于患侧下肢。适用于腘动脉远侧三支动脉均已闭塞时。

5. 创面处理　干性坏疽创面，应在消毒后包扎以防继发感染；感染创面作湿敷处理。组织坏死已有明显界限者，需作截肢（趾、指）术。

第五节　急性动脉栓塞

【概述】

急性动脉栓塞是由心源性、血管源性或医源性栓子随血流冲入并停留在动脉腔内，造成动脉阻塞，引起急性缺血的临床表现。起病急骤，症状明显，进展迅速，预后严重。在周围动脉栓塞中，下肢较上肢多见，如不及时处理，可致肢体功能丧失，肢体坏疽。

【临床表现】

1. 疼痛　多为突发且剧烈，呈持续性疼痛，患肢常处于强迫体位。

2. 皮肤色泽和温度改变　患肢皮肤苍白，可出现小岛状紫斑，皮温明显降低并有冰冷感觉。

3. 动脉搏动减弱或消失　栓塞平面远侧动脉搏动明显减弱甚至消失。

4. 感觉障碍　患肢皮肤感觉异常、麻木甚至丧失，可伴有深感觉障碍。

5. 麻痹　患肢远侧自主活动丧失。

6. 全身影响　因血流动力学改变出现血压下降、休克和心衰，甚至死亡。由组织缺血坏死引起严重的代谢障碍，表现为高钾血症、肌红蛋白尿和代谢性酸中毒，最终导致肾衰竭。

【诊断要点】

1. 病人常有器质性心脏病、心房颤动、动脉粥样硬化或心血管手术史，突然出现肢体急骤疼痛。

2. 肢体皮肤苍白或伴有紫斑；皮温冰冷，测温试验可测出变温带的平面。

3. 皮肤针刺觉减退或消失，深感觉消失及运动障碍为后期表现。

4. 肢体远端动脉搏动减弱或消失，可应用超声多普勒检查探测肢体主干动脉搏动突然消失的部位，以诊断栓塞的平面。

5. 动脉造影可检测栓塞部位、有否继发性血栓形成及是否有动脉硬化性疾病。

【治疗方案及原则】

1. 治疗原则

(1) 手术治疗：肢体主干动脉栓塞一经确诊，只要病人全身情况允许、肢体尚存活，就应尽快行取栓术。

(2) 非手术治疗：仅适用于下列情况：

1）远端小动脉栓塞下段造成肢体坏死者。

2）全身情况差、不能耐受手术者或不愿接受手术治疗者。

3）肢体已出现明显坏死征象，手术已不能挽救肢体者。

2. 非手术治疗方法

（1）纤溶药物：常选用尿激酶，有经静脉注射、栓塞动脉近端穿刺注射及动脉插管局部持续给药三种方法。

（2）抗凝药物：可选用低分子肝素等抗凝药，防止继发血栓形成。

（3）扩血管药物：有助于扩张血管，增加血流，减轻症状。

3. 手术治疗方法　多采用 Fogarty 导管取栓。术后须密切观察肢体血供情况，同时继续治疗相关内科疾病；重视肌病肾病性代谢综合征的防治，观察肾功能。如出现肌间隔综合征，应及时行肌筋膜间隔切开术。

4. 截肢　肢体已出现明显坏死，或经药物、手术取栓后仍出现广泛组织坏死，需作截肢术。

第六节　创伤性动静脉瘘

【概述】

创伤性动静脉瘘多由贯通伤引起，如刺伤、枪弹伤等。如紧邻的动静脉同时受损形成的瘘为直接瘘；如在动静脉之间存在血肿机化后形成囊状或管状交通的瘘为间接瘘。动静脉瘘可以引起瘘远端动脉血流减少、静脉压增高及右心负荷增加等临床表现。

【临床表现】

1. 急性期　损伤局部出现张力性血肿，可伴有搏动、震颤和杂音。

2. 慢性期

（1）瘘邻近浅静脉明显扩张，可伴有震颤、搏动和杂音；皮肤温度升高。

（2）瘘远侧端因动脉血供不足和静脉高压可引起患肢远侧肿胀及营养性变化，如皮肤光薄、色素沉着、溃疡形成等。

（3）瘘口越大，离心脏越近，发生瘘的动脉口径越粗，越容易引起脉率加速、心脏增大、心力衰竭等症状。

【诊断要点】

1. 创伤史，伴有搏动性或张力性血肿。

2. 局部伴有浅静脉扩张，并有搏动、震颤、粗糙而连续的血管杂音。

3. 邻近瘘口的浅静脉血氧含量明显高于健肢同一平面。

4. 患肢浅静脉压力升高，远端组织缺血或静脉淤血性改变。

5. Branham 征　用指压法阻断瘘口分流后，出现血压升高和脉率减慢。

6. 彩色超声多普勒显像仪检查，观察到动脉血经瘘口向静脉分流。

7. 动脉造影　直接显示瘘口，或瘘口邻近的静脉几乎与动脉同时显影；瘘口远侧动脉不能全程显影，邻近瘘口的静脉明显扩大。

【治疗方案及原则】

1. 治疗原则　动静脉瘘一经确诊，即应考虑手术治疗。如果远端肢体无严重缺血坏死的危险，宜等到伤后 1～2 个月，待组织水肿消退后再行手术。

2. 手术方法

（1）切除瘘口，行动、静脉重建术切除瘘口，视血管损伤情况作动脉或静脉侧壁修补、端端吻合或血管移植术。

（2）动静脉直接瘘常需经动脉或静脉切口闭合瘘口，再行动脉或静脉重建术。

（3）介入治疗：瘘管较小或动脉属支的动静脉瘘，可通过介入途径置入弹簧圈等封堵物予以闭合。口径较大的主干动静脉瘘，如果瘘口为单个，瘘口附近动脉没有其他重要属支者，可通过介入的途径，将口径匹配的带膜支架植入瘘口的动脉侧，以封闭瘘口。

（4）四头结扎术：在尽可能靠近瘘口处，分别结扎动脉和静脉的输入端和输出端。该术式适用于长期慢性动静脉瘘，周围已有广泛的侧支及曲张血管，手术不能接近瘘口者。

第十一章 动 脉 瘤

第一节 腹主动脉瘤

【概述】

腹主动脉瘤是动脉瘤中最常见的类型。本病病情凶险，若不及时治疗，常可因瘤体破裂而导致病人死亡。提高对本病的认识、早期明确诊断、及时选择有效的治疗方法，是改善预后的关键。本病的病因目前尚不完全清楚，由于本病多见于老年男性，现多认为由动脉粥样硬化所引起，欧美诸国由此发病者在95%以上，我国则在70%左右。此外，也可由创伤、感染、梅毒、结核、白塞综合征或先天发育不良等病因所致。Marfan、Ehlers-Danlos 综合征和大动脉炎也可并发此病。近来有人认为本病的发生可能与基因、自身免疫功能紊乱等有关。腹主动脉瘤外观呈梭形或球形，有时在瘤体上还可形成子瘤。根据病变累及部位分为两大类：

1. 肾动脉水平以上的腹主动脉瘤　它可累及肾动脉、肠系膜上动脉和腹腔动脉，如果累及胸主动脉则称为胸腹主动脉瘤。

2. 肾动脉水平以下的腹主动脉瘤　此型多累及肠系膜下动脉，常累及两侧髂总动脉。通常所指的腹主动脉瘤多为肾动脉水平以下的腹主动脉瘤。

【临床表现】

多数病人无明确的临床症状，尤其是在早期。此病常在体格检查或 B 超、CT 等检查时意外地被发现。常见的症状主要有以下几个方面：

1. 疼痛　疼痛是腹主动脉瘤较为常见的临床表现，其位置多位于脐周、中上腹偏左及腰胁部，疼痛的性质多为钝痛、胀痛，疼痛加重为破裂的先兆。巨大的腹主动脉瘤可侵蚀椎体，亦可引起神经根性疼痛。

2. 压迫症状　随着腹主动脉瘤的不断增大，可以压迫邻近器官而引起相应的症状。瘤体向上增大时，可因挤压和牵张十二指肠横部而致部分性高位肠梗阻，表现为上腹饱胀不适、食欲下降、恶心、呕吐等症状；压迫输尿管可以出现肾盂积液，由于解剖关系左侧输尿管更易受累。压迫胆管时则表现为梗阻性黄疸。

3. 动脉栓塞 瘤体多伴附壁血栓，一旦脱落便成为栓子，栓塞供血脏器或肢体动脉而引起相应部位的急性缺血症状。如肠系膜上动脉栓塞时表现为剧烈腹痛，早期无腹膜刺激征，严重者可引起肠坏死；肾动脉或分支栓塞则表现为腰痛和血尿。下肢主要动脉栓塞则表现为急性下肢缺血。

4. 破裂 腹主动脉瘤破裂是一种极其危险的外科急症。瘤体直径达5cm以上时，其破裂的危险性即明显增加。腹痛加剧或突发腹部剧痛，常为瘤体破裂的先兆。瘤体前壁破裂多破向腹腔，引起严重的失血性休克，病人常于短时间内迅速死亡；后侧壁破裂多破入腹膜后间隙，形成腹膜后较大或巨大血肿，致腰胁部肿胀和皮下淤斑征；破入十二指肠或空肠则致消化道出血和休克。腹主动脉瘤还可破入下腔静脉或髂静脉，形成主动脉-下腔静脉瘘或主动脉-髂静脉瘘，表现为充血性心力衰竭和双下肢静脉回流障碍等。

5. 腹部搏动性肿块 这是腹主动脉瘤最常见最重要的体征。肿块多位于脐周及偏左上腹，横径可小至4cm或大至20cm以上，肿块不能推动，有膨胀搏动感。肿块表面可有压痛，可闻及收缩期杂音，偶尔可触及震颤。瘤体上界与左肋缘间的距离超过两横指时，表明瘤体在肾动脉平面以下。

【诊断要点】

1. 根据本病的临床表现及体检，结合辅助检查，本病的诊断多无困难。但由于有时临床表现很不典型，不易想到本病。因此提高对本病的认识，是早期诊断的关键。

2. B超是一种无损伤性检查，可明确有无腹主动脉瘤以及瘤体的部位和大小，可为大部分病人提供手术依据，但在了解瘤体与肾动脉的关系方面有一定的局限性。对不愿手术或瘤体直径小于5cm或术后的病人，用B超随访很有价值。

3. CT和MRI能发现很小的腹主动脉瘤，且能发现主动脉壁钙化和瘤内血栓，还能发现动脉瘤破裂形成的腹膜后血肿，甚至能发现瘤壁上的破口。对了解髂动脉是否受累以及瘤体与肾动脉的关系也有帮助。

4. 腹主动脉造影和数字减影血管造影（DSA） 可明确瘤体内腔和与内脏动脉、髂动脉的关系及流出道的情况，从而为动脉重建提供充分的依据。但当瘤腔内有血栓形成时则不能显示瘤体大小，后者可由上述无创检查加以补充。

5. 动脉扩张性病变常可伴有狭窄性病变，因而自上而下检查下肢诸动脉搏动及其压力和踝/肱比值甚为重要。

6. 本病需与腹膜后肿瘤、胰腺肿瘤、肠系膜淋巴结结核及腹主动脉延伸屈曲（尤其是伴脊柱前突时）相鉴别。传导性搏动与膨胀性搏动的差异以及延伸屈曲的主动脉可在矢状面上被推动，而腹主动脉瘤不能被推动等体征构成了以物理诊断作鉴别的基础，结合各种辅助检查，鉴别诊断多无困难。

【治疗方案及原则】

腹主动脉瘤发展的结果是增大破裂，常可致命。瘤体在 7cm 以上者有 70%～80%的死亡率。即或瘤体尚小，但伴有高血压、瘤壁厚薄不等、尤其是有子瘤时破裂机会增大。腹主动脉瘤病人瘤体在 5cm 以上者原则上均应积极治疗，尤其是对有疼痛症状、趋向破裂、压迫邻近器官或形成夹层者（除非病人有禁忌证）。药物治疗对瘤体无作用，但适当控制血压、应用加强型带弹性腹带、消除紧张情绪、防止便秘、卧床休息，对防止瘤体破裂会有所帮助。

1. 微创腔内法　即将一套定制的口径和长度合适的支架型人工血管经股动脉导入腹主动脉腔内，固定在正常腹主动脉（和髂动脉）内壁上，从腔内将腹主动脉与血流隔绝，实现腔内治疗的目的。该法创伤小，术后恢复快，尤其适于高危病例，但价格昂贵使许多病人难以接受。瘤颈直径＞30mm、距肾动脉水平＜15mm（带顶端裸支架者可例外）、髂动脉严重狭窄或闭塞者，均不适合做腔内隔绝术。此法仍有内漏、移植物移位和结构破裂等有待解决的问题，远期随访尚待观察。总的说来此法为高龄、高危且解剖合适的病人带来福音，但对年轻和手术低风险的病人似仍以手术治疗为妥。

2. 手术治疗

（1）动脉瘤完整切除加人工血管重建术：由于这一方法既繁琐，手术危险性又大，现已淘汰。

（2）动脉瘤外包裹术：虽爱因斯坦依以此法治疗后存活 7 年，实属罕见，此术远期效果不佳，亦已放弃。

（3）切开瘤体，自腔内重建主动脉：将动脉瘤的近远端及肠系膜下动脉游离阻断，切开瘤体前壁，取出瘤腔内的血块、机化物及粥样斑块后，从瘤腔内缝扎腰动脉等分支开口，自腔内植入人工血管，近侧为主动脉、远侧为主动脉分叉或髂或股动脉，以非吸收线用连续缝合法作对端吻合。将多余的瘤壁组织缝合包绕于人工血管外面。此为常用的方法。

（4）腹主动脉瘤破裂的紧急止血法：手术治疗的关键是迅速阻断破裂孔近远端的主动脉，以控制大出血。近端主动脉阻断的方法主要有：

1）膈下腹主动脉阻断法；

2）瘤颈阻断法；

3）经外周动脉插入球囊导管，在破裂近侧主动脉充起球囊阻断法；

4）左侧开胸降主动脉阻断法。

第二节 颈动脉瘤

【概述】

颈动脉瘤在周围动脉瘤中较为少见，它包括颈总动脉、颅外段颈内动脉、颈外动脉及其分支的动脉瘤。病变一般发生在单侧，偶见双侧发病。颈总动脉及其分叉部最为常见，其次是颈内动脉，颈外动脉瘤少见。病因主要为动脉硬化、外伤和先天性发育不良，医源性假性动脉瘤见于血栓内膜剥脱术后和血管移植或修复后所形成的吻合口假性动脉瘤。

【临床表现】

1. 颈前或侧方逐渐增大的搏动性肿块，椭圆形或圆球形者较多见。

2. 动脉瘤增大可产生压迫症状，压迫迷走神经和喉返神经可产生声音嘶哑，压迫膈神经引起膈肌麻痹，压迫交感神经可引起霍纳（Horner）综合征，压迫臂丛神经可引起同侧肢体麻木、疼痛、无力和感觉异常等，压迫气管可产生呼吸困难，压迫食管可引起吞咽困难。

3. 瘤内血栓形成、血栓或斑块脱落栓塞颅内动脉，可引起短暂性脑缺血以致脑梗死。偶见动脉瘤破裂至咽喉部而引起大量咯血、窒息和死亡者。

4. 体征　沿颈动脉走向可触及具膨胀性的搏动性肿块，其范围自锁骨上胸锁乳突肌前缘向上至下颌角处，发生在颈动脉三角处最为多见。触诊时有时可触及震颤，尤其当瘤体流出道有狭窄时更为明显，听诊有时可闻及收缩期杂音。有时可在咽部看到搏动性肿块。

【诊断要点】

1. 从症状和体征较易作出诊断，颈部膨胀性搏动性肿块，伴有震颤，可闻及收缩期杂音。瘤体小者左右略可推动，上下则不可推动。

2. 用力压迫颈总动脉起始部暂时阻断血流，上述体征可减弱或消失，有时瘤体可缩小、变软。

3. 彩色超声、CT、MRI和动脉造影检查可明确诊断。

4. 颈动脉瘤周围伴有炎症而导致搏动不明显时，应与颈动脉体瘤、淋巴结肿大、鳃裂囊肿和神经源性肿瘤等相鉴别。颈动脉体瘤位于颈动脉分叉部，动脉造影侧位相可见颈内、外动脉呈“杯口”样分离，肿物血运丰富。颈部神经源性肿瘤包括神经鞘瘤和交感神经瘤，肿物常自深部将颈动脉分叉推向浅表，动脉造影可显示颈内、外动脉分离，但肿物内无明显血管显像。鳃裂囊肿位于动脉浅部，多不影响动脉，其上常有传导性搏动。

【治疗方案及原则】

由于颈动脉瘤不断增大，可并发破裂和引起颅内血供不足等症状，一般均需手术治疗。颈外动脉瘤的手术方法较简单，仅需单纯切除和结扎两侧动脉即可。颈总和颈内动脉瘤则必须在切除动脉瘤的同时作动脉重建术，以恢复远侧血供。如断端动脉长度足够，则作端端吻合；如长度不够，则作自体静脉或人工血管移植术。对于颈内动脉瘤，切除后有时可用颈外动脉近端与颈内动脉远端作对端吻合。当颅外正常动脉太短时，只能行瘤壁大部切除，修复动脉至正常直径加人工血管包裹术。但颈动脉瘤常为假性动脉瘤，局部修复或加补片即可治疗。对于解剖合适的病例，应用微创腔内法以带膜支架型人工血管自腔内进行治疗，则更为合适。

由于颈动脉瘤切除和血管重建时必然阻断一侧颈动脉血流，造成暂时性脑缺血。因此术中保护脑组织免受或少受缺氧性损害，是减少手术后并发症、提高安全性的关键。为此术前均应进行颈动脉压迫试验（Matas 试验），以了解和帮助建立颅内侧支循环。方法是每日多次压迫患侧颈总动脉根部，完全阻断颈总动脉，压迫时间可逐日延长，由 3～5 分钟直至 20～30 分钟而不出现脑缺血症状为妥。术中可采用低温麻醉或头部置冰帽或应用暂时性外转流管，使术中颈内动脉血流通畅以利脑血流。可应用无低温无转流的颈动脉重建手术，先以大隐静脉或人工血管在短时间阻断颈总动脉时完成近侧端侧吻合，然后阻断移植血管，撤除颈总动脉阻断，恢复脑血供数分钟后再作远侧颈内（或颈总）动脉对端吻合，恢复血运，最后从容地进行肿块切除。只要 Matas 试验能耐受 20～30 分钟，颈动脉造影见颈内动脉颅外段有 1.5cm 以上的正常部分可供血管吻合，加上熟练的血管吻合技巧，便可使用该法。

第三节 髂动脉瘤

【概述】

髂动脉系大动脉干与下肢动脉的连接部分，单独发生髂动脉瘤的病例实属少见，大多与腹主动脉同时发生改变。

【临床表现】

1. 搏动性肿块和杂音　脐水平以下且偏向一侧的搏动性肿块，触诊时具有膨胀性而非传导性搏动，可伴有震颤和收缩期杂音。

2. 局部疼痛　瘤体较小者一般无痛感，瘤体较大超过正常血管口径 1 倍以上者多有胀痛，突然剧痛者多为破裂或感染征兆。

【诊断要点】

1. 下腹部搏动性肿块，大多与腹主动脉瘤伴发。

2. X线检查有时可见钙化的动脉瘤壁；超声检查、CT、MRA、三维成像等检查均可见明显的动脉瘤形态，动脉造影检查依然是诊断该病的最好方法，因它为治疗提供了更好的依据。

3. 术前要明确是髂总、髂外或髂内动脉瘤。

【治疗方案及原则】

1. 手术治疗

(1) 髂动脉瘤同时伴有腹主动脉病变者可与腹主动脉一同切除，用分叉人工血管进行移植。

(2) 髂内动脉瘤可用单纯切除法，除非对侧髂内动脉已闭塞。髂总和髂外动脉瘤的治疗相似，瘤体切除后必须重建髂动脉。

(3) 动脉瘤部分切除修补术。此法用于囊状动脉瘤，因该瘤病变部位只占动脉的部分侧壁（多呈憩室样改变)，可按切线方向切除部分瘤体进行修补或作补片移植。

(4) 动脉瘤切除后血管缺损在2cm范围之内，可游离近、远端血管使之松动，利用动脉壁有一定弹性的特点直接进行动脉对端吻合，吻合后须明确吻合口无张力，如缺损血管长于2cm，可用大隐静脉或人工血管移植，解决动脉通畅问题。髂动脉病变的手术特点是必要时可考虑髂内血管的应用。当对侧髂内动脉正常时，患侧髂内动脉可作切除。

2. 微创腔内法　高危病例、解剖合适、经济条件许可者，可考虑采用微创腔内带膜支架法。

第四节　股动脉瘤

【概述】

股动脉瘤为周围动脉瘤最多见者，发生部位可在股总、股浅或股深动脉。发病原因在欧美国家多由动脉硬化所引起，且常合并其他部位的动脉瘤。我国则以创伤性居多，常呈球形假性动脉瘤。损伤的原因除平时或战时钝挫伤和锐性伤外，医源性损伤的比率近年来不断上升。由于介入疗法的发展，用于各种诊断和治疗目的的经皮血管穿刺插管操作在近年来急剧增加，股动脉为最常用的入径，在检查及治疗中对股动脉造成的损伤加上术后局部压迫不当而形成的假性动脉瘤屡见不鲜。

【临床表现】

1. 位于股三角区的表面光滑、带膨胀性搏动性的肿块。如不伴发感染，一般无压痛或仅有轻度胀痛。瘤体增大压迫周围神经可出现放射痛及肢体麻术。

2. 远端肢体缺血 可由病变远侧动脉狭窄或由瘤体内附壁血栓脱落形成栓塞所致。急性者患肢疼痛、苍白和无脉，慢性者出现不同程度的间歇性跛行。无论何种机制，严重时可致静息痛以至肢端坏死或溃疡。

【诊断要点】

1. 大腿内侧特别是股三角区出现搏动性肿块，再结合病史（特别是外伤和股动脉穿刺插管史），其诊断不难。

2. 若肿块不明显时，可行超声、CT、MRI检查，需要手术时最好做动脉造影，以提供更进一步的解剖学资料。

【治疗方案及原则】

一般认为，四肢动脉瘤除破裂并发症外，尚易形成血栓或栓塞远端动脉而导致肢体缺血，甚至截肢等严重后果，故应尽早治疗。治疗方法主要有以下几种：

1. 囊状动脉瘤 切除瘤体，动脉缺损处修复或补片移植术。

2. 动脉瘤切除，血管重建术 适用于瘤体不大与周围粘连不重者。切除瘤体，然后行自体大隐静脉或人工血管移植。股动脉瘤切除后，如将两段动脉充分游离，有时可免去移植物而直接行对端吻合术。

3. 切开瘤体，自腔内重建股动脉 当瘤体较大与周围粘连严重者，阻断血运后切开瘤体取出附壁血栓，自腔内充分止血后于瘤腔内移植血管，为两个对端吻合，然后以瘤壁包裹移植血管。当股总动脉瘤涉及股深动脉时，需将股深动脉重建在移植血管上。在股总动脉手术时，勿忘事先暂时阻断该动脉，否则术中可导致大出血。

4. 旁路移植术 对于感染性动脉瘤最好绕开感染瘤腔行旁路移植，如经闭孔途径的自腹主动脉或髂动脉向远侧股动脉的旁路移植术。完成手术后可同期切除瘤体和结扎病变两侧的动脉，局部放置引流。

5. 对于穿刺插管引起的假性动脉瘤，可先试用超声探头寻及瘘口，施以适当压力，使动脉不向瘤体内供血，单次持续压迫10分钟或多次重复，直至瘤腔内形成血栓而将其治愈。此法在多数病例尤其是急性病例行之有效。

6. 对严重粘连的较大股动脉瘤，可考虑以微创法用覆膜支架进行治疗，但有远期通畅率问题和不适宜于感染性动脉瘤的问题。

7. 单纯的股深动脉瘤在瘤体切除后，如实在不能重建动脉，可结扎该动脉，但前提是同侧股浅动脉必须通畅。

第五节 腘动脉瘤

【概述】

腘动脉瘤在欧美国家是最常见的周围动脉瘤之一，发病原因多为动脉硬化，而在国内则位居股动脉瘤之后，多为损伤性。

【临床表现】

1. 腘窝部膨胀性搏动性肿块，常影响行走。

2. 动脉瘤增大可压迫胫后神经而出现小腿疼痛，压迫腘静脉可引起小腿肿胀。

3. 瘤内血栓形成或血栓脱落栓塞胫、腓动脉，可导致前述远侧肢体缺血症状和体征。

【诊断要点】

当腘窝部发现搏动性肿块，压迫肿块近端瘤体缩小或消失，一般诊断不难。肥胖病人因病变部位较深而不易被发现，往往在发生肢体缺血症状时才就医，应注意与血栓闭塞性脉管炎、动脉硬化性闭塞以及腘动脉受压综合征等相鉴别。当瘤体内血栓形成或阻塞瘤腔后，触诊时仅能触及实质性、无搏动肿块，需与腘窝囊肿、脂肪瘤、纤维瘤相鉴别。彩色超声波检查应列为常规，X线平片、CT、MRI对诊断均有帮助。为了进一步明确动脉瘤的范围、侧支循环以及远端主要分支是否受累，动脉造影颇有帮助。

【治疗方案及原则】

因腘动脉瘤可发生破裂和引起肢体缺血等严重并发症，原则上均应手术治疗，但是对直径<2cm的无症状高危病人可考虑采取保守治疗和观察。手术方法主要为动脉瘤切除和动脉重建术，以及股腘旁路术后将瘤体近远侧动脉结扎，其余术式与股动脉瘤基本相同。腘动脉瘤的手术效果主要取决于远端动脉内有无血栓或栓塞，及所用移植物的种类。

第六节 锁骨下动脉瘤

【概述】

锁骨下动脉在解剖上分为三段，位于前斜角肌后方部分为第二段，在其近侧为第一段，远侧者为第三段。锁骨下动脉瘤比较少见。第一段以动脉粥样硬化最常见，第二、三段多由损伤引起。国外报道第三段多为胸廓出口综合征导致的狭窄后扩张性动脉瘤，且以右侧多见。

【临床表现】

1. 锁骨上窝搏动性肿块　第一段动脉瘤位于胸内，无肿块可见，第二、三段动脉瘤多可触及肿块。

2. 疼痛　由于瘤体膨胀，病人可有胸、颈和肩部疼痛。

3. 压迫症状　动脉瘤可压迫臂丛神经、喉返神经、交感神经节，而出现上肢麻木、疼痛、声音嘶哑和 Horner 综合征。压迫气管可产生呼吸困难，甚至可侵蚀肺尖引起咯血。

4. 栓塞症状　瘤内血栓脱落可致远侧肢体动脉栓塞，指端缺血，因上肢循环丰富，故发生严重缺血者少见。

5. 破裂　较为少见，发生在第一段者出现左胸出血而常致命。

【诊断要点】

1. 若能触及锁骨上窝搏动性肿块时，诊断比较容易。上肢发生反复发作的小动脉栓塞症状时，应想到本病的可能；如发生主干动脉栓塞，桡和/或尺动脉搏动可减弱和消失。

2. 病变发生在锁骨下动脉第一段时，胸片可显示上纵隔阴影，须与纵隔内各种肿瘤相鉴别。超声检查、MRI 和动脉造影常可明确诊断。

【治疗方案及原则】

手术是治疗动脉瘤最有效的方法，主要方法为动脉瘤切除和动脉重建。如为胸廓出口综合征导致的动脉瘤，还必须同时做包括第 1 肋切除的胸廓出口减压术。病变发生在第一段时，常需左侧开胸才能将病变切除和重建动脉。如病变不属胸出口综合征所致者，以微创法用带膜支架进行治疗似乎十分合适。

第十二章 腹 外 疝

腹壁因各种原因出现缺损，并出现腹腔内脏器移位至缺损外而致各种症状即为疝。腹外疝可因其部位不同而分为腹股沟疝、股疝、脐疝、切口疝等。可因其移位于缺损外的内脏能否复位和有否血运障碍，而分为可复疝、难复疝（嵌顿疝）和绞窄疝。已手术后再发生的为复发疝，否则为原发疝。

第一节 腹股沟疝

【概述】

腹股沟疝可分为腹股沟斜疝和腹股沟直疝。斜疝的腹壁缺损位于内环，疝内容经由腹股沟管及外环（皮下环）突出。儿童疝常为先天因素如腹膜鞘状突未闭致腹股沟斜疝。成人常因腹横筋膜张力无法承受腹内压，内脏由耻骨肌孔处膨出。膨出的疝块位于腹壁下动脉内侧 Hesselbach 三角处，即为直疝。

【临床表现】

1. 腹股沟部出现可复性肿块。较大的斜疝肿块可进入阴囊或阴唇。

2. 平卧位后已返纳的肿块处可触及缺损区。斜疝缺损位于腹股沟韧带中点上方，直疝位于耻骨结节上方略外侧。压迫缺损区可阻止肿块出现。

3. 肿块在平卧后不能返纳，伴压痛，且变硬。如合并腹痛、恶心、呕吐等肠梗阻症状，常提示嵌顿疝。如果肿块已有较长时间不能回纳，但局部和全身症状不明显，则为难复性疝，常为大网膜粘连在疝囊内而不可回纳。

4. 若嵌顿疝不能及时解除，由于血运障碍引起肠壁坏死，成为绞窄疝。可致肠穿孔、腹膜炎。

【诊断要点】

1. 以病史和临床检查所见为主要诊断依据。

2. 对诊断可疑病例可使用 B 超或 CT 检查，有助于鉴别诊断。

3. 常需鉴别诊断的疾病有鞘膜积液、腹股沟肿大淋巴结等。

【治疗方案及原则】

1. 非手术治疗

(1) 1 岁以下婴儿，除发生嵌顿或绞窄需急诊手术外，有自愈可能，可暂不手术。但要嘱咐家长尽量减少婴儿哭闹和呼吸道感染。

(2) 对有合并症的如腹水、心肺功能不全和严重尿路梗阻，应对合并症予以治疗。可用医用疝带压迫腹股沟区暂缓症状和防止嵌顿。

2. 手术治疗

(1) 成人疝是不能自愈的，手术是治愈成人疝的唯一方法。老年人疝更由于内科合并症较多和反应能力较差，在发生疝内容物血运障碍后出现危急情况，所以应尽可能早地施行择期手术。

(2) 对婴幼儿、儿童疝，或绞窄疝有肠管坏死、局部感染严重，仅做疝囊高位结扎手术。

(3) 组织对组织的修补手术：这是指 Bassini、McVay、Shouldice、Halsted 等应用自身组织做腹横筋膜、腹股沟前壁或后壁修补，适用于疝环缺损不大、腹内压增高因素不明显的病例。可治疗斜疝或直疝。

(4) 使用人工合成材料的无张力疝修补手术：主要手术术式有：平片修补手术（lichitenstein），疝环充填式无张力疝修补术（plug mesh herniaplasty）和巨大补片加强内脏囊手术（giant prosthetic reinforcement of the visceral sac）等。适用于缺损大、腹壁薄弱的老年疝、复发疝和有家族疝病史疑有胶原代谢缺损的病例。当前用于腹股沟疝修补的合成材料主要为聚丙烯。

(5) 腹腔镜疝修补手术：主要手术术式有：经腹膜外途径——TAPP（transabdominal preperitoneal approach）；完全经腹膜外途径——TEP（totally extraperitoneal approach）；腹内置网技术——IPOM（introperitoneal onlay mesh technique）和单纯闭合疝环技术。目前认为腹腔镜腹股沟疝修补手术较好，适用于多次复发性疝和双侧疝。

(6) 嵌顿疝应积极手术治疗，除嵌顿时间少于 6 小时和很容易复位的予以手法复位外，都应急症手术。手法复位成功的也要嘱咐病人尽早择期手术。

第二节 股 疝

【概述】

腹腔或盆腔内脏器经由股环进入股管或通过股管向股部卵圆窝突出的，为股疝。老年妇女尤其多次妊娠和分娩后多见。由于股管较窄和股环周围缺乏弹性韧带，疝内容物突出后易被嵌顿和绞窄。确诊后应及早手术。

【临床表现】

1. 腹股沟韧带下卵圆窝处出现一半球形肿块。老年妇女多见。肥胖病人易被忽视。

2. 肿块突出后局部有胀痛下坠感。

3. 肿块嵌顿后有恶心、呕吐和腹痛等消化道症状。

4. 有一部分嵌顿股疝的病变为肠壁疝。此组病人的局部肿块较小，无典型肠梗阻表现，但多合并腹泻。有时由于被嵌闭的肠壁局部坏死并向皮肤破溃，可在局部流出恶臭液体或粪性液体。

【诊断要点】

1. 腹股沟韧带下卵圆窝处出现一半球形肿块应高度怀疑，尤其老年经产妇。应详细追问病史和有否消化道症状。

2. 腹部X线检查确定有否肠梗阻的影像特征。

3. 局部B超检查有助于确定是否在肿块处有肠管征象。

4. 需要与腹股沟淋巴结肿大、大隐静脉曲张、腹股沟斜疝和局部脂肪瘤做鉴别诊断。

【治疗方案及原则】

1. 一旦诊断为股疝，应积极手术治疗。对于已嵌顿或绞窄的股疝，除积极准备急症手术外要注意全身情况的处理，如高血糖、心功能不全和水、电解质紊乱等。

2. 做腹股沟上切口时常用斜疝修补切口，按解剖层次在腹横筋膜下寻得进入股管的疝囊。如返纳困难则应切开疝囊确认疝内容物无血运障碍，并返纳内容物后关闭疝囊。按规程介绍的方法修补。

3. 腹股沟下切口常用股部纵形切口，经卵圆窝处理疝囊，疝囊颈要尽量高位缝合结扎，处理多余疝囊后，缝合腹股沟韧带、阔筋膜镰状缘和耻骨肌筋膜，结扎线结时注意勿使股静脉受压。

4. 用人工合成材料修补股疝，仅适用于无嵌顿和无绞窄的股疝。无论腹股沟上或下切口处理疝囊后置网塞于股管内，网塞内瓣宜大部分切除，勿把网塞固定于股静脉，避免使股静脉受压。不再置入另一平片。

第三节 切 口 疝

【概述】

腹腔脏器经手术后的腹壁缺损突出于皮下，称为切口疝。随着手术的扩大和手术时间的延长，特别是伴有器质性病变的老年人，这种并发症的发生率正在增加。切口疝的发生与原切口解剖部位的功能和早先手术切口的方向有关，还与缝线的材质、缝合的技术、感染、年龄、肥胖、营养不良、腹内压异常增高、激素、吸烟和化疗等影响切口愈合的因素有关。

【临床表现】

1. 在原手术切口处出现包块。在平卧位包块回纳后，可触及筋膜缺损环。当大网膜或内脏与筋膜缺损环粘连时，包块在平卧后也不可回纳。当疝内容物进入腹壁肌层间时，可触不到筋膜缺损区，包块也不可回纳。

2. 随着包块膨出，病人有腹部不适、局部坠胀、疼痛和消化道症状。出现包块不可回纳时，则有肠梗阻的临床表现。

3. 严重的切口疝可累及心肺功能。

4. 巨大的疝块周边有时可见到皮肤糜烂或皮疹。巨大的切口疝病人常肥胖，全身状况差。

【诊断要点】

1. 原手术切口处出现可回纳的或不可回纳的包块。包块回纳后，在局部可触及筋膜缺损环。

2. 病人伴有腹部不适、局部坠胀、疼痛和消化道症状，或出现肠梗阻的临床表现。

3. B超检查可发现腹壁缺损区及其大小，肠管与局部的关系，有否腹水或其他相关病变。

4. 腹部CT可明确腹壁缺损，并有利于手术后随访。

【治疗方案及原则】

1. 年老、心肺功能不全、过度肥胖和原手术切口感染控制后未达3～6个月的病人宜非手术治疗，可用弹性绷带包扎。

2. 切口疝的闭合不同于普通开腹切口的闭合。修补时必须考虑到薄弱的腹壁是否已无法承受任何张力。要考虑到脏器疝出后使腹压降低，而对膈肌运动及呼吸功能的影响。必须把切口疝修补认识为一种困难的手术。术前要小心评估病人的全身情况，对某些病人要花数周时间作术前准备。

3. 对腹壁小于3cm的筋膜缺损，可以在确认无张力下以不可吸收合成缝线做连续缝合关闭。

4. 大部分切口疝的病人要用人工合成补片修补。

第四节 脐 疝

【概述】

由脐环突出的疝为脐疝。可以发生在任何年龄。婴儿脐疝是仅仅可以自行愈合的疝。成人脐疝（adult umbilical）、获得脐疝（acquired umbilical）、脐旁疝（paraumblical）与婴儿脐疝一起都归为脐疝。90%的成人脐疝为妇女，通常是肥胖和多胎产后。腹膜前脂肪、网膜嵌顿较为常见。获得脐疝与成人脐疝发生在同一部位，由异常的腹压增高所致。脐旁疝常在脐的正上方或脐下，其上半部或下半部是从脐的皮肤处鼓起。这种部分脐皮肤覆盖的疝膨出与完全脐皮肤覆盖的疝，是成人脐旁疝和脐疝的区别点。

【临床表现】

1. 婴儿脐疝表现为婴儿哭闹或用劲时脐部肿块突出，安静时消失。嵌闭率很低。

2. 急性腹胀病人（如肠梗阻）常有部分脐展开。如果升高的腹压持续存在如肝硬化腹水、充血性心衰或肾病，则脐痕消失，发生获得性脐疝。做过腹膜透析的病人也更容易发生获得性脐疝。

3. 脐旁疝是白线和脐筋膜缺损的结果，35 岁后较常见，女性是男性的 5 倍。最常发生的位置是在脐上白线处，但也可发生在脐下。

4. 成人脐疝容易嵌闭，较大时大网膜常与疝囊粘连，难于还纳。若有较长的病史，常有多处筋膜缺损。随疝体增大，变成椭圆形可下垂而使症状明显。可出现局部牵拉痛。牵拉胃或横结肠可能出现胃肠道症状。有部分肠梗阻者可出现间歇性绞痛。有时可发现邻近皮肤表面糜烂和感染。

【治疗方案及原则】

1. 婴儿脐疝由于自行愈合率较高可先观察，但要限制哭闹等腹压增高的行为。如不能自行愈合，则在上学前修补（3～4 岁）。但筋膜缺损大于 1.5cm，由于自愈的机会不超过 50%，则为手术指征。任何有触痛的脐疝，即使可以还纳，早期外科治疗也是合理的。用捆绑治疗脐疝不可取，确定的治疗为外科修补。

2. 获得性脐疝除非疝嵌闭或覆盖的皮肤非常薄弱，有可能发生自发性破裂外，对具有严重内科合并症的病人应首先控制内科病。如果需要外科处理，由于筋膜缺损太大，常不能在无张力下一期缝合关闭，需用人工合成材料置入腹膜前修补。

3. 脐旁疝不会自愈。最常见的症状是疼痛（可能是牵拉镰状韧带的腹膜和脂肪所致）。嵌闭、炎症和坏疽并发症比真正的脐疝高得多。要积极手术。

4. 成人脐疝任何非手术治疗均无效。所有的病人在手术前要确定潜在的伴随疾病，并在手术前尽可能改善全身情况。在小的成人脐疝，可用脐下切口。对大的成人脐疝，不应低估它们的技术难度。大的疝特别是嵌闭性疝，需要一个大的横形或梭形切口。要注意大网膜和肠管可能与疝囊粘连。还需注意伴随的多个缺损和小的纽扣孔样缺损，应将筋膜桥分开形成一个大缺损。用可吸收线关闭腹膜后，应使用非吸收缝线在无张力下一期缝合修补筋膜缺损。

第十三章 腹部损伤

第一节 腹部闭合性损伤

【概述】

钝性暴力引起的无开放性创口的损伤，可以仅累及腹壁，也可以累及腹腔内脏器。

【临床表现】

由于致伤原因、受伤器官及损伤的严重程度不同，腹部闭合性损伤的表现差异很大。

1. 单纯的腹壁损伤，可以表现为受伤部位疼痛、局限性腹壁肿胀和压痛，或皮下淤血和血肿。

2. 单纯的腹壁损伤不伴有恶心、呕吐和腹膜刺激征，随时间的推移症状减轻。

3. 肝、脾、胰、肾等实质器官损伤或大血管损伤，主要表现为腹腔内出血。

4. 胃肠道、胆道等空腔脏器损伤，主要表现为弥漫性腹膜炎。

【诊断要点】

1. 有明确的外伤病史。

2. 有腹壁淤斑、血肿及压痛等表现。

3. 有腹腔内出血或弥漫性腹膜炎等表现。

4. 实验室检查　实质器官破裂出血时，红细胞、血红蛋白和血细胞比容等明显不符；空腔脏器损伤时，白细胞计数明显上升；胰腺、胃和十二指肠损伤时，血、尿淀粉酶升高。

5. 腹腔穿刺或腹腔灌洗可见血性液、消化液、尿液和其他。

6. B超可探查实质脏器的损伤程度，对气腹和胃肠道损伤也有一定的价值。

7. X线可显示膈下游离气体等征象，血管造影对实质器官破裂和血管损伤意义较大。

8. CT对实质脏器损伤及其范围和程度有重要的诊断价值。

9. MRI对血管等特殊部位有重要价值。

10. 腹腔镜检查主要应用于临床上难以确诊者。

【治疗原则】

1. 能排除腹内脏器损伤时，可行非手术疗法。

2. 不能排除腹内脏器损伤时，需行手术疗法。

第二节 腹部开放性损伤

【概述】

锐器、火器或投射物及车祸等引起的有开放性创口的损伤。按腹膜破损与否可分为穿通性和非穿通性，前者多累及脏器，后者也偶尔累及脏器。腹部损伤比较常见，可分为开放性和闭合性两大类，其中闭合性损伤因一时难以明确诊断而具有更为重要的临床意义。腹部损伤多数因涉及内脏而伤情严重，病情发展快，死亡率可达10%～20%。需要以严肃、认真的态度予以高度重视，方能做到积极、及时、果断、全面、恰当的处理，而使伤者转危为安。

【临床表现】

由于致伤原因、部位、受伤器官及损伤的严重程度不同，腹部开放性损伤的表现差异很大。

1. 单纯的非穿通性腹部开放性损伤，可以表现为受伤部位疼痛、血肿和腹壁缺损等。

2. 腹部穿通伤可伴有恶心、呕吐和腹膜刺激征，随时间的推移症状加重。

3. 肝、脾、胰、肾等实质器官损伤或大血管损伤，主要表现为腹腔内出血。

4. 胃肠道、胆道等空腔脏器损伤，主要表现为弥漫性腹膜炎。

【诊断要点】

1. 有明确的外伤病史和腹壁创口。

2. 有腹壁淤斑、血肿及压痛等表现。

3. 有腹腔内出血或弥漫性腹膜炎等表现。

4. 实验室检查　实质器官破裂出血时，红细胞、血红蛋白和血细胞比容等下降；空腔脏器损伤时，白细胞计数明显上升；胰腺、胃和十二指肠损伤时，血、尿淀粉酶升高。

5. 腹腔穿刺或腹腔灌洗可见血性液、消化液、尿液等。

6. B超可探查实质脏器的损伤程度，对气腹和胃肠道损伤也有一定的价值。

7. X线可显示膈下游离气体等征象，血管造影对实质器官破裂和血管损伤意义较大。

8. CT对实质脏器损伤及其范围和程度有重要的诊断价值。

9. MRI对血管等特殊部位有重要价值。

10. 腹腔镜检查主要应用于临床上难以确诊者。

【治疗原则】

1. 能排除腹内脏器损伤时，可行清创缝合术。

2. 不能排除腹内脏器损伤时，需行剖腹探查术。

第三节 腹腔脏器损伤

腹腔脏器损伤是腹部损伤中的严重情况，涉及腹内众多的脏器，诸如肝、肝外胆管、脾、胃、十二指肠、胰腺、小肠与肠系膜、直肠肛管、结肠及腹膜后大血管等。首先应当通过受伤机制、症状体征，结合必要的实验室和特殊检查的结果进行分析，尽量明确诊断，包括损伤的范围、程度，当然很多时候只能“缩小包围圈”，最终依靠剖腹探查确诊。治疗应全面权衡轻重缓急，首先处理危及生命的急症，对实质性脏器和空腔脏器损伤来说，应首先处理实质性脏器损伤。

一、肝 脏 损 伤

【概述】

肝脏体积大、质地脆、缺乏弹性，加上周围韧带的固定限制其退让余地，故虽受胸廓和膈肌保护，仍可在肋骨无损伤的情况下发生肝损伤。肝脏破裂的显著特点是胆汁漏入腹腔，故除有严重的出血性休克外，会引起胆汁性腹膜炎并继发感染。肝脏损伤可因范围、深度、是否涉及Glisson系统内大的管道、是否伴有邻近重要器官及大血管损伤而有不同的表现，在处理原则上也有很大不同。为了便于描述和选择临床治疗方式，通常按致伤原因、病理形态或临床病情采用不同的分类。按致伤原因可分为开放性和闭合性两类；按病理形态可分为包膜下血肿、真性破裂和肝中央破裂；按临床病情可分为五级（Moore）：

1. Ⅰ级 肝包膜撕裂，实质性裂伤程度＜1cm；

2. Ⅱ级 裂伤程度1～3cm，包膜下血肿＜10cm或肝周围贯穿伤；

3. Ⅲ级 裂伤深度＞3cm，包膜下血肿＞10cm或中央型贯穿伤；

4. Ⅳ级 肝一叶组织毁损，巨大中央型血肿；

5. Ⅴ级 肝后腔静脉损伤，肝两叶广泛性破裂。其中，Ⅲ、Ⅳ、Ⅴ级定为严重损伤。

【临床表现】

主要是腹腔内出血和腹膜刺激症状，具体取决于其病理类型和范围。

1. 表浅裂伤 出血和胆汁外渗不多，可短期自行停止，故仅有上腹疼痛并随时间推移减轻或消失。

2. 中心型肝挫裂伤或贯通伤 多有广泛肝组织碎裂和肝内较大胆管及血管断裂，出血和胆汁外漏较多，病人可有不同程度的休克、腹部剧痛、腹肌紧张、腹部压痛，同时常伴有恶心、呕吐、脉速、面色苍白等，可随时间推移而加重。

3. 严重肝脏裂伤或合并肝门大血管、下腔静脉破裂 发生大出血，短期内出现严重休克和意识不清、腹壁逐渐膨隆、脉细速、呼吸困难等，如处理不及时常因失血过多而死亡。

4. 肝包膜下血肿或中心型破裂 血液和胆汁局限，表现为肝区胀痛、肝肿大、上腹肿块、慢性进行性贫血。若血肿与胆道相通，可有上腹部周期性绞痛、呕血、便血及黄疸等胆道出血症状。血肿继发感染形成脓肿，则有高热、畏寒等肝脓肿征象。

5. 体征 除有失血性休克表现外，腹部都有轻重不一的肌肉紧张、压痛和反跳痛、肝区叩击痛，以及肠鸣音减弱或消失等腹膜刺激征。若腹内大量积血，可有移动性浊音。

【诊断要点】

1. 外伤史 右上胸或右上腹钝挫伤，特别是右下胸肋骨骨折。

2. 症状和体征 主要表现为腹腔内出血和腹膜刺激症状，具体如上所述。

3. 腹腔穿刺和诊断性腹腔灌洗 腹腔穿刺对闭合性肝外伤的诊断准确率约为70%～90%，并可反复进行，如能抽出不凝血，即为阳性；诊断性腹腔灌洗对腹腔内出血的诊断准确率约为93.4%～100%，若红细胞>0.1×10^{12}/L、胆红素>2.73μmol/L、白细胞>100.5×10^{9}/L者为阳性，说明有腹腔内出血的可能。诊断性腹腔灌洗存在一些问题，当前已用得较少，被B超和CT逐渐取代。

4. 实验室检查 动态观察血红蛋白、白细胞计数及血清谷丙转氨酶变化。

5. B超及CT 用得较普遍。B超对肝包膜下血肿、中央型肝挫伤和腹腔内积血积液的诊断有较确定的价值。

6. 如X线、磁共振成像（MRI）、选择性肝动脉造影、放射性核素肝扫描等特殊检查，必要时采用。

【治疗方案及原则】

抢救肝外伤的基本原则是：加强复苏；立即手术止血；清除失去活力的组织；积液、积血和胆汁的通畅引流；术后的支持处理。

1. 复苏　治疗严重肝外伤的首要步骤是积极复苏。包括补液、输血，甚至急诊剖胸行降主动脉阻断术。

2. 保守治疗　要严格掌握适应证，密切观察，若病情加剧，则行手术。一般认为，保守治疗需具备以下条件：血流动力学稳定；CT 图像能准确描绘破裂情况；无腹膜刺激征象；腹腔内积血较少；无剖腹探查指征。

3. 手术治疗　Pachter 七步骤：暂时压迫外伤处以迅速止血，直至酸中毒和低血容量得到纠正；阻断肝门三联；指捏法显露肝损伤深部；直视下结扎和修补损伤的血管和胆管；清除失活的肝组织；必要时用有活力的带蒂大网膜填塞肝损伤死腔；广泛通畅引流。术中具体情况如下：

(1) 探查：要仔细、全面及有耐心，也要果断。

(2) 伤缘整齐的浅刺伤、切伤或浅裂伤：已不出血者仅放置引流即可。如有活动性出血，则缝合闭合止血。

(3) 深裂伤：单纯缝合常遗留死腔，极易继发性积聚血液、胆汁，形成人为的中心型爆炸伤，术后可能并发感染和胆汁血症，甚至胆源性消化道出血。故应在暂时阻断肝门的情况下，清除失活的肝组织及血凝块，敞开伤口，直视下将大血管、胆管一一结扎止血。伤口可对口缝合，用带蒂的大网膜疏松填塞固定，或不缝合，腔内放置橡皮管引流。如直接止血困难，可试行阻断肝动脉，如能控制出血，则可结扎相应的肝固有动脉或其分支，再行填塞或引流。

(4) 隧道状贯通伤：以引流为原则，不得填塞或表浅缝合，以免遗留死腔。术中应显露出入口，若无大出血及溢胆汁，说明未伤及大血管及胆道，只需在出入口放引流即可；若出血不止，应打开隧道行直视下止血或结扎血管或行肝叶切除术。

(5) 肝断裂伤或粉碎性肝挫裂伤：该类病人损伤严重，耐受力差，应采取克制性手术，达到清创切除术的目的即可，即切除失活组织、止血、通畅引流，切面无须经过肝组织。

(6) 肝包膜下血肿：无论大小，均应切开。表浅者用温盐水纱布垫压迫止血或电凝止血，深部裂伤可按肝深裂伤处理。

(7) 中心型破裂：借穿刺造影或术中 B 超证实诊断。如有死腔存在或肿大变形仍在发展、消化道出血等，应切开探查，直视下止血，缝合血管和胆管后以带蒂大网膜充填或敞开后置橡皮管引流；如止血困难，可行肝动脉结扎；仍不能止血时，有必要作肝切除术。

(8) 肝门损伤：常发生致命性的大出血，在未明确损伤部位前，伤员情况迅速恶化。故此时应停止一切操作，用左手经肝下小网膜孔控制肝十二指肠阻断血流，加速输血，待伤员情况好转后判明损伤部位进行处理。如为肝动脉出血，可结扎之；如为门静脉出血，尽可能修补、血管移植或行肠系膜上静脉-门静脉吻合；如为胆道损伤，一般性裂伤可置入T形管引流，断裂时可行胆肠吻合术。

(9) 肝静脉和肝后腔静脉撕裂伤：可引起致命的大出血，止血和修补较困难。可采用肝后腔静脉气囊分流术或清创后填塞法，待情况稳定后进行修补。

(10) 引流问题：原则是一般重度肝破裂伤均需放置引流，可以明显降低死亡率。以放置橡皮胶管为宜。

4. 术后处理　术后存在不同程度的代谢紊乱、肝功能损伤及凝血机制障碍。需要进行积极的保肝、支持、防治出血等治疗，不能轻视。

二、肝外胆管损伤

【概述】

常由穿通伤引起，常伴有邻近脏器损伤，如十二指肠、胰、大血管等，比较少见；另有医源性胆管损伤，如腹腔镜胆囊切除术、胃大部切除术、经内镜行十二指肠乳头切开术等手术史。胆管损伤后会发生胆漏、胆汁性腹膜炎、胆管狭窄、梗阻性黄疸及继发胆管炎等并发症。

【临床表现】

1. 上腹持续绞痛　随时间推移，疼痛的程度、范围逐渐扩展，甚至达全腹。

2. 黄疸　胆道部分断裂或完全断裂或误扎时，表现为梗阻性黄疸。

3. 右上腹为甚的弥漫性腹膜炎或右上腹局限性腹膜炎。

4. 严重的胆管损伤可伴休克。

【诊断要点】

1. 腹部外伤史及医源性损伤史。

2. 临床表现　如上所述，针对医源性损伤若术中有胆漏，即黄色胆汁出现，术后可有胆漏、黄疸、腹痛、发热等。

3. 实验室检查　白细胞明显增多，血清胆红素升高，尿胆红素阳性和血清酶水平升高。

4. 辅助检查

(1) 腹腔穿刺和腹腔灌洗：抽出胆汁样液体或血性胆汁。

(2) 腹部B超：见肝外胆管扩张或连续破坏，腹腔积液。

(3) ERCP或MRCP可确定诊断胆管破裂的部位和程度。

【治疗方案及原则】

应根据发现胆管损伤的时间、狭窄的部位和范围、损伤近端胆管的直径、狭窄的性质、远端胆管的条件、病人的一般情况、局部感染以及术者技术熟练情况和习惯等因素，决定医源性胆管损伤的手术方式选择。

1. 胆总管破裂 因胆总管娇嫩，所以对胆总管的损伤不应侥幸，而以慎重考虑为宜。故胆总管破裂应在裂口上方或下方分别另开口，T形管引流，将短臂放过裂口为支撑进行修补。T形管应置至少半年。

2. 胆总管完全断裂或横断周径在2/3以上者 应以T形管为支架，行胆管两端无张力吻合术。T形管于吻合口下方1～2cm处另开口放置，留置9～12个月。为防止吻合口狭窄，可将吻合口剪成斜形，再行吻合。游离胆管时，应注意勿损伤胆管血供。T形管不宜过粗，不宜太靠近吻合口。

3. 必要时可利用胆囊、胃壁、肝圆韧带瓣行破损胆管壁的修补。

4. 不能修补的胆总管断裂宜行胆总管空肠Roux-en-Y吻合，远侧端予以缝扎。

5. 病情严重或技术力量薄弱、无法完成一期修复时，可置T形管进行引流3～4个月后再作修复性手术。

三、脾脏损伤

【概述】

脾是腹部内脏最容易受损伤的器官，占腹部闭合性损伤中的20%～40%，在腹部开放性损伤中约占10%左右。有慢性病理病变（如血吸虫病、疟疾、黑热病、传染性单核细胞增多症、淋巴瘤等）的脾更易破裂。按病因可分为：外伤性、自发性和医源性脾破裂；按病理解剖可分为：中央型破裂（脾实质深部破裂）、被膜下破裂（脾实质周边部分破裂）和真性破裂（破裂累及被膜）。前两种因被膜完整出血量受到限制，故临床上并无明显内出血征象而不易发现，形成的血肿最终可被吸收。但有些血肿（特别是被膜下血肿）可发生真性破裂。

【临床表现】

临床症状的轻重，取决于脾脏的损伤程度、就诊早晚、出血量多少及合并伤的类型。

1. 被膜下破裂或中央型破裂的病人，主要表现为左上腹疼痛，伤后即刻出现，呼吸时加剧。

2. 若经一中间缓解期后再度发生腹痛，多提示脾脏由不完全破裂发展为完全破裂。疼痛由左上腹扩展至全腹，但仍以左上腹为主，多为持续性剧痛，并可放射到左腰或左肩部。腹痛剧烈时常伴有反射性呕吐。

3. 病情继续进展，可迅速出现失血性休克症状，如烦躁、口渴、心慌、耳鸣、四肢无力、呼吸急促等。若合并脑外伤、胸外伤等时，上述症状可被掩盖。

【诊断要点】

1. 病史　有开放性或闭合性腹部外伤史，或有病理性脾肿大而可能导致自发性脾破裂。

2. 症状和体征

(1) 病人表情痛苦，弯腰曲背，如出血量大，常有面色苍白、四肢湿冷、脉搏细速、血压降低等急性内出血或失血性休克表现。

(2) 腹部可因大量积血而膨隆，如为包膜下血肿或原有脾肿大疾病，常能触到肿大的脾脏或囊性包块。

(3) 随着腹内积血量的增多可出现弥漫性腹膜炎体征，如全腹明显肌紧张、压痛、反跳痛，并以左上腹为著。

(4) 脾浊音界可增大，且较固定，如腹内积血较多，可有移动性浊音。

3. 辅助检查

(1) 红细胞计数和血细胞比容呈进行性下降时，有助于内出血的诊断。

(2) 腹腔穿刺抽出不凝血或诊断性腹腔灌洗结果呈阳性。

(3) 超声检查可发现脾破裂及腹腔内出血。

(4) 腹部X线检查可发现左侧膈肌抬高，活动受限。有时可显示肿大、变形、轮廓模糊的脾脏，或脾脏阴影消失。左侧肋骨骨折对诊断脾损伤有参考价值。

(5) CT检查是一种非侵袭性检查方法，可清晰显示脾脏轮廓和边界，对脾被膜下血肿或脾实质损伤有特殊的诊断意义。

(6) 诊断困难者，行选择性腹腔动脉造影、脾脏核素扫描及MRI检查可发现脾破裂征象，但不适于大出血、病情危重者。

(7) 腹腔镜检查可见左上腹腔内有血凝块，大网膜包裹在受伤脾脏的表面。缺点是比较费时，有时难以确定脾破裂的程度。

(8) 高度怀疑时应行剖腹探查术予以证实，避免遗漏。

【治疗方案及原则】

1. 无休克或只有容易纠正的一过性休克，影像学检查（B型超声、CT）证实脾脏裂伤比较局限、表浅，无其他腹腔脏器合并伤者，可采取非手术治疗，严密观察血压、脉搏、腹部体征、血细胞比容及影像学变化。若病例选择得当，非手术治疗的成功率可达80%以上，且小儿的成功率明显高于成人。

2. 观察中如发现继续出血（48小时内需输血＞1200ml）或有其他脏器损伤，应立即中转手术。不符合非手术治疗条件的伤员应尽快剖腹探查，以防延误。

3. 彻底查明伤情后尽可能保留脾脏，方法有生物胶粘合止血、物理凝固止血、单纯缝合修补、脾破裂捆扎术、脾动脉结扎术及部分脾切除术等。

4. 脾脏中心部碎裂，脾门撕裂或有大量失活组织，合并空腔脏器破裂致腹腔严重污染，高龄及多发伤情况严重需迅速结束手术者，应行全脾切除术。为防止小儿日后发生脾切除术后凶险性感染（OPSI），可进行自体脾组织移植或带血管部分脾移植术。

5. 原先已呈病理性肿大的脾脏发生破裂，应予切除。

6. 脾被膜下破裂形成的血肿和少数真性破裂后被网膜等周围组织包裹形成的局限性血肿，可在36～48小时冲破被膜或血凝块而出现典型的出血和腹膜刺激症状，称为延迟性脾破裂。再次破裂一般发生在两周以内，但也有迟至数月以后的，此种情况下应行脾切除术。

四、胃 损 伤

【概述】

由于胃有肋弓保护且活动度较大，柔韧性较好，壁厚，钝性伤时很少受累，只在胃膨胀时偶可发生。上腹或下胸部穿透伤则常导致胃损伤，且多伴有肝、脾、横膈及胰等损伤。胃镜检查及吞入锐利异物也可引起穿孔，但较少见。

【临床表现】

1. 损伤未累及胃壁全层（如浆膜或浆肌层裂伤、黏膜下层或黏膜裂伤），可无明显症状。

2. 若全层破裂，由于胃酸有很强的化学刺激性，立即出现剧痛及腹膜刺激征。

【诊断要点】

1. 上腹或下胸部穿透伤或饱食后钝性伤。

2. 症状和体征

（1）腹部剧烈疼痛和严重的腹膜刺激征。

（2）肝浊音界消失，膈下游离气体，胃管引流液为血性。

（3）单纯后壁破裂时症状、体征不典型，诊断有时困难。

【治疗方案及原则】

1. 手术探查必须彻底，包括切开胃结肠韧带探查后壁，约 1/3 的病例胃前、后壁伴有穿孔或裂伤。

2. 尤应注意检查大、小网膜附着处，以防遗漏小的破损。

3. 边缘整齐的裂口，止血后可直接缝合；边缘有挫伤或失活组织，需修整后缝合；广泛损伤者，宜行胃部分或大部切除术。

五、十二指肠损伤

【概述】

十二指肠大部分位于腹膜后，损伤的发病率很低；损伤较多见于十二指肠第二、三部。十二指肠损伤的诊断和处理较为困难，死亡率和并发症的发生率较高。若同时伴有胰腺、大血管等相邻器官损伤，死亡率更高。伤后早期死亡的主要原因是严重的合并伤，尤其是腹部大血管伤；后期则多因诊断不及时或处理不当引起十二指肠瘘，导致感染、出血和衰竭。

【临床表现】

临床表现与十二指肠损伤的部位有关：

1. 发生在腹腔内部分，可因胰液和胆汁流入腹腔而早期引起腹膜刺激征。

2. 闭合伤所致的腹膜后十二指肠破裂，早期症状、体征多不明显。此后可有严重的腹膜后感染，右上腹或腰部持续性疼痛且进行性加重，向右肩及右睾丸放散。

【诊断要点】

诊断的关键在于凡上腹部创伤均应警惕十二指肠损伤的可能。

1. 开放性或闭合性腹部外伤史早期出现腹膜刺激征者。

2. 腹膜后严重感染，右上腹及右腰部有明显的固定压痛。

3. 腹部体征相对轻微而全身情况不断恶化。

4. 出现血性呕吐物。

5. 血清淀粉酶升高。

6. 腹部平片可见腰大肌轮廓模糊，有时可见腹膜后呈花斑状改变（积气）并逐渐扩展；胃管内注入水溶性碘剂可见外溢。

7. CT 示右肾前间隙气泡更加清晰。

8. 直肠指诊在骶前扪及捻发音，提示气体已达到盆腔腹膜后组织。

9. 剖腹探查时十二指肠附近腹膜后有血肿、组织被胆汁染黄或在横结肠系膜根部有捻发音。

【治疗方案及原则】

全身抗休克和及时得当的手术处理是治疗的关键。

1. 裂口不大、边缘整齐、血运良好且无张力者，可采用单纯修补术。

2. 裂口较大、不能直接缝合者，可游离一小段带蒂肠管缝合于缺损处。

3. 十二指肠第三、四段严重损伤不宜缝合修补时，可切除该肠段行端端吻合。若张力过大无法吻合，则闭合远端，近端与空肠端侧吻合；或闭合两个断端，行十二指肠空肠侧侧吻合。

4. 十二指肠憩室化　适用于十二指肠第一、二段严重损伤或同时伴胰腺损伤者。手术包括胃窦切除、迷走神经切断、胃空肠吻合、十二指肠残端和胆总管造瘘。

5. 损伤修复加幽门旷置术　采用上述修补、补片或切除吻合方法修复损伤后，为保证愈合，防止破裂，通过胃窦部切口以可吸收缝线将幽门作荷包式缝闭，3周后幽门可再通。

6. 胰头十二指肠切除术　适用于十二指肠第二段严重破裂累及胰头、无法修复者。

六、胰 腺 损 伤

【概述】

胰腺损伤约占腹部损伤的1%～2%，因其位置深而隐蔽，早期不易发现，甚至在手术探查时也有漏诊可能。胰腺损伤后常并发胰液漏或胰瘘。因胰液侵蚀性强，且影响消化功能，故胰腺损伤的死亡率高达20%左右。

【临床表现】

1. 胰腺破损或断裂后，胰液可积聚于网膜囊内而表现为上腹明显压痛和肌紧张，还可因膈肌受刺激而出现肩部疼痛。

2. 外渗的胰液经网膜孔或破裂的小网膜进入腹腔后，很快出现弥漫性腹膜炎。

【诊断要点】

1. 凡上腹部创伤，均应考虑到胰腺损伤的可能。

2. 胰腺闭合性损伤常系上腹部强力挤压所致。如暴力直接作用于脊柱时，常发生胰颈、体部损伤；如暴力作用于脊柱左侧，则多伤在胰尾；如暴力偏向脊柱右侧时，多损伤胰头。

3. 如渗液局限于网膜囊内未及时处理，日久可形成胰腺假性囊肿。

4. 胰腺损伤引起的内出血量一般不大，所致的腹膜炎在体征方面也无特异性，常根据诊断性腹腔穿刺液的淀粉酶含量来确定诊断。但血清和腹腔渗液淀粉酶升高并非胰腺创伤所特有，约30%的胰腺损伤淀粉酶可不升高。

5. B型超声可发现胰腺回声不均匀和周围积血、积液。

6. CT能显示胰腺轮廓是否整齐及周围有无积血、积液。

7. 胰腺严重挫裂伤或断裂者，手术时较易确诊；但损伤范围不大者可能漏诊。凡在手术探查时发现胰腺附近有血肿者，应将血肿切开，检查出血来源。此外，胰腺损伤可合并腹膜后大血管损伤，不能因此而忽视对胰腺的检查。

【治疗方案及原则】

治疗原则是止血、清创、控制胰腺外分泌及建立通畅的引流。

1. 被膜完整的胰腺挫伤，仅作局部引流即可。

2. 胰体部分破裂而主胰管未断者，可用丝线褥式缝合修补。

3. 胰颈、体、尾部的严重挫裂伤或断裂，宜行胰腺近端缝合、远端切除术。

4. 胰腺头部严重挫裂或断裂，为了保全胰腺功能，此时宜做主胰管吻合术，或结扎近端主胰管、缝闭近端腺体并行远端与空肠Roux-Y吻合术。

5. 胰头损伤合并十二指肠破裂者，伤情最重。若胰头部胆总管断裂而胰管完好，可缝闭胆总管两端，修补十二指肠及胰腺裂口，另作胆总管空肠Roux-Y吻合。只有在胰头严重毁损确实无法修复时，才施行胰头十二指肠切除。

6. 各类胰腺手术之后，腹内均应放置引流，以防术后并发胰瘘的可能。不仅要保持引流通畅，而且不能过早取出。最好是同时使用烟卷引流和双套管负压吸引，烟卷引流可在数日后拔除，胶管引流则应维持10天以上。

7. 生长抑素八肽（善得定）及生长抑素十四肽（施他宁）对胰腺和消化道外分泌有很强的抑制作用，可用于预防和治疗外伤性胰瘘。此外，胰瘘宜禁食并给予全胃肠外静脉高营养治疗。

七、小肠和肠系膜损伤

【临床表现】

1. 病因 具有明确的外伤史，如枪击伤、锐器伤、挤压伤、高处坠落、直接暴力打击、突然减速、外科手术分离小肠粘连、手术损伤等。

2. 腹痛和腹膜炎 症状的轻重和出现的时间取决于小肠破裂的部位、肠壁损伤的严重程度。空肠损伤破裂时溢出的肠内容物化学刺激性强，导致严重的腹膜炎；远端回肠内液体多为中性，化学刺激性较小，伤后即刻腹膜炎较轻，也较局限，但随着受伤时间延长，疼痛范围和疼痛程度加剧，表明已经发展成为化脓性腹膜炎；肠壁浆膜完整但肠壁挫伤严重的病人出现腹膜炎的时间晚。腹痛可以限于局部或累及全腹，伴有恶心呕吐。

3. 内出血征象　病人血压降低、脉搏细数、面色苍白、出冷汗、口渴，常表明合并肠系膜大血管损伤，导致大量失血；或者病人合并感染中毒性休克。

4. 查体发现腹部肌紧张、压痛和反跳痛，可以位于局部或蔓延到全腹。腹胀，腹式呼吸减弱或消失，肠鸣音减弱或消失。

5. 实验室检查　白细胞升高，伴大量出血时红细胞减少，血红蛋白和血细胞比容下降。

6. 小肠破裂有时能出现气腹，但膈下未见游离气体并不能除外小肠破裂。

7. B超检查可以发现腹腔内积液，对诊断腹腔内出血有帮助。

8. 诊断性腹腔穿刺和诊断性腹腔灌洗为血性液体或者浑浊液体，红、白细胞镜下满视野；当灌洗液中红细胞数超过 100×10^9/L、发现细菌和食物残渣、胆红素或淀粉酶超过血浆水平时，对诊断小肠破裂或肠系膜损伤具有十分重要的意义。

9. CT和选择性动脉造影有时有助于诊断，但并非必需。

【诊断要点】

1. 具有可能导致小肠或肠系膜损伤的致伤因素。

2. 伤后出现腹痛，可以限于局部或累及全腹，伴有恶心呕吐、心悸、口渴等。

3. 单纯小肠破裂以腹膜炎体征为主，伴有肠系膜损伤累及系膜血管时则有内出血的表现。

4. 实验室检查示白细胞升高，伴有内出血时红细胞、血红蛋白和血细胞比容降低。

5. 诊断性腹腔穿刺和诊断性腹腔灌洗对明确诊断具有重要的意义。

6. X线腹平片可能有气腹表现，B超对发现腹腔内出血有帮助。

7. 必要时可以通过剖腹探查明确诊断。

【治疗方案及原则】

1. 肠系膜损伤合并大血管破裂者，在立即进行抗休克治疗的同时，实施剖腹探查止血。

2. 小肠破裂一旦诊断明确，均需要手术治疗，根据手术探查情况决定手术方式。

3. 保守治疗仅限于单纯性肠系膜挫伤和诊断暂时未明确，需要密切观察的病人。

4. 手术方式的选择

（1）全面探查小肠和肠系膜。

（2）肠管系膜缘血肿需要仔细探查，避免遗漏肠管壁穿孔。

（3）边缘整齐的裂伤可以两层内翻缝合。

（4）下列情况应行肠切除：肠壁缺损过大、纵行裂伤过长，直接缝合将导致肠管狭窄；多处破裂集中在一段小肠上；肠管严重碾挫伤导致血运障碍；肠壁内或系膜缘大血肿；肠系膜严重挫伤或断裂或系膜与肠管间撕脱导致血液循环障碍者。

（5）肠系膜损伤的处理：注意避免缝扎未受累的血管；尽量修补或吻合重建大动脉损伤；系膜裂孔应予修补，防止发生内疝。

（6）保守治疗和术中、术后应用有效的抗生素。

八、结 肠 损 伤

【临床表现】

1. 具有明确的外伤史，包括开放性腹部损伤和腹部闭合伤、纤维结肠镜或乙状结肠镜检查、内镜下电灼、激光治疗史。

2. 结肠损伤后主要表现为细菌性腹膜炎和全身感染中毒表现。出现严重的腹痛、腹胀，伴有恶心、呕吐；体温升高，脉搏增快。晚期出现感染性休克表现：脉搏细数，血压下降，四肢厥冷，神志改变，低体温等。伤后可能出现黑便或血便。

3. 查体发现腹胀，腹式呼吸减弱或消失，腹部压痛，肌紧张，反跳痛，全腹叩痛，但以肠管损伤处明显，肠鸣音减弱或消失。合并感染中毒性休克时，出现循环不稳定以及休克的其他临床表现。

4. 实验室检查　血白细胞明显升高，合并肠系膜血管损伤有严重内出血时，血红蛋白和血细胞比容降低。

5. B型超声可以发现腹腔内积液，X线检查可以发现膈下游离气体或腹膜后积气的表现。

6. 诊断性腹腔穿刺和诊断性腹腔灌洗可以抽出粪便或粪臭液体，或红、白细胞镜下满视野；当灌洗液中红细胞数超过 100×10^9/L、发现细菌和食物残渣、胆红素或淀粉酶超过血浆水平时，则腹腔灌洗试验阳性。

【诊断要点】

1. 具有明确的外伤或结肠镜检查史。

2. 严重的腹膜炎症状　腹痛、腹胀，伴有恶心、呕吐；全身中毒症状：体温升高、脉搏增快；也可发生严重的腹膜后间隙感染；晚期出现感染中毒性休克表现。伤后可能出现黑便或血便。

3. 查体发现弥漫性腹膜炎体征，但以肠管损伤处明显。全身中毒的相应体征，合并感染中毒性休克时出现休克的相应体征。

4. 诊断性腹腔穿刺和/或诊断性腹腔灌洗有相应的阳性发现。

5. B型超声可以发现腹腔内积液，X线检查可以发现膈下游离气体或腹膜后积气的表现。

6. 血白细胞增高，合并内出血时红细胞和血细胞比容降低。

7. 对于怀疑有结肠损伤而又一时不能确诊的病人，需要反复多次密切观察病情。高度疑似者可以剖腹探查明确诊断。

8. 怀疑存在结肠损伤的病人禁止结肠造影检查。

【治疗方案及原则】

1. 已经确诊或疑似结肠损伤的病人，均应使用广谱抗生素和抗厌氧菌的药物；合并感染中毒性休克的病人需要立即扩容，纠正酸碱平衡紊乱等。

2. 确诊或高度疑似结肠损伤的病人均应剖腹探查。

3. 怀疑存在结肠损伤而一时不能明确诊断者，反复观察病情变化十分必要，应由有经验的医师每3～4小时检查一次，前后比较。

4. 探查结肠必须全面，严防遗漏损伤。结肠位于腹膜后的部分必须剪开侧腹膜仔细检查。

5. 结肠损伤的手术方式应根据病人的全身状况、局部污染程度、肠管损伤程度、受伤后时间的长短等因素综合判断，以决定是行一期修复或一期切除吻合，还是选择肠外置、保护性结肠造口等二期手术。术中彻底清创，清除漏出的结肠内容物，大量生理盐水冲洗腹腔。腹腔内放置有效的引流。

6. 具有以下情况时，为一期手术所禁忌，需要进行二期手术：

(1) 病情危重，合并休克；

(2) 腹腔内污染严重且广泛，伴有弥漫性腹膜炎；

(3) 受伤时间超过8～12小时；

(4) 合并多发性腹腔内脏损伤或并发心、脑、肺等器官的严重损伤；

(5) 受伤的结肠血液供应不佳；

(6) 腹壁有大块缺损者；

(7) 高速火器伤。

7. 术后抗感染、补液、营养支持。要素膳对结肠损伤的愈合有益。

8. 病人情况许可时考虑二期手术关闭结肠造口：病人全身情况良好，贫血和低蛋白血症已经纠正；局部炎症已经控制，无腹腔内、外感染灶存在；造口远端吻合口或缝合修补处愈合良好；钡剂灌肠证实远端结肠通畅；腹部多发性损伤时其他器官的创伤已经愈合。一般在前次手术后3个月进行。

九、直肠肛管损伤

【临床表现】

1. 具有明确的致伤原因，如火器伤、臀部和会阴部锐器伤、异物嵌入伤、肛交损伤、各种原因导致的骨盆骨折、结肠镜、直肠镜检查等。

2. 腹膜反折以上直肠损伤，其临床表现同结肠损伤；肛管损伤位置表浅，直视下或者直肠镜下诊断容易。

3. 位于腹膜反折以下、肛提肌水平以上的直肠损伤，可能出现以下临床表现：

(1) 伤后肛门部疼痛；

(2) 有血液自肛门内排出；

(3) 会阴部、臀部、股部开放性伤口内有粪便样物溢出；

(4) 尿液中有粪便残渣；

(5) 尿液自肛门排出；

(6) 治疗延误可能发生严重的腹膜后间隙感染或直肠周围间隙的需氧菌厌氧菌混合感染，出现全身中毒症状，严重时可以导致感染中毒性休克；

(7) 合并腹膜后大血管或骶前静脉丛损伤时可以发生失血性休克。

4. 直肠指诊　指套上有新鲜血迹，可以扪及低位的直肠破裂口。

5. 直肠镜检查　可以直视低位直肠和肛管的损伤处。

6. X线摄像　了解有无骨折和异物存留。

【诊断要点】

1. 明确的外伤史。

2. 腹膜反折以上部位的直肠损伤，诊断要点参阅结肠损伤节。

3. 肛管损伤的诊断主要依赖视诊、直肠镜检查，但需要注意创口的深度。

4. 腹膜反折以下肛提肌水平以上部位直肠损伤的诊断，需要注意伤后出现的临床表现，如肛门疼痛、肛门出血；会阴、臀部和股部开放性创口内有粪便溢出；尿液中有粪便残渣，尿液自肛门排出等。

5. 诊治延误可以出现感染中毒症状，严重时出现感染性休克的表现。

6. 有失血性休克表现时，提示可能存在腹膜后大血管损伤或骶前静脉丛损伤。

7. 直肠指诊和直肠镜检查，对于较低位置的直肠、肛管损伤具有重要的诊断价值。

8. X线检查了解骨盆骨折情况和有无异物残留。

【治疗方案及原则】

1. 直肠肛管损伤一旦确诊，均应尽早手术治疗。合并感染性休克应及时处理。

2. 腹膜反折以上部位的直肠损伤，治疗原则与结肠损伤相同。

3. 腹膜反折以下部位的直肠损伤，原则上应行剖腹探查、创口修补和乙状结肠保护性造口。如果创口不大、污染不严重时，也可以行创口修补加直肠周围引流术。合并泌尿生殖道损伤者，应同时修补。损伤位置较低者，可以经会阴骶骨旁入路显露修补；伤口显露极端困难者，也不必强求修补。但经腹部和会阴部切口彻底清洗溢出到直肠旁间隙的粪便，同时经乙状结肠造口清洁肠道，则为治疗的重要环节。直肠后间隙放置恰当的引流并保持通畅。浅表的直肠肛管破口可能仅需清创缝合。

4. 如果创伤深大，除直肠肛管损伤外尚累及直肠括约肌者，除需行乙状结肠保护性造口外，清创时要注意保护括约肌，尽量予以修复，防止日后出现大便失禁。此种情况下日后也可能出现肛门狭窄，伤口愈合后需要定期扩肛。

5. 术后应用广谱抗生素和抗厌氧菌的药物。要素膳对于直肠创口的愈合有益。

6. 直肠肛管损伤的常见后遗症包括直肠膀胱瘘、直肠尿道瘘、直肠阴道瘘、直肠外瘘、直肠肛门狭窄或大便失禁等，大多数需要再次手术解决。

第四节　腹膜后血肿和大血管损伤

【概述】

腹膜后血肿是指后腹膜间隙局限性或弥漫性积血，往往是血管损伤、肾脏损伤、肾上腺损伤、胰腺损伤以及骨折的伴随现象。因此，处理腹膜后血肿的关键不是血肿本身，而是引起血肿的原因。本节主要讨论与血管损伤有关的腹膜后血肿。腹部大血管损伤是指腹主动脉、下腔静脉和门静脉及其分支或者属支包括腹主动脉、下腔静脉、腹腔动脉干及其分支、肠系膜上动脉和肠系膜上静脉、肾动脉和肾静脉、门静脉、肝静脉、肝后段下腔静脉、肝静脉以及髂动脉和髂静脉的损伤，通常致命。

二战中腹部动脉损伤为2%。朝鲜战争中腹部动脉损伤为2.3%，越南战争为2.9%。这是因为现代战争火器伤的致死率高，伤者来不及抢救，不能得出战争中腹部血管损伤发生率低的结论。在平时创伤中1/3的血管损伤发生在腹部。腹部闭合伤时血管损伤的发生率大约5%～10%。腹部刀刺伤时血管损伤的发生率大约10.3%，而枪伤时达到25%。车祸闭合伤时，急剧减速可引起大血管的小分支撕脱，例如肠系膜血管撕裂。对大血管的直接冲击和牵拉则可以导致撕裂或者破裂。穿透性损伤时可以直接割断血管，也可能造成血管内膜活瓣。

任何血管损伤的直接表现都是出血，病人常在短时间内发生出血性休克。出血性休克常导致代谢性酸中毒，还可能伴随凝血功能障碍和低体温。80%以上的大血管损伤病人因这种恶性循环死亡，必须紧急处理。伤员能否及时转送医院是救治的关键。

必须强调，腹部血管损伤往往伴有其他全身和局部严重损伤，是复合伤的一部分。因此，处理腹部血管损伤只是处理全身损伤的主要的或者次要的一部分，即必须放在病人的全身状况中考虑孰先孰后，或者有条件同时处理。

腹部手术时可能误伤血管。这种损伤可以是切开或者切断的锐性损伤，也可以是撕裂或者撕脱的不规则损伤。病人可能在很短的时间内发生休克。在低血压期间迅速观察出血部位，就比较容易发现受损伤的血管。应该抓住这一时机，在纠正休克的同时止血。止血是纠正休克的根本措施，但是必须避免止血操作造成进一步的损伤。

【临床表现】

1. 如果是严重复合伤，可能腹部症状被掩盖。如果病人处于休克状态，则腹部症状更难表现出来。

2. 腹痛、腰背痛和腹胀。

3. 腹主动脉和髂动脉损伤时，下肢动脉搏动减弱或者消失。

4. 腹主动脉与下腔静脉损伤性动静脉瘘和髂动静脉瘘时下肢水肿，可能伴腹胀。

5. 肾脏损伤时有血尿。

【诊断要点】

1. 有外伤史，例如高处坠落、车祸、挤压、钝器伤、被殴、火器伤和锐器伤等。必须尽量了解受伤时的细节，分析损伤的机制。

2. 脉搏加快，血压下降甚至休克。

3. 腹部膨隆，肠鸣音减少或者消失。

4. 下肢动脉搏动减弱或者消失，下肢水肿。

5. 白细胞增多，失血多时红细胞、血红蛋白和血细胞比容下降。肉眼或者镜下血尿。

6. 腹部B超检查发现“腹水”、腹膜后血肿以及血管损伤和脏器损伤，用于没有休克症状的病人。

7. CT和MRI检查发现“腹水”、腹膜后血肿以及血管损伤和脏器损伤，用于没有休克症状的病人。

8. 血管造影能发现血管损伤，用于没有休克症状的病人。

9. 腹腔穿刺和腹腔灌洗出血性液体，用于没有休克症状的病人。

10. 拍X光片除外血液流入胸腔或者盆腔血肿来自骨盆骨折，用于没有休克症状的病人。

11. 剖腹时发现腹膜后血肿、血管损伤和其他脏器损伤。

12. 腹部开放伤需要剖腹探查时进一步明确诊断。

【治疗方案及原则】

1. 急救

(1) 根据病人到达急诊室的情况决定是否复苏。开通上肢静脉，必要时中央静脉插管。除非不得已，不利用下肢静脉输液。

(2) 必要时输同型血，注意采取保温措施。

2. 保守治疗　适用于脉搏、血压和体温正常、症状轻、白细胞不增多的病人。

(1) 静脉输液，保持水、电解质平衡。预防感染。

(2) 密切观察病情变化，B超随访血肿是否增大。必要时进行CT、MRI甚至DSA检查。

3. 手术探查和治疗

(1) 适应证：

1) 闭合伤：明确的腹部血管损伤；血肿增大或者休克；没有休克症状但是有腹膜刺激征，或CT、MRI或DSA发现血管损伤以及必须修复的脏器损伤；病人腹腔灌洗或者B超检查结果阳性。

2) 开放伤：明确的腹部血管损伤、枪伤和其他伤的休克病人。

(2) 禁忌证：病人已经没有生命体征。

(3) 手术探查和手术治疗原则：

1) 根据受伤部位或者影像学资料探查，尽量明确血肿的来源。

2) 在明确诊断的基础上处理原发损伤。

第十四章 腹 膜 炎

腹膜壁层和（或）脏层因细菌感染或化学物质刺激等而发生急性炎症反应，称为急性腹膜炎，这是一种常见的外科急腹症。急性腹膜炎根据发病原因的不同，可分为原发性腹膜炎和继发性腹膜炎，继发性腹膜炎较多见；按病因可分为细菌性和非细菌性两种，前者多见；按炎症波及的范围，可分为弥漫性腹膜炎和局限性腹膜炎，前者病情严重。由于病变发展、感染程度、治疗方式与病人抵抗力的不同，各种类型的腹膜炎可以转化。急性腹膜炎大多起病比较急骤、病情复杂多变，甚至可以危及生命，外科医生应及时作出诊断，并予以正确的处理。

第一节 急性继发性弥漫性腹膜炎

【概述】

急性继发性弥漫性腹膜炎大多由腹腔内脏器炎症、穿孔所致，腹部体征明显，常需要手术治疗。其发病率在外科急腹症中占第一位。

腹腔内脏器急性炎症或穿孔，如果病变持续存在可导致继发局限性腹膜炎，进而发展为弥漫性腹膜炎。最常见的是急性阑尾炎合并穿孔，以及胃或十二指肠溃疡穿孔。其次不少脏器的急性炎症，大量炎性渗出可以引起急性继发性弥漫性腹膜炎，特别是急性坏死性胰腺炎和绞窄性肠梗阻。此外腹腔内出血，如脾破裂、动脉瘤破裂、女性异位妊娠破裂出血等，因积血刺激也可导致弥漫性腹膜炎。

由致病菌引起的腹膜炎，其全身脓毒血症的严重程度取决于病原菌的毒力、细菌数量、细菌的增殖时间以及菌种间的协同作用。急性继发性弥漫性腹膜炎的感染菌种多为肠道内正常存在的菌群，以革兰阴性杆菌为主，其中大肠杆菌最常见，并常为多种细菌的混合感染，细菌之间常有协同作用，致使毒性增强。

【临床表现】

1. 腹痛　根据病因不同，腹痛的程度也有差别。化学性腹膜炎所致的腹痛最为剧烈，腹腔内出血所致的腹痛最轻。腹痛的范围往往由一处弥漫至全腹，但仍以原发病灶处腹痛最剧。

2. 消化道症状　病人一般均有恶心和呕吐，初期为反射性，比较轻微；后期发生肠麻痹，可出现腹胀和反复呕吐，内容物呈胆汁样甚至呈粪汁样。当发生盆腔腹膜炎或直肠受到渗出液或脓液刺激时，病人可有坠胀和里急后重感。

3. 畏寒、发热等全身症状　急性继发性弥漫性腹膜炎发生时，病人可出现高热、心率加快、呼吸急促、血压下降等脓毒血症表现甚至感染性休克等症状。

【诊断要点】

急性继发性弥漫性腹膜炎是原发疾病的继续和发展，因此发病过程多样，病程演进多变。对于外科医生而言，诊断的步骤与思路应始终围绕以下二点展开。其一急性继发性弥漫性腹膜炎的诊断是否成立，其二最可能的原发疾病是什么。

1. 病史　在病史的询问中应着重了解腹痛的部位、性质、有无转移和放射、腹痛持续时间、加重或缓解因素等。起病时间和病程演变，有无外伤或近期手术史。既往有无消化道溃疡、胆道疾病、伤寒、肠结核、肠梗阻等病史。对于女性病人还应询问月经史、性生活史及人工流产史。

2. 体征

(1) 全身情况：急性继发性弥漫性腹膜炎是严重的急腹症，病人表现为急性病容，常伴有呻吟，为避免腹痛加剧，病人多不敢活动，喜屈曲下肢。检查时应注意病人的体温、呼吸、脉搏、有无休克脱水、皮肤巩膜黄染等。

(2) 腹部体征：

1) 视诊：几乎所有急性继发性弥漫性腹膜炎病人的腹式呼吸均有所减弱，甚至消失。消化道溃疡急性穿孔时，因腹膜受到强烈的刺激，消瘦病人的腹部可呈凹陷状。出现继发性肠道扩张者，则腹部饱满膨隆。

2) 触诊：弥漫性腹膜炎有全腹压痛和腹肌紧张，化学性腹膜炎引起的强烈刺激，可因腹肌高度紧张或强直而表现为板状腹。一般在原发病灶部位的压痛和反跳痛更为明显。在极度虚弱、幼儿或老年人，腹肌紧张可以不明显，而以压痛和反跳痛为主。

3) 叩诊：肝浊音界缩小或消失，说明腹腔内有游离气体，是含气的空腔脏器穿孔的表现。腹腔渗出液较多时可出现移动性浊音，若在叩诊时稍用力则病人感到疼痛，也是腹膜炎的表现。

4) 听诊：应注意有无肠鸣音亢进或消失，其音调、强度和持续时间。急性继发性弥漫性腹膜炎听诊时多有肠鸣音减弱，如在腹部4个象限听诊总计5

分钟以上仍不能听到肠鸣音，可以推断有肠麻痹，是腹膜炎的重要体征。

(3) 直肠指检：以下腹部表现为主的腹膜炎怀疑盆腔脏器有原发病灶时，应做直肠指检。根据有无压痛、压痛的部位、有无直肠壁饱满感或局限性包块以及宫颈举痛，来判断原发病灶的部位和有无妇科疾病。

3. 辅助检查

(1) 腹腔穿刺：腹腔穿刺是诊断急性腹膜炎的重要方法，适用于诊断不十分明确而又有腹腔内积液的病例。若能穿刺得到液体，根据其性状可获得颇有价值的诊断线索。此外，穿刺液应根据需要做常规检查、涂片、细菌培养以及药敏实验等检查。对于已婚妇女如后穹隆饱满需排除妇科疾病时，可做后穹隆穿刺。

(2) 生化检查：急性继发性弥漫性腹膜炎时，白细胞计数一般均升高。但在危重病人白细胞计数可以不升高，但白细胞分类中中性粒细胞的比例仍然增高，并可出现中毒颗粒。血、尿淀粉酶升高应考虑急性胰腺炎，血胆红素升高和尿胆红素阳性应考虑胆道疾病。

(3) 影像学检查：

1) B超：通过B超检查可以了解肝、胆、胰、脾的状况。确定有无胆囊肿大、胆道扩张、胆囊或胆道结石、胰腺有无水肿、轮廓是否清晰。消化道穿孔或内脏破裂可见腹腔内积液，肠梗阻时可见肠袢扩张和肠道内积液。

2) CT：必要时可做CT检查，对于诊断肝、脾损伤、急性胰腺炎等有较高的准确率。

3) 腹部X线平片：如发现有膈下游离气体，往往是胃、十二指肠等消化道穿孔的特殊表现。如发现包括结肠在内的肠管广泛充气扩张，提示有麻痹性肠梗阻，支持急性腹膜炎的诊断。如有孤立性的肠管扩张，应考虑肠扭转或闭袢性肠梗阻。此外，肠间隙增宽、腹膜外脂肪线模糊不清也是急性腹膜炎的表现。

【治疗方案及原则】

治疗可分为非手术和手术两种方法，而大多数病例需采用以手术为主的综合治疗。

1. 非手术治疗　非手术治疗适用于腹膜炎初期、病情较轻或炎症局限者。由于急性腹膜炎的病程变化多样，当病情转变为需要手术治疗时，这些恰当的非手术治疗又将是必要的术前准备。

(1) 体位：没有休克的病人宜采用半卧位，使腹腔内渗液流向盆腔，减轻中毒症状，有利于渗出液的局限和引流，并且可促使腹内脏器下移、腹肌松弛，减轻因膈肌受压而影响循环及呼吸。

（2）纠正水、电解质平衡紊乱：急性继发性弥漫性腹膜炎的病人因腹腔内有大量液体渗出，加之发病后病人不能进食并常伴有呕吐，多数病人均有不同程度的脱水，需及时静脉补充适量液体，包括晶体和胶体，以维持水、电解质及酸碱平衡。同时监测脉搏、血压、尿量、中心静脉压、血气分析及电解质等，以便调整输液成分及速度。

（3）禁食、胃肠减压：放置鼻胃管，持续减压，以防止或缓解肠淤张，对于上消化道穿孔可减少或制止消化液溢出，而起到治疗作用。

（4）抗生素的适用：急性腹膜炎常合并细菌感染，必须选用足量有效的抗生素。感染较严重者宜给予头孢菌素类抗生素，为了防止厌氧菌的混合感染，可同时给予甲硝唑。根据病因、部位、性质等方面推断最可能的致病菌，经验治疗用药，待细菌培养和药敏试验取得结果后，可根据结果调整用药。

（5）镇静、止痛：可减轻病人的痛苦及恐惧，但在诊断不明的情况下暂不宜用止痛药物，以免掩盖病情。

2. 手术治疗

（1）手术指征：急性继发性弥漫性腹膜炎一旦诊断确立后，大多数病人均需采用急诊手术治疗。对于原发病灶诊断不明确者，或不能排除腹腔内脏损伤、坏死或穿孔者，以及非手术治疗无效者，也应剖腹探查，以免延误治疗。有些诊断明确的病人，如溃疡病急性穿孔时为空腹状态，腹膜炎趋向局限，腹痛减轻，可暂不手术。急性坏死性胰腺炎若没有合并感染的证据，也可暂不手术。

（2）手术治疗方法和原则：急性继发性弥漫性腹膜炎手术治疗的目的在于：明确原发病灶，并予以相应的处理；清除腹腔内感染性渗出液；引流腹腔。

1）处理原发病灶：术中须根据病人的全身和局部情况来决定手术方式。如胃、十二指肠溃疡穿孔者、全身状况良好、腹腔污染轻、穿孔时间短、无明显水肿等，可作胃大部切除。若条件欠佳，则应作穿孔修补。左半结肠引起的病变，一般不作结肠一期切除吻合。

2）腹腔冲洗：局限性腹膜炎原则上不进行腹腔冲洗，以防止感染扩散。弥漫性腹膜炎可用大量温生理盐水冲洗腹腔，特别应注意冲洗双侧膈下、肝下、左右结肠旁沟及盆腔，清除脓、血、食物残渣、粪便等。冲洗时应注意术中的血压变化。

3）腹腔引流：病灶彻底清除、腹腔清洗干净者，可不放置引流。若腹腔污染严重，预计术后仍有腹腔渗出，应在适当部位放置引流。对于肠瘘、胆瘘、胰瘘及引流脓肿时，也应放置引流。

4）切口处理：术中妥当保护切口，大多可一期缝合，用可吸收线缝合腹膜。如污染严重，切口可填塞盐水纱布，每日换药，待分泌物明显减少和健康肉芽组织生长后，切口可延期缝合。

（3）术后处理：有休克或严重感染的病人，术后应加强监护。麻醉苏醒后可取半卧位以使渗出液流向盆腔，若形成残余脓肿也便于引流。保持胃肠减压通畅，直至胃肠道功能恢复。注意补充水、电解质，严重的病人及早给予全胃肠道外营养。加强抗生素的应用，根据情况作必要的调整。分期手术如结肠造瘘、胆囊造瘘、阑尾脓肿引流的病人，根据情况择期行治愈性手术。

第二节 膈下脓肿

【概述】

急性继发性弥漫性腹膜炎局限后，组织坏死、液化、脓液积聚于腹腔间隙中，被腹壁、脏器、肠系膜、网膜或肠管所包裹，形成腹腔脓肿，主要有膈下脓肿和盆腔脓肿。腹腔脓肿的位置隐蔽，诊断和治疗都比较复杂，病程迁延，是腹部外科难于处理的问题之一。

凡位于膈肌以下、横结肠及其系膜以上的上腹腔内脓肿，都泛称为膈下脓肿。平卧时由于位置较低，脓液、淋巴液易积聚于此。上腹部诸多脏器紧密毗邻，系膜和韧带纵横，可形成脓肿的间隙较多。膈下间隙的腹膜内区可分为二个肝上间隙（右肝上和左肝上）和三个肝下间隙（左肝下、右肝下前和右肝下后）；另有一个腹膜外间隙，即右冠状韧带内的肝脏裸区。

【临床表现】

膈下脓肿是继发性感染，或是其他原发疾病的后遗症或手术并发症，由于膈下脓肿位置较深，加之有原发疾病或手术因素的掺杂，腹部体征往往不明显。

1. 膈下脓肿最重要的临床表现是原有病情好转后，又逐渐出现全身感染的症状。表现为体温再度上升，开始为弛张热，后转变为稽留热。在全身无其他感染灶可找到时，应首先考虑膈下脓肿的可能。

2. 病人可出现盗汗、乏力、食欲不振、消瘦、全身不适等中毒症状。

3. 疼痛位于上腹部、下胸部、背部，并可向颈肩部放射。如膈肌受刺激，病人可有频繁的呃逆。出现胸膜反应时，病人感到胸痛、气短，并在深呼吸或咳嗽时疼痛加剧。

【诊断要点】

根据病人的原发病或有近期手术史，在出现全身感染中毒症状而又找不到感染灶时，若病人又出现上述症状时，应考虑膈下脓肿的可能，并及时做进一步的检查。

1. 体征

（1）病人的腹部体征大多不明显，多数表现为上腹部、肝区、背部的深压痛和叩击痛。

（2）侧胸部、后腰部局部皮肤可出现凹陷性水肿。

（3）右膈下脓肿时可使肝浊音界扩大。

（4）患侧肺基底部呼吸音减弱或消失，有时可有湿啰音。感染中毒症状明显时，可出现肠鸣音减弱或消失。

2. 辅助检查

（1）血常规：血常规检查可发现白细胞计数和中性粒细胞比例增加，并可出现核左移现象。

（2）X线检查：透视下可发现患侧横膈运动受限或消失。胸片和腹部平片可发现患侧横膈升高，肋膈角模糊，或有胸腔积液、肺不张。此外，脓腔内有时可见气液平，膈下偶可见占位阴影。左膈下脓肿有时可显示胃泡移位。

（3）B超和CT：B超应作为首选的检查方法，诊断的正确率可达90%左右。CT诊断的正确率可达95%，并有助于明确脓肿的部位、范围以及与邻近脏器的关系。

（4）脓肿穿刺：脓肿较大时可在B超定位下穿刺，如抽吸出脓液即可确诊，同时脓液应送细菌培养和药敏检查。如穿刺未能抽吸出脓液，并不能排除脓肿的诊断，其原因可能在于脓腔分隔或不规则、脓液过于黏稠等。

【治疗方案及原则】

1. 非手术治疗　非手术治疗仅限于症状较轻的小脓肿，病人有可能获得愈合。宜采用半卧位。选用有效的广谱抗生素，并宜同时给予抗厌氧菌药物。此外应加强营养，提供高蛋白、高热量饮食。对于不能进食的病人，应注意维持水、电解质平衡。对于严重消耗的病人，应给予全胃肠道外营养。当治疗效果不佳时，应考虑行穿刺或切开引流。

2. 脓肿穿刺引流　经皮穿刺置管引流具有不污染腹腔、手术创伤小等优点。适用于贴近体壁、局限的单房性脓肿。膈下脓肿多在B超引导下穿刺，将脓肿尽可能吸净，并注入抗生素，间隔数日可反复进行。

3. 手术引流　膈下脓肿手术引流的指征为：诊断明确的、较大的、多房性脓肿；经保守治疗无效；或穿刺引流失败者。术前应再次B超或CT定位，选择合适的切口。原则上采用腹膜外入路，以免污染游离腹腔或损伤肠道。胸膜损伤也应避免。

(1) 腹前壁入路：肋缘下切口，腹膜外引流右肝上、左肝上间隙脓肿，或经腹腔引流右肝下、左肝下间隙脓肿。应注意隔离保护，防止污染腹腔内其他脏器。

(2) 后腰部入路：沿第12肋作切口，显露并切除第12肋，平第1腰椎平面横形切开肋骨床，经腹膜后引流右肝下、右膈下后侧或腹膜外间隙膈下脓肿。应注意避免损伤胸膜。

(3) 胸壁入路：适用于右肝上间隙的高位脓肿。为了避免进入胸膜腔，手术可分两期进行。第一期可在右胸侧壁第8或第9肋处作沿肋骨切口，切除部分肋骨，直达胸膜外，然后用碘仿纱布填塞伤口，使胸膜和膈肌形成粘连。5～7天后行二期手术，将充填的纱布取出，进入脓腔，切开引流。

膈下脓肿的切开引流可通过多种切口和途径进行。但无论经何入路切开脓腔，引流必须充分，在脓液吸净后，应探查和打通脓腔内的分隔，并冲洗脓腔。可酌情在脓腔内放置数根引流管，以带侧孔的双套管为佳。术后可定时冲洗脓腔，随着引流量的减少，可分次拔除引流管。必要时在拔管前作窦道造影，以了解有无残腔。

第三节 盆腔脓肿

【概述】

下腹部和盆腔脏器的化脓性感染，如急性阑尾炎、急性输卵管炎以及弥漫性腹膜炎，因体位原因，感染性液体易于向下流至盆腔各间隙，形成盆腔脓肿，这是腹腔脓肿较为常见的一种。

【临床表现】

由于盆腔腹膜面积较小，吸收毒素能力较差，同时炎症范围也较局限，虽然病人也有发热、脉搏加快、倦怠等表现，但全身感染中毒症状较轻，相反局部症状比较明显。

1. 下腹部或盆腔手术后以及腹膜炎治疗过程中，体温下降后又有上升，或弛张热不退等。

2. 病人多感到下腹部坠胀不适。

3. 直肠刺激征　由于直肠受到炎症刺激，病人可有里急后重、便意频数而排便不多、排便淋漓不尽、大便可混有黏液等表现。

4. 膀胱刺激征　如膀胱受到刺激，病人可出现尿频、尿急、排尿困难等表现。

【诊断要点】

根据弥漫性腹膜炎病史，特别是下腹部脏器的化脓性感染，以及近期有腹部手术史，若病人出现全身感染症状和直肠刺激表现，应想到盆腔脓肿的可能。

1. 体征

（1）腹部检查：一般无特殊阳性体征。

（2）直肠指检：可出现肛门括约肌松弛，直肠前壁膨隆、触痛，甚至有水肿或波动感。

（3）阴道检查：适用于已婚妇女，以排除妇科疾病引起的炎性包块。

2. 辅助检查

（1）血常规：血常规检查可发现白细胞计数和中性粒细胞比例增加，并可出现核左移现象。

（2）B超和CT：B超特别是盆腔内B超以及CT检查有助于明确诊断，并可显示脓肿的具体位置和范围。

（3）穿刺：对于已婚妇女可做阴道后穹隆穿刺，对于未婚妇女或男性病人可经直肠内隆起的部位穿刺，若抽得脓液，可明确诊断。

【治疗方案及原则】

1. 非手术治疗　盆腔炎症尚未形成脓肿时，应积极予以全身治疗，给予有效的抗生素，并辅以热水坐浴、温热盐水或淀粉糊灌肠、物理透热疗法，多可自行吸收消散。即便是盆腔脓肿形成，如脓肿较小也有自行吸收的可能。

2. 手术治疗　若盆腔脓肿较大、临床症状较重，或经一段抗感染治疗后效果不明显者，应考虑手术引流，不宜拖延过久。对于已婚妇女可行经阴道后穹隆穿刺引流。其他病人如直肠指检扪及包块，可经直肠先作局部穿刺，若吸出脓液，即可在直肠内穿刺进针的部位切开，并用止血钳扩大切口，吸净脓液，放置引流管引流。盆腔脓肿引流后，由于小肠下沉和体位引流通畅，脓腔容易闭合。数日后病人如有排便，即可将引流管拔除，并辅以高锰酸钾热水坐浴。

第十五章 外科急腹症

【概述】

急腹症为外科常见病之一，以急性腹痛为主要症状，病情重、变化快。其常见病因有以下几类：

1. 消化道运动功能障碍，如胃扩张、肠道蛔虫团引发肠及胆道功能障碍继而引发绞痛，假性肠梗阻。

2. 消化道机械性梗阻，如肠内占位病变、胃扭转、肠扭转引发的肠梗阻。

3. 腹、盆腔脏器炎症，如急性阑尾炎、急性附件炎。

4. 腹腔脏器损伤、破裂或穿孔，如肝、脾破裂、消化道穿孔、宫外孕。

5. 腹内脏器缺血与坏死，如急性肠系膜血管栓塞或血栓形成。

【临床表现】

1. 腹痛　腹痛是急腹症最常见的症状，除急性阑尾炎有转移性右下腹痛的特点之外，其他一般最初腹痛的部位即原发病的部位。空肠脏器穿孔或重症胰腺炎的腹痛多呈剧烈、持续腹痛；梗阻引起的腹痛初起较迟钝、间断性，渐增强，随着病变加重，腹痛可表现为持续性剧痛且固定；痉挛引起的腹痛多呈绞痛，伴放射。

2. 恶心、呕吐　常在腹痛之后出现，反射性恶心、呕吐常在急腹症早期出现，如急性阑尾炎；梗阻性恶心、呕吐则随着病情的发展因肠管通过受阻而发生。幽门梗阻时呕吐物不含胆汁，高位肠梗阻时恶心症状出现早，呕吐物伴有粪味。

3. 腹胀　可因以下情况引起腹胀：胃肠道积气，胃肠道内容物通过障碍，腹水，腹内炎性渗出液及腹内肿块等。弥漫性腹胀多见于腹水、低位机械性梗阻、急性腹膜炎、肠麻痹等；局限性腹胀多见于胃、十二指肠、肝、胆、胰等引起的病变，腹胀一般局限于上腹部；横结肠梗阻、肠套叠、回结肠扭转表现为中腹部及右侧腹局限性腹胀；内袢性肠梗阻可表现为不均匀性、非对称性腹胀。

4. 排气、排便异常　停止排气、排便提示完全性肠梗阻，停止排气但有少量排便提示不完全性肠梗阻；腹泻、排便次数增多提示肠内或肠外炎症，如急性阑尾炎、盆腔脓肿；便血多提示肠道缺血坏死性疾病、血管破裂出血、肿瘤破溃、溃疡出血等。

5. 其他伴随症状　包括发热、乏力、食欲减退等。一般急腹症发热在腹痛后出现，早期多不明显，如出现高热提示有严重感染。梗阻性黄疸主要见于肿瘤、结石、炎症引起的肝、胆、胰病变，急性化脓性胆管炎腹痛、发热可同时出现。随着病情发展，可能出现休克（低血容量性、中毒性、创伤性）、DIC及多脏器功能衰竭的相应表型。

【诊断要点】

1. 腹痛　阵发性绞痛表示空腔脏器痉挛或梗阻，如胃肠、胆囊、输尿管病变；持续性腹痛表示腹膜或腹腔内脏器有炎性病变，伴阵发性加重则表示同时伴有梗阻性疾病或血运障碍；刀割样疼痛表示空腔脏器穿孔或急性血性胰腺炎，漏出的消化液刺激腹膜而产生剧痛；钻顶样疼痛见于胆道蛔虫病；烧灼样疼痛多因胃内容物过多刺激胃黏膜所致。

2. 恶心、呕吐　常常发生在腹痛之后。呕吐物不含胆汁提示幽门梗阻；呕吐发生时间早、反复发作迟且含有粪臭味，提示大肠梗阻；呕吐频繁且不易控制，有暴饮暴食病史，提示急性胆囊炎、胆囊结石、急性胰腺炎。

3. 排气、排便异常　停止排气、排便提示完全性肠梗阻；停止排气、有少许排便、既往有便秘病史提示不完全性肠梗阻；既往有腹泻、便秘交替史要考虑肠内占位性病变；便鲜血，病变多位于结、直肠；柏油样便，病变多位于上消化道、小肠；便血伴腹痛、腹胀提示肠系膜血管栓塞的可能；便血伴腹部包块提示肠肿瘤、肠套叠的可能；脓血便提示结、直肠炎症或肿瘤的可能。

4. 体征特点

（1）一般检查：急性病容，表情痛苦；急性弥漫性腹膜炎常表现为固定体位，如侧卧、卷曲；阵发性绞痛病人表现为辗转不安、坐卧不宁；出血性疾病可见皮肤黏膜苍白；肝、胆、胰的炎症、结石、肿瘤等病变可出现皮肤、巩膜黄疸。

（2）腹部检查：

1）望诊：胃肠型蠕动波提示消化道梗阻，胃型多见于幽门梗阻，肠型蠕动波多见于肠梗阻，低位肠梗阻、肠麻痹、腹膜炎可表现出全腹弥漫性胀满；腹腔脓肿、肿瘤、肠扭转、肠套叠、嵌顿疝或股疝表现为局限性膨隆；急性胃扩张表现为中上腹胀满；急性胆囊炎、胆石症病人胆囊大时，可表现为右上腹随呼吸运动的梨形包块；胃十二指肠溃疡穿孔早期可见舟状腹。

2）触诊：顺序由不痛向痛处移动，由浅入深。压痛、反跳痛、肌紧张是腹膜炎的重要体征，局限性或弥漫性代表腹膜炎的程度和范围。胃肠炎或其他肠道感染性疾病多表现为广泛的压痛，而肌紧张不明显；单纯空腔脏器梗阻引起的腹部压痛范围较广泛。另外还要注意腹部包块，应注意其部位、大小、硬度、活动度、边界及表面情况、压痛反应等。压痛明显的包块提示炎性病变；表面不光滑提示恶性肿块的可能性大；囊性肿块多质软、光滑或有波动感；活动度大的肿块多位于肠系膜、大网膜、胃肠道；相反，肝脏、胰腺和腹膜后肿块的可能性大。

3）叩诊：叩痛提示腹膜炎症，肠胀气时呈鼓音，腹腔肿块或积血、积液时呈浊音或实音，当腹腔积液超过500ml时移动性浊音可呈阳性。肝浊音界消失或缩小说明膈下有游离气体，提示胃肠道穿孔、严重腹胀或肺气肿。

4）听诊：肠鸣音亢进或伴有气过水音或金属音，提示机械性肠梗阻；肠鸣音消失或减弱，提示麻痹性肠梗阻、腹膜炎；闻及振水音提示胃肠内大量积液。

5）直肠指诊：指套带黏液及血液可能为肠套叠、直肠癌、肠炎；直肠前壁触痛明显或有波动感提示盆腔积脓和积血；直肠右侧壁触痛提示盆腔阑尾炎。

5. 血液学检查

（1）血细胞比容测定、红细胞计数、血红蛋白定量，有助于诊断出血性疾病，为判断失血量、选择输血和种类提供依据。

（2）白细胞计数：有助于了解机体感染情况和抗感染反应能力。白细胞升高提示机体炎性病变，消化系统、泌尿系统等重要感染时，可见中性粒细胞核左移，极重度感染时中性粒细胞可减少；老年人及衰弱病人白细胞不升高或轻度升高；腹部闭合性或开放性损伤时白细胞也可见升高。

（3）血糖：急性胰腺炎可见血糖暂时升高。

（4）血气分析：可全面了解机体水、电解质及酸碱平衡状态。

（5）血淀粉酶：血淀粉酶水平升高可诊断急性胰腺炎，轻度升高也可见于消化道穿孔、肠缺血、卵巢囊肿扭转。

6. 尿液、粪便检查

（1）尿液颜色变深或比重升高提示病人轻度脱水，尿呈浓茶色间接说明血胆红素升高。

（2）尿胆红素阳性提示存在梗阻性黄疸。

（3）镜下血尿或脓尿提示泌尿系统结石或感染。

（4）血便：鲜血便提示下消化道出血，柏油样便提示上消化道出血，脓血便多见于细菌性痢疾、阿米巴痢疾、直肠癌。

7. 腹腔穿刺液检查

（1）不凝血：常见于腹腔内实质脏器破裂，如肝、脾破裂，还可见于宫外孕、卵巢黄体破裂。

（2）血性液：多见于绞窄性肠梗阻、肠系膜血管栓塞、癌肿破裂、重症胰腺炎、出血性坏死性肠炎。

（3）黄色或黄绿色液体：无臭味提示胃十二指肠穿孔或小肠穿孔，有臭味则提示大肠穿孔或合并产气杆菌感染。

（4）胆汁样液体：提示胆道或十二指肠穿孔。

8. 影像学检查

（1）腹部X平片：立位腹平片中80%的消化道穿孔病人可见膈下游离气体；远端小肠梗阻可见气液平面，扩张的肠袢在腹中部，呈“阶梯状排列”；如扩张的肠袢位于腹部周围，并可见结肠袋提示结肠梗阻，同时结肠造影可见造影剂在梗阻部位突然中断，盲肠显著胀气。如腹部可见孤立扩大的肠袢，提示肠绞窄可能。仰卧位腹平片可见肠管扩张、结肠外侧沟增宽，提示腹内积液；左侧卧位时右肝外侧积气提示消化道穿孔。

（2）B超：对于观察腹腔积液及判断阑尾包裹非常有意义；可以发现膈下积液、肠间积液，对选择治疗有很大帮助。还可鉴别泌尿系结石、妇科疾病。

（3）腹部CT：怀疑腹腔实质性脏器病变时，B超检查因肠胀气影响效果，可行CT检查。

（4）血管造影术：对于肠系膜血管栓塞、消化道出血有诊断意义，同时还可以行相应的血管栓塞治疗。

9. 腹腔穿刺术　怀疑腹腔内出血、消化道穿孔等病症的病人，可采用腹腔穿刺术协助诊断。抽出不凝血或含有胆汁、胃肠内容物的腹腔积液是诊断的有利证据，也是剖腹探查术的有力指征。怀疑宫外孕、卵巢黄体破裂的病人，可行后穹隆穿刺术，抽出不凝血即可诊断。

【治疗方案及原则】

1. 积极采取相关手段明确诊断，急腹症一旦明确需行手术治疗。

2. 一时难以明确诊断，要密切观察症状、体征变化，动态监测生命体征、血常规及各项生化指标的变化。

3. 积极对症治疗，抗休克，抗感染，纠正水、电解质紊乱和保持酸碱平衡。

4. 在观察病情的过程中禁用吗啡类止痛药。

5. 如发现下列情况，应行剖腹探查术：

（1）不能控制的腹腔内出血；

（2）疑有肠绞窄、肠坏死、消化道穿孔；

（3）对症治疗的动态观察过程中，病情不好转反而加重。

第十六章　原发性腹膜后肿瘤

【概述】

原发性腹膜后肿瘤指起源于腹膜后间隙（不包括胰腺、肾脏、肾上腺和大血管）的肿瘤。临床上比较少见，占全身肿瘤的0.07%～0.2%。疾病早期发现困难，手术难度比较大，手术后易复发。原发性腹膜后肿瘤的组织起源为腹膜后间隙脂肪、疏松结缔组织、筋膜肌肉、血管神经、淋巴组织以及胚胎残留组织，种类繁多，临床表现多样。超过半数以上的肿瘤为恶性。

【临床表现】

1. 症状　除了少数具有内分泌功能的肿瘤外，初期一般多无明显症状。随着肿瘤的生长，可能出现下列症状：

（1）占位症状：腹膜后间隙空间辽阔，肿瘤常常巨大，产生腹部胀满感，严重时影响呼吸。少数情况下由于肿瘤内部出血，腹部胀满感可能突然加重，并可伴有剧痛。

（2）压迫症状：原发性腹膜后肿瘤发展到一定阶段会对邻近脏器产生压迫，产生相应的刺激症状。如肿瘤压迫胃可以产生恶心、呕吐；压迫直肠将导致排便次数增多、里急后重感；肠道严重受压可能出现肠梗阻症状；压迫胆管可以出现梗阻性黄疸。肿瘤侵犯泌尿系统器官出现相应的症状，压迫膀胱可以产生尿频、排尿急迫感；压迫输尿管产生肾积水症状；双侧输尿管严重受压者将出现尿毒症表现。肿瘤侵犯神经或脏器时可以出现疼痛，如腹背痛、会阴部痛及下肢痛，也可能出现受累神经支配区域的皮肤感觉异常。肿瘤压迫静脉和淋巴管，可以导致相应引流区域的皮肤如下肢、阴囊水肿和腹壁静脉曲张。

（3）异位内分泌症状：少数具有内分泌功能的腹膜后肿瘤，根据所分泌物质的不同，可以引起相应的内分泌症候群。如嗜铬细胞瘤可出现阵发性高血压；某些可以分泌胰岛素样物质的纤维组织肿瘤能引起低血糖症状；罕见的功能性间叶组织肿瘤可引起抗维生素D的低血磷骨软化病等。

（4）全身症状：体重减轻、食欲下降、发热、恶病质等在病程晚期都可能出现，恶性肿瘤出现这类症状更早。

2. 体征　病人就诊时最常见的体征是腹部肿块，位置固定而深在，一般仰卧位触诊较腹卧位清楚。良性肿瘤除肿块外体征少，有囊性感者多为囊性肿瘤如淋巴囊肿等；恶性肿瘤的体征相对较多，可有压痛、腹水、下肢水肿、腹壁静脉曲张、下肢感觉异常、梗阻性黄疸、肠梗阻和异常血管杂音等体征。但要明确肿瘤来源于腹膜后间隙，甚或明确肿瘤的性质，单凭症状和体征，不经特殊检查，很难作出诊断。

3. 辅助检查

（1）影像学检查：是判断肿瘤位置、范围、与周围脏器的关系及肿瘤血液供应所必需的。

1）B超：对于腹膜后肿瘤的诊断正确率较高，对于肿瘤位置、大小、囊性抑或实性的鉴别有价值。但对于肿瘤与周围器官的关系，结论常不够准确。安全、无创、经济，用于术前筛选和术后复查。

2）CT：定位检查最确切，术前判断肿瘤和邻近脏器的关系很有帮助。也可以用于术后随访，便于早期发现肿瘤复发。

3）MRI：对于腹膜后肿瘤的诊断价值与CT相似，价格比较昂贵。

4）胃肠钡餐造影或钡剂灌肠检查：摄取正位、侧位和/或斜位片，根据不同肠段受压移位的改变，间接判断肿瘤是否位于腹膜后以及与相邻胃肠道的关系。有时对于判断肿瘤是否来源于腹膜后仍不准确。

5）泌尿系统造影检查：静脉肾盂造影，了解肾脏、输尿管和膀胱受累情况，明确健侧肾功能。对判断肿瘤是否来源于腹膜后有帮助。逆行肾盂造影可以明确输尿管梗阻的部位。

6）X线平片：可能观察到软组织阴影和胃肠道、肾脏移位的表现。见到骨骼和钙化影像对畸胎瘤的诊断有帮助，但钙化并不一定意味着肿瘤一定为良性。腰椎间孔扩大和骨质破坏表明肿瘤可能来源于神经根。

7）血管造影检查：当体格检查发现肿块有血管杂音或B超、CT、MRI等影像学检查发现肿瘤巨大且与腹部大血管关系密切时，应根据情况选择DSA动脉造影或下腔静脉造影，便于术前全面评价，了解肿瘤血液供应来源和血管受累情况，避免术中遭遇复杂情况而措手不及。

（2）实验室检查：对于具有神经内分泌功能的腹膜后肿瘤有辅助诊断意义。

（3）病理检查：当临床上高度怀疑肿瘤为对放疗、化疗敏感的组织类型时，可以切取小块瘤组织进行病理组织学检查，避免更大的手术创伤。也可以行细针穿刺活检。由于同一个肿瘤可能含有多种组织成分，结果可能会有差异。

【诊断要点】

1. 根据病人就诊时表现出来的占位症状、压迫症状、全身症状，结合体格检查发现的腹部肿块以及出现的相应邻近器官系统的压迫体征，应考虑到原发性腹膜后肿瘤的诊断。罕见的情况下可能合并异位内分泌症状，但确诊为腹膜后肿瘤需要经过辅助检查。

2. B超、CT或MRI检查　是确诊腹膜后肿瘤所必需的检查。X线胃肠钡餐造影、钡灌肠、泌尿系统造影、X线平片，对诊断腹膜后肿瘤有重要的辅助意义。当瘤体巨大、怀疑肿瘤侵犯大血管或肿瘤血供丰富时，应选择恰当的血管造影检查法。

3. 实验室检查　对于某些具有神经内分泌功能的腹膜后肿瘤，有辅助诊断价值。

4. 病理检查　对切除的瘤体标本行病理检查是最终的诊断。当怀疑肿瘤为对放疗或化疗敏感的组织类型时，或者肿瘤已经不能切除时，应切取小块组织行病理检查，术前也可行细针穿刺活检，目的在于明确诊断和指导治疗。

【治疗方案及原则】

1. 原发性腹膜后肿瘤的治疗应采用综合治疗措施。争取手术完整切除仍是主要的治疗手段。

2. 放疗对某些原发性腹膜后未分化肿瘤、恶性淋巴瘤有一定疗效，化疗一般仅对恶性淋巴瘤有效。化疗方案可参照恶性淋巴瘤的治疗规范。

3. 肿瘤侵犯邻近脏器和大血管并非手术禁忌证。切除巨大的广基底腹膜后肿瘤，术中常易损伤内脏或必须牺牲器官。关键是术前对手术难度有一个客观的估计，做好人员、手术器械、备用血液、肠道等方面的准备。

4. 复发性腹膜后肿瘤，再次手术切除依然是主要的治疗措施，但手术难度明显加大，对此应有充分的认识。

5. 对于不能完全切除的腹膜后肿瘤，可以施行部分切除，以缓解肿瘤对邻近脏器的压迫，辅以其他治疗，或能延长病人的生存期。

第十七章　胃、十二指肠疾病

胃、十二指肠黏膜的局限性圆形或椭圆形全层缺损，称为胃、十二指肠溃疡，又称消化性溃疡。男性发病率高，胃、十二指肠球部为好发部位。此外，食管下端、胃空肠吻合口附近、异位胃黏膜的梅克尔憩室内亦可发生，其病因与发病机制仍有争论。可能与遗传、体质、精神、神经、体液和局部等因素有关。近 20 年来的研究使我们增加了新的认识：①消化性溃疡是由多种病因所致的异质性疾病群，病人之间的发病机制可能并不相同，只是临床表现非常相似而已；②抗胃酸分泌药物 H_2 受体拮抗剂和质子泵抑制剂对消化性溃疡疗效良好，巩固了胃酸在消化性溃疡发病中起主要作用的认识；③幽门螺杆菌与消化性溃疡高度相关。此外，胃和十二指肠溃疡在发病机制上也有不同之处，前者主要是防御因素减弱，后者主要是侵袭因素增加。

第一节　胃溃疡与外科治疗

【概述】

胃溃疡是常见病，发病高峰年龄为 50～60 岁，与精神因素的关系不如十二指肠溃疡明显，空腹胃酸比十二指肠溃疡低，甚至可能低于正常人。形成溃疡的机制可能与胃黏膜屏障抵抗力缺陷和胃排空延迟有关，前者引起氢离子大量逆相弥散而损害胃黏膜，后者使食物淤积而致一时性胃泌素和胃酸分泌大量增加。溃疡可发生于胃的任何部位，但以胃窦部居多，约 90%。当溃疡发生并发症而不再属单纯溃疡时，即有可能需要外科治疗。

【临床表现】

1. 症状　上腹部疼痛是本病的主要症状。

(1) 疼痛的部位：多位于上腹中部，偏右或偏左。但胃体上部和贲门下部溃疡疼痛可出现在左上腹或胸骨、剑突后，后壁穿透性溃疡疼痛可放射至背部。

(2) 疼痛的程度或性质：疼痛一般较轻而能忍受，但偶有疼痛重者。疼痛表现为隐痛、钝痛、胀痛、烧灼样痛。

(3) 疼痛的节律性：节律性疼痛是消化性溃疡的特征之一，它与进食有关，胃溃疡的疼痛多在餐后1小时内出现，经1～2小时后逐渐缓解，直至下餐进食后再复现上述节律。夜间疼痛症状少见。

(4) 疼痛的周期性：周期性疼痛是消化性溃疡的又一特征，但此特点在胃溃疡并不突出。

此外，尚可有反酸、嗳气、烧心、上腹饱胀、恶心、呕吐、食欲不振等消化不良症状，但这些症状均不特异。

2. 体征　消化性溃疡缺乏特征性体征，在溃疡活动期多数病人有上腹部局限性轻压痛。可有贫血，部分病人体质较瘦弱。当出现合并症时可有相应的体征。

3. 辅助检查

(1) 可有血红蛋白降低。

(2) 幽门螺杆菌检出率为75%～85%。

(3) 上消化道造影可见龛影。

(4) 内镜见溃疡面，可取病理证实。

【诊断要点】

1. 典型者进食后出现上腹痛，可有恶心、呕吐、黑便、贫血、乏力等表现。

2. 可有贫血貌，左上腹或剑突下压痛。

3. 可有血红蛋白降低，幽门螺杆菌检测常为阳性，上消化道造影可见龛影，胃镜见溃疡面。可取病理证实。

有必要指出，有溃疡症状者不一定患有消化性溃疡，而相当部分消化性溃疡病人的上腹痛常不典型。无并发症存在时，体征多无诊断价值。因此，消化性溃疡的确诊需要依靠X线钡餐或内镜检查。

【治疗方案及原则】

1. 内科治疗　使用H_2受体阻滞剂或质子泵抑制剂、胃黏膜保护剂、针对幽门螺杆菌的抗生素等。胃溃疡的愈合一般比十二指肠溃疡慢，愈合后约40%又复发，由于胃镜的普遍使用，可以明确溃疡有无癌变，因此可以根据胃镜结果和病人症状决定手术时机。

2. 外科治疗

(1) 手术适应证：

1) 经内科治疗3个月以上仍不愈合；

2) 内科治疗期间愈合后又复发；

3) 多次反复发作；

4）直径超过 2～2.5cm 的大溃疡；

5）不能肯定除外癌变；

6）并发梗阻、大出血、急性穿孔、穿透至胃壁外。

（2）手术方法：

1）胃部分切除，胃十二指肠吻合术，既解决了胃窦刺激胃酸分泌的问题，又同时将溃疡切除。解决了可能癌变的问题。一般胃切除不超过 50%（包括整个胃窦部），疗效良好者在 90%以上。

2）胃部分切除加迷走神经切除，适用于伴有并发症的急诊手术，或耐受力较差者。

3）胃后壁穿透性溃疡必须采用胃部分切除术治疗，应强调切不可连同溃疡底部的胰腺切除。

4）复合溃疡术式同十二指肠溃疡。

第二节　十二指肠溃疡与外科治疗

【概述】

十二指肠溃疡多见于 30 岁左右的男性，溃疡的形成与胃酸分泌有密切关系。其平均基础胃酸分泌量和最大胃酸分泌量都较正常人为高，胃液酸度过高，激活胃蛋白酶原，使十二指肠黏膜自身消化，是溃疡形成的重要原因。消除或显著降低胃酸分泌，可促使溃疡愈合和防止复发。这是外科手术治疗十二指肠溃疡的基本概念。

【临床表现】

1. 症状　上腹部或剑突下疼痛为主要表现。

（1）疼痛的节律性：有明确的节律性，与进食密切相关，多于进食后 3～4 小时发作。进食或服用抗酸剂后可缓解。可发生夜间疼痛，多出现于午夜或凌晨 1 时左右。

（2）疼痛的周期性：疼痛发作可在持续数天、数周或数月后，继以较长时间的缓解，以后又复发。溃疡一年四季均可复发，但以秋末至春初较冷的季节更为常见。

（3）其他症状：可有反酸、烧心、嗳气等症状，但不特异。

2. 体征　缺乏特异性体征，溃疡发作期可有右上腹压痛。少数病人可因慢性失血或营养不良而有贫血。

3. 辅助检查

（1）幽门螺杆菌检测：在排除近期服用抗生素、铋剂或非甾体类消炎药

（NSAID）后，幽门螺杆菌在活动性十二指肠溃疡病人中的检出率几近100%。

（2）X线钡餐检查：气钡双重对比造影和低张造影可见龛影，是消化性溃疡的直接X线征象，具有可靠的诊断意义。局部痉挛、激惹现象、十二指肠球部畸形和局部压痛等均为间接征象，诊断特异性有限。

（3）内镜检查：可见溃疡，准确性高于钡餐，还可在直视下作病理检查。

【诊断要点】

1. 典型者为中青年男性，餐后延迟痛、饥饿痛和夜间痛。有明显的周期性和节律性，劳累、紧张、兴奋可为诱因，使症状加重。

2. 临床体征缺乏特异性，可有贫血貌，多数有右上腹局限性深压痛。

3. X线钡餐检查可见龛影，十二指肠球变形，内镜可发现溃疡、瘢痕、狭窄，幽门螺杆菌检测阳性。

【治疗方案及原则】

1. 内科治疗　使用H_2受体阻滞剂或质子泵抑制剂、胃黏膜保护剂、针对幽门螺杆菌的抗生素等。

2. 外科治疗

（1）手术适应证：

1）合并大出血、急性穿孔、幽门瘢痕狭窄性梗阻。

2）多年的溃疡病史，症状有加重趋势，发作频繁，持续时间长，疼痛剧烈，饮食和活动受限影响身体营养和正常生活。

3）经过认真正规的内科治疗，症状未减轻，或减轻后短期内又复发。

4）X线钡餐或内镜检查发现溃疡很大或有穿透至肠壁外的征象。

5）有穿孔和多次出血史，溃疡仍为活动性，有再发急性并发症的可能。

（2）手术方法：十二指肠溃疡的手术治疗与一般外科手术的作用有所不同，实质上不是病变的局部治疗，而是通过改变有关脏器的病理生理状况达到治疗目的。即以改变胃酸分泌的生理作为理论依据。常用术式有：

1）胃部分切除术：切除范围应包括胃远端的2/3～3/4，即胃体大部、整个胃窦、幽门和十二指肠第一部，胃切除术后胃肠重建应根据溃疡的部位、性质以及胃酸分泌的高低区别对待，选择胃与十二指肠或空肠吻合。由于术后复发率低，为国内常用术式。

2）迷走神经干切断或选择性迷走神经切断加做胃引流术（胃空肠吻合术或幽门成形术）。

3）高度选择性迷走神经切断术（壁细胞迷走神经切断术），因为保留幽门部的迷走神经，可取代传统的胃大部切除术。

第三节 胃、十二指肠溃疡外科合并症

一、出 血

【概述】

出血是消化性溃疡最常见的合并症，发生于约10%～15%的病人。临床所见溃疡合并大出血者多为十二指肠溃疡，主要因为十二指肠溃疡的发病率高于胃溃疡。后壁溃疡侵蚀胃、十二指肠动脉或其分支，可引起大量出血。由于有时出血不能自行或经非手术方法停止，因而溃疡大出血是手术治疗的适应证。

【临床表现】

1. 症状 呕血或便血，多数病人仅有柏油便而无呕血，出血前常无溃疡加剧的预兆，呕血前常有恶心感觉。便血前多突然有便意，排便前后可有无力、眼黑或晕厥。也可有腹胀、心悸、口渴等症状。

2. 体征 取决于失血量和失血速度，一般失血量在400ml以上时，有循环代偿现象，如苍白、脉搏加快但仍有力，血压正常或稍增高。失血达800ml后即可出现明显休克体征，如出汗、皮肤凉湿、脉快弱、血压下降、呼吸急促等。意识清楚，表情焦虑或恐惧。腹部常无阳性体征，也可有腹胀、上腹压痛、肠鸣音亢进等，约半数病人有体温升高。

3. 辅助检查 血红蛋白、红细胞计数和血细胞比容测定非常重要，并且有必要多次复查，尤应在静脉输液后检查。

【诊断要点】

1. 有典型溃疡病史或过去检查证明有溃疡病的病人，如出现胃肠道大出血，绝大多数病例为溃疡出血。

2. 鉴别除外食管静脉曲张破裂、胃黏膜病变、胆道出血、凝血功能障碍等所致的出血。

3. 胃、十二指肠内镜检查有重要意义。

【治疗方案及原则】

治疗原则为止血、补充失血量和防止复发。

1. 内科治疗 绝大多数溃疡大出血病人，经内科治疗出血可自行停止。

2. 外科治疗 5%～10%的病人出血仍继续，需手术治疗。

(1) 手术适应证：

1) 出血极快，短时间内失血很多，并出现休克。

2) 在6～8小时内输入中等量血液（600～800ml），血压、脉搏以及全身情况不见好转。

3）近期曾发生大出血，出血停止后短期再次呕血或黑便。

4）在溃疡病内科治疗期间出现大出血。

5）年龄在60岁以上。

6）有长久和屡次复发的病史，出血前曾证实溃疡位于十二指肠后壁或胃小弯。

（2）手术方法：

1）远侧胃和十二指肠球部溃疡出血，国内均采用包括溃疡在内的远端胃大部切除术。

2）如十二指肠溃疡切除困难予以旷置时，应在溃疡内用不吸收缝线贯穿结扎出血动脉。

3）对不能切除的高位胃溃疡应予以局部切除，缝合后再行远端胃大部切除术。

4）十二指肠溃疡出血贯穿缝扎止血后，胃切除的同时也可加做胃迷走神经切断术。

二、穿　　孔

【概述】

穿孔是溃疡病第2个最常见的合并症，发生于5%～10%的病人。十二指肠溃疡穿孔多发于球部前壁小弯侧，胃溃疡急性穿孔多发于近幽门的胃前壁，也是小弯侧。其临床表现为严重的急腹症，有致命危险，需紧急处理。

【临床表现】

1. 症状　典型者表现为骤发腹痛，剧烈，如刀割或烧灼样，持续性可伴有阵发加重。初起部位多在上腹或心窝部，迅即延及全腹而以上腹为重。多数病人有多年溃疡病史，穿孔前常有症状加重或饮食不当等诱发因素。

2. 体征　病人仰卧拒动，急性痛苦病容，可有面色苍白、四肢凉、出冷汗、脉率快、呼吸浅。发病初期，血压仍正常。腹式呼吸消失，全腹压痛，腹肌紧张呈板样强直，肠鸣音消失。如腹腔内有较多游离气体，则叩诊时肝浊音界不清或消失。随着细菌感染的发展可有全身感染中毒症状，腹膜炎征也相应加重。

3. 辅助检查　X线检查80%的病人站立位见膈下游离气体，如腹透无膈下游离气体，不能否定溃疡穿孔的可能。

【诊断要点】

1. 典型病史，以往有溃疡病症状或溃疡病史，近期又有溃疡活动症状。

2. 急剧腹痛和显著的腹膜刺激征。

3. 立位X线腹平片检查有气腹征。

【治疗方案及原则】

1. 非手术疗法 连续胃肠吸引减压，适应证为：

(1) 空腹穿孔。

(2) 无明显中毒症状，腹膜炎体征较轻。

(3) 溃疡病本身无根治适应证。

(4) 重要脏器并存病，致使麻醉及手术有较大风险。

治疗过程中必须密切观察腹膜炎的变化，如情况无好转或有加重，需及时改用手术治疗。

2. 穿孔缝合术 创伤较轻，对病人的危险小，是治疗溃疡急性穿孔的主要手段。

3. 急诊胃切除或迷走神经切断术 在有腹膜炎的情况下行根治术，其风险显然较穿孔缝合为大，应严格掌握适应证，即根治手术的必要性和病人耐受手术的可能性。原则上死亡率不应高于穿孔缝合或非手术治疗。

三、幽门梗阻

【概述】

常为十二指肠溃疡的并发症，幽门管或近幽门的胃溃疡也有发生。过去约有5%～10%的病人发生此并发症。发生因素其一是活动性溃疡引起的炎性肿胀和痉挛，二是慢性溃疡引起的瘢痕收缩，更多见是两种因素的结合。瘢痕性梗阻需通过外科手术予以解除。

【临床表现】

1. 症状 明确的慢性消化性溃疡病史，梗阻发生后症状的性质和节律逐渐改变，以恶心、大量呕吐为主要表现，呕吐隔宿食物是其特点。一般呕吐物无血或胆汁，可伴有水、电解质紊乱的相应表现。

2. 体征 病人往往皮肤干燥，上腹可见胃蠕动波并可引出振水音。

3. 辅助检查 X线检查显示胃潴留，胃部胀大蠕动增强。钡剂不易进入十二指肠。

【诊断要点】

1. 长期溃疡病史和典型的胃潴留症状。

2. 清晨胃肠减压，可抽出大量酸臭味液体和食物残渣。

3. X线钡餐证实幽门梗阻，并确定是否为机械性。

【治疗方案及原则】

瘢痕性幽门梗阻应采用手术治疗，术前必须有良好的准备，以预防吻合口水肿和愈合不良。

1. 纠正脱水和电解质紊乱，短时间静脉营养支持。

2. H_2 受体拮抗剂以减少胃酸分泌。

3. 持续胃肠减压及温盐水洗胃以减轻胃黏膜水肿。

4. 手术以胃大部切除为主，也可采用迷走神经切断加胃窦切除术。对胃酸低、溃疡已愈合的病人，特别是老年或全身情况差的病人，可行胃空肠吻合或同时加做迷走神经切断术。

四、癌　变

胃溃疡是否会癌变仍然是个争论的问题，一般估计发生率约为 2%～3%。十二指肠溃疡不引起癌变。临床应对每例胃溃疡提高警惕，胃镜下多点活检是必要的。并在治疗后复查胃镜，直到胃溃疡完全愈合为止。

第四节　胃、十二指肠溃疡术后并发症

【概述】

胃、十二指肠溃疡术后早期并发症，常与术后病理改变、手术操作失误或手术意外相关；远期并发症多由于手术后解剖、生理改变和代谢障碍所引起，或由于术后消化道重建的不同部位发生慢性梗阻所致。

一、吻合口梗阻

【临床表现】

1. 发生于术后 7～10 天，个别可延迟到 2 周以上。

2. 突发上腹胀痛、频繁呕吐。

【诊断要点】

1. 可发生于毕Ⅰ及毕Ⅱ式术后，与吻合时黏膜内翻过多加上术后水肿造成的内容通过不畅有关。

2. 进食后呕吐伴腹痛，呕吐物为所进食物，可含或不含胆汁。

3. 钡餐示钡剂不能或仅少量通过吻合口，吻合口形如漏斗状，边缘光滑。

【治疗方案及原则】

1. 非手术治疗　禁食、胃肠减压、营养支持。适用于由吻合口炎症水肿引起的胃排空障碍。

2. 手术治疗　对保守治疗无效或由于器质性或机械性原因引起的吻合口

梗阻，根据手术探查发现梗阻原因，可考虑切除吻合口、重建吻合口或另加吻合口。

二、输入袢梗阻（输入袢综合征）

（一）急性完全性梗阻

【临床表现】

1. 突发上腹部剧痛，呕吐频繁，但呕吐量不大，不含胆汁。
2. 体检上腹部有压痛，甚至可扪及可疑包块。
3. 严重者随后可出现烦躁不安、脉率增快、血压下降等休克表现。

【诊断要点】

1. 发生于胃大部切除毕Ⅱ式吻合术后。
2. 突发上腹剧烈疼痛。
3. 呕吐频繁但量不大，呕吐物不含胆汁，呕吐后症状缓解。
4. 查体时上腹部有压痛，偶可扪及包块。
5. 上消化道造影有助于诊断。

【治疗方案及原则】

1. 诊断明确或高度可疑时应及时手术。
2. 术中根据造成梗阻的原因选择不同的手术方式，如为扭转则复位固定，如出现坏死则切除。

（二）慢性不完全梗阻

【临床表现】

1. 间歇性、喷射性大量呕吐胆汁。呕吐与进食有密切关系，一般在饭后不久出现。
2. 呕吐前可有中上腹部胀痛或绞痛，并放射至肩胛部。
3. 上腹部可能扪及包块。

【诊断要点】

1. 发生于胃大部切除毕Ⅱ式吻合术后。
2. 间歇性大量呕吐胆汁，多于餐后不久出现。
3. 腹痛位于中上腹，常于呕吐前出现。
4. 查体时上腹部有压痛，偶可扪及包块。
5. 上消化道造影有助于诊断及鉴别诊断。

【治疗方案及原则】

1. 早期或考虑与吻合口处黏膜水肿、炎症有关时，应予禁食、胃肠减压、静脉高营养支持等治疗。

2. 如症状持续不缓解，非手术治疗效果不好时，应行手术治疗。

（1）将毕Ⅱ式改为 Roux-en-Y 吻合术。

（2）将输入袢与输出袢行 Braun 吻合。

三、输出袢梗阻

【临床表现】

1. 上腹饱胀疼痛。

2. 恶心、呕吐，呕吐食物和胆汁。

3. 查体可及左上腹包块。

【诊断要点】

1. 上腹胀痛，恶心呕吐，呕吐物含食物及胆汁，吐后腹胀、腹痛可缓解。

2. 查体可及左上腹膨隆及包块。

3. 钡餐可助诊断。

【治疗方案及原则】

1. 保守治疗　禁食，胃肠减压，营养支持。

2. 手术治疗　非手术治疗无效者可行吻合口重建，解除引起梗阻的原因，恢复输出段肠袢通畅。

四、十二指肠残端破裂

【临床表现】

1. 病人突发右上腹痛，疼痛剧烈且范围迅速扩大。

2. 发热，全腹压痛、反跳痛，甚至休克。

3. 白细胞增高，腹腔穿刺可抽得胆汁。

【诊断要点】

1. 常发生于术后 2～5 天，突然出现右上腹剧痛。

2. 有腹膜炎体征。

3. 可发热及轻度黄疸。

4. 可有白细胞增高，腹腔穿刺可抽得胆汁。

【治疗方案及原则】

1. 立即手术。

2. 早期破裂（术后 48 小时之内）　重新缝合残端，十二指肠残端内置引流管，残端周围置引流管，胃肠减压，营养支持。

3. 晚期破裂（术后 48 小时以后）　行十二指肠残端内及残端周围引流，胃肠减压，营养支持。

五、吻合口空肠溃疡

【临床表现】

1. 常发病于术后 2 年内。

2. 症状和原溃疡病相似，但疼痛剧烈、节律性不明显。

3. 柏油样便，慢性贫血。

4. 如形成胃空肠结肠瘘，出现腹泻，便中混有不消化的食物；嗳气有粪臭味。

【诊断要点】

1. 上腹痛，规律性不明显，可为饭后加重或夜间加重。

2. 食物及药物治疗效果不明显。

3. 常并发出血（50%～60%），有贫血、便血或便潜血阳性。

4. 并发穿孔（1%～5%）。

5. 形成内瘘，常由于穿孔局限侵袭局部脏器，如空肠、结肠等。

6. 胰源性溃疡病人常于术后出现此并发症。

【治疗方案及原则】

1. 手术治疗方面存在问题或缺陷者，按溃疡病行内科治疗。

2. 行胃空肠吻合术的病人，加行迷走神经切断术或改行胃大部切除术。

3. 胃大部切除术后胃空肠 Roux-en-Y 吻合或加空肠空肠 Braun 吻合术的病人，加行迷走神经切断术。

4. 如有急性穿孔，可行穿孔修补加迷走神经切断术。亦可再切除部分残胃，重建吻合，加/不加迷走神经切断术。

5. 胰源性溃疡所致的并发症，要按胰源性溃疡的原则治疗（胃泌素瘤）。

六、胃切除术后远期并发症

（一）倾倒综合征

【临床表现】

1. 餐后 15～90 分钟内产生上腹胀痛不适、恶心呕吐、肠鸣、腹泻。

2. 出现神经、循环系统症状，如心慌、多汗、眩晕、苍白、发热、无力。

3. 平卧 20～30 分钟好转。

【诊断要点】

1. 发生于胃大部切除术后。

2. 包括两组症状：一组是胃肠道症状，另一组是神经、循环症状。

3. 症状在平卧20～30分钟后好转。

【治疗方案及原则】

1. 非手术疗法　调节饮食，多进蛋白、脂肪类食物，少吃糖类，限制液体食物，少食多餐。

2. 手术疗法　极少数病人长期不缓解，可改毕Ⅱ式为Ⅰ式或做Roux-en-Y吻合，或在输出段肠袢插入10cm逆蠕动空肠段。

（二）碱性反流性胃炎

【临床表现】

1. 持续性上腹部烧灼样疼痛，进食后不能缓解，呕吐后腹痛可以减轻。

2. 可有胆汁呕出、贫血、体重下降、胃肠道出血等症状。

3. 胃镜检查可见胆汁潴留和多量反流，少数病人有黏膜糜烂、胃肠道出血。

【诊断要点】

1. 发病可在术后数天至术后十余年，通常在1～2年以内。

2. 为程度不同的持续性上腹部烧灼样疼痛，进食后不能缓解，呕吐后症状减轻。

3. 胆汁呕出。

4. 纤维胃镜可以确诊。

【治疗方案及原则】

1. 保守治疗　应用解痉药、消胆胺、胃复安及胃黏膜保护剂等。

2. 手术治疗　进一步切除残胃远端，改作Roux-en-Y式胃空肠吻合，以转流碱性肠液，可同时附加迷走神经切断术，以防止Roux-en-Y术后发生吻合口复发溃疡。

（三）残胃癌

【临床表现】

1. 主要症状和原溃疡病相似，上腹痛、餐后饱胀、消瘦、呕血等。

2. 上消化道造影和胃镜检查可确诊。

【诊断要点】

1. 因胃良性病变施行胃大部切除，术后至少5年发生的癌。

2. 主要症状和原溃疡病相似。

3. 上消化道造影和胃镜检查可确诊。

【治疗方案及原则】

一旦发现，施行胃癌根治术或全胃切除。

第五节 应激性溃疡

【临床表现】

1. 主要表现为突发呕血、便血，便潜血阳性。

2. 出血量大者可有休克表现。

3. 胃镜检查可发现胃黏膜糜烂、渗血、表浅溃疡，少有溃疡侵蚀大血管引起大出血。

【诊断要点】

1. 有应激状态，如脑疾病或手术史、烧伤、大手术。

2. 长期服用水杨酸制剂、非甾体抗炎药等。

3. 长期饮酒史。

4. 呕血、便血，便潜血阳性，甚至休克。

5. 胃镜检查阳性表现。

【治疗方案及原则】

1. 非手术治疗

(1) 解决应激状态，积极治疗原发病。

(2) 禁食。

(3) 胃肠减压，给予止血药物和胃黏膜保护剂。

(4) 给予抗酸剂，如 H_2 受体阻断剂、质子泵阻断剂。

(5) 给予生长抑素。

(6) 胃镜止血。

2. 手术治疗

(1) 胃切开止血，根据病人情况可加行迷走神经切断术和幽门成形术。

(2) 胃周血管结扎术。

(3) 胃大部切除术。

(4) 全胃切除术。

第六节 十二指肠淤滞症

【概述】

引起十二指肠淤滞症的原因很多，如环状胰腺、肠系膜上动脉根部附近淋巴结肿大、脂肪肥厚以及纤维化等，其中以肠系膜上动脉压迫综合征常见。肠系膜上动脉与腹主动脉之间夹角较小或肠系膜上动脉分出位置较低，压迫十二指肠，引起间断发作的十二指肠淤滞。

【临床表现】

1. 急性型　少见，突然发生上腹剧痛、膨胀，恶心、频繁呕吐，吐出大量含胆汁液体，可发生水、电解质平衡紊乱，甚至出现休克。站立位腹部X线片见右上腹有一液平面。

2. 慢性型　较多见，反复发作性进食后上腹膨胀不适，呕吐量大，为所进食物及胆汁，胸膝位可减轻以上症状。体征：消瘦，营养不良性贫血，上腹部饱满，胃型或蠕动波，压痛，震水声。X线钡餐检查见十二指肠第三部钡剂中断，表现为纵形整齐笔杆状压迹，降部可见顺、逆蠕动，呈钟摆运动，俯卧位时钡剂可顺利通过。胃扩大、下垂、排空迟缓，近端十二指肠扩大、滞留等间接征象。

【诊断要点】

1. 急性型

(1) 突然发生剧烈上腹痛；

(2) 频繁呕吐黄绿色液体；

(3) 上腹胀满；

(4) 无力型体质；

(5) 易呈虚脱状态；

(6) 站立位腹部X线平片显示左上腹有一扩大胃泡，及右上腹见有一大液平。

2. 慢性型

(1) 反复发生进食后上腹胀痛不适；

(2) 进食后恶心、呕吐大量所进食物及胆汁；

(3) 胃肠钡餐检查见十二指肠第一、二段扩张；

(4) B型超声检查测肠系膜上动脉与腹主动脉之间夹角，$<13°$有诊断价值。

【治疗方案及原则】

1. 原则　根据不同的病因谨慎选择治疗方法，可经2周左右的非手术治疗，症状仍无好转，始考虑手术治疗。

2. 手术方案

(1) 十二指肠悬韧带切断松解术：适用于韧带过短、肠系膜上动脉与腹主动脉之间夹角过小及高位十二指肠。悬韧带切断松解后，十二指肠第三部位置下移3～4cm，达到解除梗阻的目的。

(2) 十二指肠血管前移位术：十二指肠第三部在肠系膜上动脉后方游离切断，移至肠系膜上动脉前再行端端肠吻合。此手术虽较符合解剖生理，但操作较复杂。

（3）十二指肠空肠 Roux-en-Y 式吻合术：吻合口应靠近肠系膜上动脉压迫处，空肠袢不宜过长，吻合口不应小于 5cm。

（4）胃切除胃空肠吻合术：适用于合并溃疡病者。

第七节　胃良性肿瘤

【概述】

按其组织发生，胃良性肿瘤分为胃良性上皮性肿瘤和胃良性间叶组织肿瘤。胃良性肿瘤较少见，其中以息肉和平滑肌瘤较为常见，所具有共同的临床特征是以中年发病者占大多数，息肉病变以男性居多。胃良性肿瘤好发于胃窦部和胃体部。

一、胃　息　肉

【临床表现】

胃息肉早期无明显临床症状。幽门部腺瘤性息肉较大或带蒂，进入幽门管时可引起间歇性幽门梗阻，出现上腹部不适、疼痛、恶心、呕吐，甚至出血。炎性和增生性息肉是在慢性胃炎的基础上发展而来，大多发生在胃窦部，可有上腹部烧灼痛、隐痛、饱胀、食欲不振、恶心、嗳气等慢性胃炎症状。

【诊断要点】

1. 有上腹不适、饱胀、隐痛、嗳气、恶心、呕吐等慢性胃炎症状。

2. 胃肠钡餐显示充盈缺损。

3. 纤维胃镜活检及病理检查。

【治疗方案及原则】

1. 单发带蒂息肉，直径＜2cm，可通过内镜套扎加电灼，切除标本病理检查。

2. 手术治疗指征

（1）息肉较大，内镜治疗风险大；

（2）息肉直径＞2cm，不能除外恶变。

3. 手术方式

（1）单发或息肉数较少，可切开胃行息肉黏膜下切除术；

（2）多发区域性息肉：行胃部分切除术；

（3）多发分布于全胃的息肉：全胃切除或胃部分切除加息肉切除。

二、胃平滑肌瘤

【临床表现】

中上腹隐痛、不适，无规律性，或间断出现；最常见的症状是为消化道出血。

【诊断要点】

1. 纤维胃镜可见隆起的黏膜下肿瘤，球形或半球形，其表面黏膜正常或有溃疡；

2. 胃肠钡餐或CT检查可确定肿瘤的大小、位置；

3. 胃镜超声检查可确定肿瘤侵犯的深度、大小。

【治疗方案及原则】

1. 外科治疗原则是及时手术切除。

2. 手术方法及范围视具体情况决定；一般不采用单纯的肿瘤摘除，采用包括肿瘤及其周边2～3cm的胃壁部分胃切除术治疗；若肿瘤巨大而且位于贲门附近可行全胃切除。

3. 不必行区域淋巴结清除，因即使肿瘤为恶性，也很少有淋巴结转移。

第八节 胃肉瘤

【概述】

胃肉瘤是指起源于间叶组织的胃恶性肿瘤，其中以恶性淋巴瘤最多见，其次是平滑肌肉瘤。恶性淋巴瘤对放射治疗、化疗敏感，平滑肌肉瘤对放射治疗、化疗均不敏感。

一、胃恶性淋巴瘤

【临床表现】

1. 上腹部或脐周疼痛最为多见；

2. 半数病人有厌食、恶心、呕吐；

3. 体重减轻；

4. 上腹部包块。

【诊断要点】

1. 胃肠钡餐检查见病变呈弥漫型和浸润型生长，多伴有溃疡形成，或见有多数不规则圆形充盈缺损，似鹅卵石样改变，其周围有十分肥大的黏膜皱襞。

2. 胃镜组织标本病理切片呈结节状增厚。

【治疗方案及原则】

手术原则基本上与胃癌相似。

1. 对局限于胃壁的息肉或结节状肿块，行胃次全切除术。

2. 肿瘤浸润或扩展范围过广、边界不清或胃壁内有多个病灶，应行全胃切除。

3. 对不能根治切除者，应作姑息性切除。

二、胃平滑肌肉瘤

胃平滑肌肉瘤是起源于胃壁平滑肌组织的恶性肿瘤，也可由胃平滑肌瘤恶变而来。

【临床表现】

1. 早期常无特殊症状，症状出现的时间和程度与肿瘤的部位、大小、生长速度和有无溃疡、出血等有关；

2. 可有上腹疼痛或不适、腹胀、呕吐；

3. 上消化道出血可为首发症状；

4. 上腹可触到包块。

【诊断要点】

1. 胃肠钡餐检查可见胃内边缘整齐的圆形充盈缺损，充盈缺损中间可出现典型的脐样溃疡。

2. 胃镜可见黏膜下肿块特征：肿块表面的黏膜呈半透明状，中央可出现脐样溃疡。胃镜活检钳尽可能向黏膜深部钳取，可获得较高的阳性诊断率。

3. 超声胃镜检查可提供很有价值的诊断依据。

【治疗方案及原则】

1. 本病对放疗、化疗均不敏感，手术治疗应力求彻底。

2. 肿瘤较小可行胃大部切除术，肿瘤较大或位于贲门、胃底可行全胃切除术。

3. 有肝等邻近脏器转移，在胃切除的同时如能切除转移病灶，可取得姑息治疗效果。

第九节　胃　癌

【概述】

胃癌在我国的发病率甚高，居胃肠道肿瘤的首位，男性多于女性。目前，胃癌诊断的主要方法为胃镜与X线钡餐检查。早期诊断、早期手术是治疗胃癌最有效的方法。在手术治疗的基础上加化疗和免疫治疗等综合措施，可望提高治疗胃癌的效果。

【临床表现】

早期胃癌无明显症状，可表现为进食后上腹不适、隐痛、嗳气、食欲下降、轻度贫血等。随着病情的进展，上腹疼痛逐渐明显，体重进一步下降，可出现腹胀、呕吐、上消化道出血等症状。晚期病例上腹可扪及包块，锁骨上淋巴结肿大，肝肿大，消瘦，腹水，贫血，黄疸，恶病质，直肠指诊盆腔可触及结节状肿块。

【诊断要点】

1. 内镜检查　电子胃镜检查可以明确肿瘤的部位、大小、范围、距贲门和幽门的距离，并可取活检作出病理诊断。超声内镜可辨别胃癌浸润深度及胃周淋巴结转移情况。具有上述某些临床表现，加上有胃镜病理检查结果，即可作出胃癌的诊断。

2. X线检查　胸部照片了解有无肺部转移。钡餐检查确定有无癌肿及其部位、大小、有无合并胃出口梗阻等。

3. 腹部B超或CT扫描　可了解有无肝转移和淋巴结转移。还可了解有无腹水，有无腹腔、盆腔肿块等。螺旋CT增强扫描的准确率高于B超检查。

4. 大便潜血试验多呈持续阳性。

5. 术前应判断是早期胃癌还是进展期胃癌，并根据上述检查结果对胃癌的分期作出估计。但进展期胃癌的具体临床分期，大多数要待术后病理结果才能确定。

【治疗方案及原则】

1. 手术指征

(1) 胃癌诊断已明确，尚未发现远处转移者。

(2) 已有转移，但估计原发病灶可以切除，而病人又能耐受手术者。

(3) 胃癌穿孔、大出血或胃出口梗阻者。

(4) 通过检查仍未明确诊断，但高度怀疑为胃癌者。

2. 术前准备

(1) 伴严重贫血、低蛋白血症的择期手术病人，术前应给予适当的纠正。中度以上营养不良者，术前给予肠外或肠内营养支持。

(2) 胃癌并穿孔、大出血或有梗阻者，按急诊手术准备。

(3) 估计肿瘤有可能侵犯横结肠者，术前应行肠道准备。

(4) 术前必须向病人家属说明手术切除的可能性、危险性、可能的手术方式及其预后等问题，以取得良好的配合和理解。

3. 手术方式

(1) 根治性切除术：是目前治疗胃癌最有效的方法。规范化的根治术应按肿瘤位置整块地切除胃的大部或全部，切除范围应包括足够的正常组织和区域淋巴结群，两切端无癌残留。根治性淋巴结清扫术以字母 D 表示，清除第一站淋巴结为 D1 术式，清除第二站为 D2 术式，余类推。一般以 D2 术式作为系统淋巴结清扫的经典术式。D4 手术的手术指征尚有争议，术者应有足够的 D2 手术经验才可开展 D4 手术。

(2) 姑息性切除术：切除包括原发病灶在内的部分胃或全胃，而不做或无法做彻底的淋巴结清扫。适用于 TNM 分期Ⅳ期的病人。主要是改善病人的生活质量和延长生存期。

(3) 转流术或其他手术：探查发现病灶不能切除而伴有幽门梗阻者，做胃空肠吻合术，无法做胃空肠吻合者则行空肠造瘘术。胃上部癌不能切除者，可做胃造瘘术。如病灶不能切除又有出血者，可试行胃周围血管结扎术。

4. 辅助治疗　以化疗为主。

第十节　十二指肠肿瘤

【概述】

十二指肠肿瘤是发生于十二指肠组织的良、恶性肿瘤。以恶性更多见。约50%的十二指肠肿瘤发生于降部，依次为水平部、壶腹部，升部最少。良性十二指肠肿瘤中腺瘤最多，其他为平滑肌瘤、血管瘤、脂肪瘤、神经纤维瘤、错构瘤、神经鞘瘤、上皮样平滑肌瘤和纤维瘤。恶性十二指肠肿瘤中以腺癌最多，其他为恶性淋巴瘤、平滑肌肉瘤、类癌、纤维肉瘤、脂肪肉瘤、鳞状细胞癌和恶性神经鞘瘤等。

【临床表现】

十二指肠肿瘤缺乏特异性临床表现，常见的症状有：

1. 腹痛　为较常见的症状，多数病人仅感上腹不适，或有溃疡病样上腹疼痛。梗阻、肿瘤恶变、囊性变并发感染，可能是腹痛的原因。

2. 消化道出血　以粪便潜血阳性或黑便多见，偶有因大出血致休克者。往往由于肿瘤表面缺血、坏死、溃疡所引起。多见于平滑肌瘤，其黏膜面有丰富的血管，且易发生糜烂、溃疡而出血，亦可见于较大的腺瘤和血管瘤。

3. 肿瘤增大或浸润毗邻组织形成腹部肿块。

4. 梗阻　肿瘤增大引起十二指肠梗阻、十二指肠肠腔狭窄，肿瘤增大可因瘤体本身的占位或因脱垂、套叠而产生梗阻症状，多数表现为间歇性上腹绞痛、恶心呕吐等。位于球部的巨大腺瘤还可逆入幽门，引起幽门梗阻，出现球阀综合征（ball valve syndrome）。但腔外型肿瘤不易引起梗阻。

5. 黄疸　见于十二指肠乳头周围的肿瘤。部分病例可出现库瓦齐埃（Courvoisier）征，即肿瘤阻塞性胆囊增大。

6. 此外，恶性十二指肠肿瘤病人多有消瘦、乏力、贫血等临床表现。少数良性肿瘤瘤体巨大，尤其向肠腔外生长，可在上腹部触及包块。

【诊断要点】

1. 十二指肠肿瘤术前约有10%漏诊或误诊，与医师对本病认识不足有关。故对无溃疡病或门静脉高压症病史而胃镜检查阴性的上消化道出血；无明显溃疡病史而出现上消化道梗阻；无胆管结石或胰头病变的梗阻性黄疸，均应考虑十二指肠肿瘤的可能。

2. 十二指肠低张造影可使十二指肠黏膜皱襞展平，便于发现小病灶甚至黏膜下病灶，肿瘤发现率可达90%。

3. 十二指肠镜检查一般只达到十二指肠壶腹部，但肿瘤好发于降部，易被忽略。活检常因取材浅表或部位不准确容易漏诊或误诊，确诊率约65%。对可疑病例如使用超长十二指肠镜可窥视到空肠起始部，减少漏诊。

4. 如应用超声十二指肠镜检查，同时能显示肿瘤浸润深度以及肿瘤与胆、胰管之间的关系。

5. B型超声检查　对确诊十二指肠肿瘤的价值较小，但可显示十二指肠周围和腹膜后淋巴结的情况，以及肿瘤与胆、胰管之间的关系。

6. CT检查　能提示肿瘤与周围组织、器官的关系，以及腹腔淋巴结和肝脏有无转移。

7. 腹腔动脉和肠系膜上动脉造影　对确定出血部位有较大价值，此系创伤性检查，仅用于上述检查方法难以诊断的病例。

【治疗方案及原则】

十二指肠肿瘤的治疗以手术切除为主，应根据肿瘤性质、生长情况和部位决定术式。术式有经内镜切除，适用于带蒂的良性肿瘤；十二指肠部分切除，适用于较小的良性肿瘤、远离十二指肠乳头且未侵及胰腺和周围组织者；胰头十二指肠切除，适用于十二指肠乳头周围或侵及胰头的肿瘤。如晚期恶性肿瘤不能切除可行转流术。

第十八章 小肠疾病

第一节 急性出血性肠炎

【概述】

本病为一种原因不明的肠管急性炎症病变，多发生在回肠末段或空肠，也可累及结肠及十二指肠。起病急，病情发展快。小肠常表现为充血、水肿、出血、坏死等不同病理改变，故又被称为急性节段性肠炎、急性坏死性肠炎、节段性出血性坏死性肠炎、急性出血坏死性肠炎、坏死性肠炎等。本病可以有肠坏死。血便是主要的临床症状之一。多见于小儿。

【临床表现】

1. 急性腹痛　呈阵发性绞痛或持续性疼痛伴有阵发性加剧，多在脐周或遍及全腹；伴有恶心、呕吐。

2. 腹泻　多数为血水样或果酱样血便，偶有紫黑色血便。

3. 中毒症状　发热、寒战。有些病人早期即呈中毒性休克。

4. 阵发性绞痛、频繁呕吐等肠梗阻症状。

【诊断要点】

1. 临床症状　见上述临床症状。

2. 腹部体征

(1) 可见不同程度的腹胀、腹肌紧张及压痛；

(2) 当肠管坏死或穿孔时，可有明显的腹膜炎征象；

(3) 有时可触及充血水肿增厚的肠袢所形成的包块；

(4) 肠鸣音减弱或消失。

3. 辅助检查

(1) X线腹部平片：小肠扩张积气，空肠黏膜皱襞粗糙，肠间隙增宽，立位片可见液平面。肠段坏死时显示不规则的致密阴影团。

(2) 腹腔穿刺：可能为血性。

(3) 化验：白细胞计数升高，有血便或大便隐血阳性。

【治疗方案及原则】

1. 以非手术治疗为主，包括：

（1）纠正水、电解质与酸碱紊乱，如便血量大可少量多次输血。积极改善因内毒素而产生的中毒症状，预防及治疗中毒性休克。应用头孢类抗生素与甲硝唑，以控制肠道细菌感染。

（2）用肠外营养，以使肠道休息并提供能量。

（3）禁食水，胃肠减压。

2. 手术治疗

（1）手术指征：

1）因肠坏死或穿孔而出现腹膜刺激征象。

2）反复肠道大出血，非手术治疗无法控制。

3）肠梗阻症状经非手术疗法无效时。

4）局部体征加重，全身中毒症状明显，有休克倾向。

5）诊断未能确诊者。

（2）探查后根据病变情况选择不同的手术方式：

1）如肠管并无坏死、穿孔，亦无大量出血，可进行肠系膜根部普鲁卡因封闭，不作其他处理，继续内科观察治疗。

2）肠管坏死、穿孔或大量出血，病变局限者可行肠管部分切除吻合。

第二节 小肠肿瘤

【概述】

小肠肿瘤有良性、恶性，良性肿瘤亦以平滑肌瘤和腺瘤最为常见，其次为脂肪瘤、血管瘤等。恶性肿瘤中有肉瘤、腺癌、类癌等。无论良性、恶性，均可发生于各段小肠。发病年龄以50岁以下为多，男、女性大致相等。

【临床表现】

1. 腹痛　是最常见的早期症状，可急性发作，也可反复发作，表现为隐痛、胀痛乃至剧烈绞痛。可伴腹泻、食欲不振等症状。

2. 消化道出血　多数为隐性出血，表现为大便隐血试验阳性或黑粪，病人可呈贫血状；也可出现间断小量出血，甚至大量便血。

3. 肠梗阻　可表现为急性或慢性肠梗阻。多由良性腔内型肿瘤或较大的平滑肌肉瘤或恶性淋巴瘤所引起。

4. 腹部肿块　多见于恶性淋巴瘤或平滑肌肉瘤，良性肿瘤很少能触及肿块，活动度大。较小的良性肿瘤可引起肠套叠，肿块可呈条索状。有肿块时常伴有部分或完全肠梗阻表现。

5. 全身症状 除肿瘤反复出血导致贫血外，小肠恶性肿瘤尚可引起消瘦、乏力等全身症状。

6. 类癌综合征 约10%的小肠类癌可出现类癌综合征。表现为阵发性面、颈部、上肢皮肤潮红，腹痛，常因进食、饮酒、情绪激动、按压肿瘤而激发。也可有慢性水泻、哮喘，多见于类癌而有肝脏转移的病人。

【诊断要点】

1. 上述临床症状 即腹痛、消化道出血、肠梗阻症状、腹部包块、贫血、类癌综合征等表现。

2. 体征

(1) 腹部扪到肿块，时有时无，肿块体积较大，活动度大，位置多不固定。

(2) 局限性腹膜炎：即有压痛、反跳痛、肌紧张，多见于恶性肿瘤合并穿孔时。

(3) 肠梗阻征象：压痛、肠鸣音亢进或减弱，有时可闻及气过水音。

3. 辅助检查

(1) X线钡餐造影检查：是最常用的方法。如疑十二指肠病变，可作低张十二指肠造影。如肿瘤较大向腔内突出，可见充盈缺损；如肿瘤浸润肠壁范围较广或引起肠套叠，可看到近端小肠扩张和钡剂受阻、狭窄、杯影等；有时可看到黏膜破坏等。完全性或接近完全梗阻者，不可作钡剂检查，以免促使完全梗阻。

(2) 十二指肠镜、小肠镜检查：疑为十二指肠肿瘤时，可作该项检查，直接了解病变部位、大小、形态，并作活组织检查。

(3) 选择性腹腔和肠系膜上动脉造影：对上述项目检查后诊断仍不能满意者，以及有消化道出血，出血量估计超过3～5ml/min，为行出血病灶定位者可选择该项检查。

(4) 腹部B超、CT检查：能显示较大的小肠肿瘤的大致部位、大小和与肠壁的关系，以及有无肝转移及腹主动脉前和肝门淋巴结肿大等。

(5) 肠道微型摄像系统：可系统全面地观察肠道情况，是较理想的影像诊断方法。

(6) 必要时剖腹探查，须慎重，必须严格掌握指征。对上述各项检查仍未能明确诊断和症状未能缓解者，如腹痛、慢性梗阻、便血、急性大出血者，可考虑剖腹探查。

【治疗方案及原则】

以手术治疗为主的综合治疗

1. 手术治疗

（1）小的良性肿瘤可连同周围肠壁作局部切除，多数需作局部肠切除，对端吻合。

（2）较大或多发的良性肿瘤，做部分肠切除。

（3）恶性肿瘤手术需对病变肠段及区域淋巴结作较广泛的切除吻合。如为十二指肠恶性肿瘤，则多数需作十二指肠胰头切除。

（4）如小肠肿瘤局部固定无法切除，可作旁路手术以解除或预防梗阻。

2. 化学治疗、放射治疗及生物治疗 如对淋巴瘤等。

第三节 小肠憩室疾病

【概述】

小肠憩室疾病并不多见，根据憩室壁的组织解剖可分为真性与假性憩室，前者为小肠壁全层突出，后者不含肌层。可先天性也可后天获得。小肠憩室以十二指肠憩室最多，在胃肠道钡餐检查中发现率3%～7%；空回肠憩室少见，发现率低于1%；回肠段Meckel憩室的尸检发生率约为1%。空回肠憩室是一种后天性憩室，与先天性Meckel憩室不同，空回肠憩室多发生在小肠系膜缘，而Meckel憩室多发生在系膜对侧缘。空回肠憩室以多发居多，而Meckel憩室系单发。空回肠憩室缺乏肌层，发病机制不清，多认为与后天体力劳动及饮食量大、粗糙有关。

一、十二指肠憩室

十二指肠憩室的形成与先天因素有关，是由于十二指肠壁局限肌层缺陷所引起。多发生在胆管、胰管、血管穿过的肠壁处，因为上述部位较易有缺陷。绝大多数没有任何症状，仅在X线钡餐检查、手术或尸检时偶然发现。本病多发生在40～60岁病人，30岁以下较罕见。其发病率在性别中无差异。

【临床表现】

1. 十二指肠憩室没有典型的临床表现，发生的症状多是因并发症而引起。

2. 上腹部饱胀是较常见的症状，系憩室炎所致。伴有嗳气和隐痛。疼痛无规律性，制酸药物也不能使之缓解。恶心或呕吐也常见。

3. 当憩室内充满食物而呈膨胀时，可压迫十二指肠而出现部分梗阻症状。呕吐物初为胃内容物，其后为胆汁，甚至可混有血液，呕吐后症状可缓解。

4. 憩室并发溃疡或出血时，则分别出现类似溃疡病的症状或便血。

5. 憩室压迫胆总管或胰腺管开口时，更可引起胆管炎、胰腺炎或梗阻性黄疸。

6. 憩室穿孔后，呈现腹膜炎症状。

【诊断要点】

1. 临床表现及体征。

2. 胃肠钡餐检查。

3. 低张十二指肠造影 能发现一些较小而隐蔽的憩室。

【治疗方案及原则】

1. 非手术治疗 没有症状的十二指肠憩室无须治疗。有一定的临床症状而无其他病变存在时，应先采用内科治疗，包括饮食调节、制酸剂、解痉药等，并可采取侧卧位或更换各种不同的姿势，以帮助憩室内积食的排空。

2. 手术治疗 仅在内科治疗无效并屡次并发憩室炎、出血或压迫邻近脏器时，才考虑手术治疗。

(1) 憩室切除术：最为理想。

(2) 憩室内翻缝合术：适于憩室较小时。

(3) Oddi括约肌切开成形术：适于反复发作的憩室炎导致Oddi括约肌出口狭窄或伴有胆总管出口狭窄时。

(4) 憩室成形术：将憩室入口扩大，使腔内食物等易于排出。适于乳头旁憩室、切除困难、憩室较大者。

(5) 转流手术：毕Ⅱ式胃部分切除术和选择性迷走神经切除术等，适于同时存在多个憩室并遇有切除技术困难时。

二、空肠回肠憩室

【临床表现】

一般无症状，只是在出现并发症时才表现出一定的症状。

1. 憩室炎时腹部定点疼痛，偶有腹泻。

2. 憩室穿孔而出现腹膜刺激征象。

3. 憩室周围炎症粘连、肠扭转或套叠后出现肠梗阻表现。

4. 消化道出血 由于憩室炎出现黏膜溃疡出血，可多次反复发生。

5. 盲袢综合征 由于憩室较大而出口较小，其内可发生慢性细菌感染，继有消化不良、维生素 B_{12} 缺乏等。

【诊断要点】

1. 上述症状。

2. 并发症体征。

3. 辅助检查：

(1) 钡剂肠道检查：可发现巨大憩室或多发憩室。

（2）选择性肠系膜动脉造影或 ECT：有消化道出血时可显示病变所在。

【治疗方案及原则】

1. 无症状的憩室无须治疗。

2. 大的及有症状憩室可手术切除，包括单纯憩室切除和部分小肠切除。

三、梅克尔憩室

梅克尔（Meckel）憩室是先天性真性憩室中最常见的一种，是卵黄管退化不完全而遗留的肠与脐相通的脐瘘，肠端未闭塞成为 Meckel 憩室。通常位于回肠末端 200cm 以内，多数位于 10～100cm 处，呈指状或囊状，长 1～20cm，多数 5cm 左右。基底开口于肠系膜缘对侧，具有独特的血液供应。Meckel 憩室内可有胃黏膜、胰腺、十二指肠或结肠黏膜等异位组织，可导致溃疡、出血而出现症状。

【临床表现】

约 4％有症状，且多发生在 10 岁以下儿童，30 岁后很少再出现症状。

1. 出血　由于异位胃黏膜产生消化性溃疡而合并出血，表现为大量下消化道出血。

2. 肠梗阻症状。

3. 憩室炎　右下腹痛，易误诊为阑尾炎。

4. 发生肠扭转时急性腹痛。

5. 憩室坏死、穿孔出现腹膜炎症状。

【诊断要点】

1. 腹痛及出现上述并发症的相应症状、体征。

2. 纤维胃、十二指肠镜、结肠镜检查。

3. 肠系膜上动脉选择性造影或 ^{99m}Tc 核素扫描，对出血者的诊断有益。

4. 多数病人在剖腹探查时始能确诊。

【治疗方案及原则】

经检查证实病人症状是憩室引起的，则应行憩室切除。可行单纯憩室切除或包含憩室及其异位组织在内的小肠部分切除。

第四节　短肠综合征

【概述】

短肠综合征（short bowel syndrome，SBS）是指因小肠被广泛切除或因短路手术或肠内瘘而导致大部分小肠旷置，引起的因小肠实际消化、吸收面积大量减少而致的综合征。临床上主要以营养不良、体重减轻、腹泻和电解质紊乱为主要表现，严重者能导致死亡。

【临床表现】

可分为三期：

1. Ⅰ期，急性期 术后1～3个月，此时在禁食后即出现严重腹泻，导致水及电解质平衡紊乱，并发组织愈合不良、切口哆开、肠瘘等。可并发感染，病人陷于危重状态。

2. Ⅱ期，适应代偿期 术后数月～1、2年，病人小肠黏膜逐渐增生，绒毛增高，吸收能力增加，可逐渐经口进食。主要表现为营养不良、体重继续下降、水肿、各种因维生素及矿物质缺乏引起的夜盲、周围神经炎、骨质疏松、尿路结石等。

3. Ⅲ期，稳定期 术后1～2年后，经充分代偿后，肠内营养及经口饮食能满足病人需要，体重回升。但此期仍可出现各种营养不良的表现。

【诊断要点】

1. 小肠广泛切除或旷置的病史，及出现前述临床表现。

2. 以残留小肠不足100cm为诊断标准并不确切，因为多数病人仍能维持小肠功能而不出现症状。目前多主张小肠长度的最低界限是1cm/kg，即60kg体重至少要有60cm小肠。此外，其他因素如同时缺失回盲瓣、部分结肠，或缺失的主要是回肠或残留小肠仍有病变，症状可加重，且很难代偿。

【治疗方案及原则】

1. 非手术疗法

(1) Ⅰ期：及时纠正水、电解质及酸碱失衡，充分全胃肠外营养支持(TPN)，逐步纠正负氮平衡，补充维生素及微量元素，让病人进入代偿期。

(2) Ⅱ期：逐步用肠内营养代替TPN，纤维素、谷氨酰胺、脂肪酸生长激素等能促进肠功能的代偿。

(3) Ⅲ期：可接受接近正常的饮食，要防止脂肪及维生素B_{12}缺乏。

2. 手术治疗 小肠倒置、间置结肠等手术有一定的效果。小肠移植虽是理想的手术，但因长期存活率低，未能广泛采用。

第十九章　炎症性结肠病

第一节　局限性肠炎

【概述】

克罗恩（Crohn）病又称局限性肠炎、节段性肠炎、肉芽肿性肠炎，是一种病因未明的胃肠道慢性非特异性溃疡、坏死性炎症，常伴有肉芽肿性炎性疾病，是一种多因素综合征。全胃肠道均可罹病，病变多见于回肠末端和邻近结肠，但从口腔至肛门各段消化道均可受累，常呈节段性分布。本病主要临床特征是以腹痛、腹泻、腹部肿块、瘘管形成和肠梗阻等为主要症状。可伴有发热、营养障碍和关节炎等全身症状。重症病人多迁延不愈，常有复发，预后不良。发病年龄多在15～40岁，男性稍多于女性。本病在欧美较多见，且有增多趋势。

【病因学】

Crohn病的病因尚不明了，过去一直认为与细菌或病毒感染有关，但迄今还未分离出明确的致病菌或病毒。近年来研究发现本病可能与免疫机制有关，因在严重和活动性病例，可见其免疫细胞活力明显减弱，而这种免疫力的减退可致肠道病变持续性进展；本病病人常伴有其他免疫异常表现，如血中α球蛋白升高，或并发某些免疫性疾病，如游走性关节炎、虹膜炎、葡萄膜炎、结节性红斑等，而且对激素治疗常有良好反应。

【临床表现】

Crohn病的临床表现有急性和慢性，但部分病人可仅表现为急性期而不出现慢性期，最后自行恢复；另有部分病人起病开始即表现为慢性而无急性发病过程。因此，所谓急性与慢性病变可能是本病不同阶段的表现，也可能是各个病人对致病因子引起的反应不同所致。国内病例以急性或亚急性为主，约占80%，表现为腹痛、发热、腹泻、出血和肠穿孔等；在亚急性和慢性期则为肠梗阻、腹内炎症肿块、内外瘘及营养不良。Crohn病的病程中除上述一般临床表现外，还常因病变发展而出现某些并发症。

1. 腹痛　有80%以上的病例以腹痛为初发症状，起病较急，为间歇性阵痛，多位于脐周及右下腹，有时也可位于上腹部或累及全腹。腹痛是因病变肠段发炎肿胀伴肠管不全梗阻所致。常伴有发热、恶心呕吐、食欲减退，白细胞增高，加上右下腹压痛，致本病常被误诊为急性阑尾炎而作急诊手术。术中若发现阑尾基本正常或轻度充血，则应进一步探查回肠或盲肠，如发现该段肠管充血水肿，系膜亦水肿增厚，淋巴结肿大，则可明确诊断，切勿盲目切除阑尾造成进一步误治，甚至发生阑尾残端瘘和腹膜炎。

2. 腹泻 约80%的病例有排便次数增多或水样泻，大便潜血常呈阳性，严重病例可出现脂性腹泻，大便恶臭，但肉眼脓血便少见。

3. 发热 多数病例有较长时间的持续中、低度发热，少数病例急性期可短期高热。发热可能是腹腔内瘘、脓肿或全身中毒所引起。

4. 营养不良 长时间腹痛、食欲减退、慢性腹泻和肠道功能减退，均可导致营养不良。常表现为消瘦、贫血、低蛋白血症及维生素缺乏。

5. 并发症 肠道并发症包括出血、穿孔、内外瘘、泌尿系与胆道结石症、癌变。肠外病变包括皮肤结节性红斑、脓皮病、坏疽性皮炎，眼睛的虹膜炎、葡萄膜炎及巩膜炎，关节的游走性关节炎、强直性脊柱炎、骶关节炎，口腔炎、口腔溃疡，动静脉炎，肾结石、肾淀粉样变，肝胆道的结石、胆管周围炎及硬化性胆管炎等。

【诊断要点】

Crohn病的临床表现变异很大且无特异性，有些已属晚期病变但仍可完全没有症状，又无特异性的实验室诊断方法，故本病的诊断颇为困难。但多数学者指出，有腹痛、长期腹泻和失重病人和（或）伴有不明原因的长期发热者，应疑有本病的可能，必须进行放射学、内镜和病理学检查。

1. 放射学检查 钡餐和钡灌检查仍是目前诊断本病的重要手段。常规胃肠造影应更注意小肠的观察，采用双对比造影有时可发现早期病变，如黏膜皱襞增厚，末端回肠有“拇指纹”样变化，黏膜水肿时可见黏膜纹增宽、变平、紊乱，并可见纵行、横行的黏膜溃疡，溃疡周围肿胀隆起呈现特征性的“鹅卵石”样X线征象。稍后由于纤维组织增生，可使肠管狭窄成为一种线带征(string sign)，即Kantor征。病变严重时黏膜被破坏，肠道弹性差，X线可见到肠管呈僵直的“铅管征”。Crohn病的跳跃性、节段性病变则更有诊断价值。若发现肠道的内瘘或外瘘，则诊断基本成立。

2. 内镜检查 使用纤维十二指肠镜及纤维结肠镜，可直接窥视该段肠黏膜有肉芽肿样增生、充血水肿或鹅口疮样溃疡，并可同时作活检，这对早期诊断帮助更大。内镜检查可追踪观察病变的发展与变化，给治疗提供可靠的依据。

3. 病理检查 大体观可见黏膜肉芽肿和线裂状溃疡，典型的呈“鹅卵石”样。显微镜下见有非干酪性增生性肉芽肿，有较多的淋巴细胞及浆细胞浸润，可聚集成小灶。中期后肠壁内有纤维组织增生。

Crohn 病与溃疡性结肠炎的鉴别见表 19-1。

表 19-1 Crohn 病与溃疡性结肠炎的鉴别

项目	Crohn 病	溃疡性结肠炎
临床表现	慢性过程多，中毒症状轻，黏液血便及腹泻较少而轻	急性与慢性交替发作，中毒症状重，脓血便，里急后重；见于青少年，乙状结肠镜检查可确诊
体征	右下腹常有包块及压痛，可有杵状指	以左下腹压痛为主，可扪及增粗、具压痛的结肠或乙状结肠
合并症	部分肠梗阻，肠内外瘘、脓肿及穿孔，中毒性巨结肠极少见	贫血、肝肿大、中毒性巨结肠少见，随病期延长，10 年后癌变率逐年增加
X 线表现	回肠或右半结肠受累，呈跳跃性病变，肠管狭窄，时见内瘘	左结肠病变显著，结肠袋浅或消失，呈腊管状，假息肉状及溃疡呈锯齿状
病理特点	节段性病变，全肠壁增厚，黏膜纵溃疡呈鹅卵石样，肠管及系膜部炎症增厚，非干酪性肉芽肿	肠壁充血、水肿，黏膜糜烂、溃疡，可深达肌层，有假息肉，低位结肠病变更显著

【治疗方案及原则】

Crohn 病迄今尚无特效治疗措施，因其是一种全身性疾病，治疗应以全身治疗为主，辅以手术治疗。全身治疗包括支持治疗及药物治疗。

1. 支持治疗 应让病人的精神及身体都得到休息。饮食宜给高热量、高蛋白、低脂肪、低纤维素饮食，补充维生素及各种电解质，包括微量元素，应避免进食导致肠胀气的奶类及易过敏的鱼虾类食物。急性期病人由于腹痛、腹泻及部分肠梗阻，常需进行要素饮食以维持正氮平衡，少数不能耐受足量要素饮食者，可适当加用 TPN，力争达到正氮平衡，以增强体质，恢复免疫系统的功能。

2. 药物治疗

(1) 水杨酸偶氮磺胺吡啶（SASP）：是肠道抑菌药，能抑制肠道细菌生长，使病情得到控制，用药后相当一部分病人腹泻减轻，腹痛症状缓解，对结肠病变效果更好。开始剂量是 4～6g/d，分 3～4 次口服，急性期缓解后改为 2g/d，分 2 次口服。

(2) 甲硝唑（灭滴灵）：能抑制肠道内厌氧菌生长，减轻肠道的免疫负担，减轻病人的病情，其用法是 0.6～1.2g/d，常与 SASP 合用以增强疗效。

(3) 糖皮质激素：急性期应用以控制症状，疗效较好。一般剂量为氢化可的松300mg/d，维持1～2周，后渐减量至100mg/d，维持6～8周或更长，最长可达3～6个月，但对疑有内瘘或穿孔者慎用。停药后仍有复发可能。

（4）硫唑嘌呤：能加强激素的疗效，应用期间应注意骨髓及消化道反应。

（5）其他对症治疗药物：腹泻严重者可用复方苯乙哌啶或易蒙停；腹部阵痛剧烈者可用颠茄或丙苯辛以解痉；有感染者可应用抗生素，如头孢类广谱抗生素。

3. 外科治疗　单纯药物治疗有较高的复发率，且有少部分病人症状难以缓解，而外科手术常可获得较好疗效。对于有内瘘、穿孔或肠梗阻的病例，外科治疗的指征更强，手术指征可归纳为：

（1）积极内科治疗无效；

（2）反复发作，症状较严重，影响生活及生长发育；

（3）有内瘘或外瘘；

（4）有完全性或不完全性肠梗阻；

（5）有持续性出血，经一般治疗无效者；

（6）腹腔或腹膜外脓肿；

（7）急性肠穿孔或慢性肠穿孔；

（8）肛门部病变。

根据病人全身及肠道的局部病变情况，可选用以下几种术式：

1）肠切除术：病变肠段一期切除吻合术是切实可靠的方法，可迅速缓解症状，减少复发率。切除范围包括病变较严重，引起狭窄、梗阻、穿孔、内瘘及持续出血病变的肠段，吻合口可在肠壁基本正常能保证吻合口良好愈合的切缘上，不需强调切至病变边缘10cm以上的正常肠段。因为Crohn病是一种复发性很高的疾病，且发病年龄较轻，不少病人需进行多次手术，应尽量保留较多的肠管，以防止短肠综合征。据大宗资料观察，切除量的多少与复发率无关，对于肠管切除段系膜上的淋巴结也不必进行清除，因淋巴结病变并不增加复发率。对于跳跃性病灶间距10cm以上者，应采用分段切除吻合以减少切除肠段。

2）肠捷径吻合术（by-pass）：单纯在病变肠袢上、下端作捷径手术目前已极少采用，因为这种手术后会产生一段环形肠袢，引起一系列病理生理改变甚至癌变。因此，捷径手术目前只限于十二指肠Crohn病引起的梗阻，因胰十二指肠切除术的范围过大，多数病人难以耐受，并发症及死亡率较高。

3）肠造瘘术：该术式主要用于一般情况极差的中毒性巨结肠，或急性广泛结肠病变不能作全肠切除者，或累及直肠肛门的严重病变而不宜作切除者。在这种情况下，肠造瘘术可达到减压目的，粪便改道可使病变肠段得到休息，有利于病变稳定。

4. 预后 Crohn 病是一种慢性非特异性炎症性病变。在疾病的活动期，炎症可不断进展且累及更多肠管，甚至可引起多种并发症。大宗病例统计，其总的死亡率高达 10%～15%，大多数死于并发毒血症及全身衰竭。严重病例 80%～90%需手术治疗，目前手术死亡率已降至 1%～3%；有严重并发症的死亡率可超过 10%。手术后复发率也较高，平均每年约 4%，5 年内复发率达 30%，10 年内复发率达 50%左右。但总的看，手术切除仍是目前最有效的治疗方法，大部分病人的病情能得到较长时间的缓解，维持正常生活。

第二节 溃疡性结肠炎

【概述】

溃疡性结肠炎或慢性非特异性溃疡性结肠炎，是一种原因不明的直肠和结肠黏膜及黏膜下层炎症性疾病。病变常累及全部结肠，主要限于结肠黏膜，以溃疡为主。病变几乎不侵犯肌层及浆膜。本病的主要临床特征是反复发作的腹泻，粪内有脓血和黏液，腹痛和里急后重。病程漫长，病情轻重悬殊。本病可见于任何年龄，但青壮年及学龄期少年儿童发病率较高，婴儿少见。发病率男略多于女。

【临床表现】

1. 肠道症状

(1) 血性腹泻：为主要的症状，黏液血便、水样便、黏液、稀便等粪便性状异常极为常见，血性黏液便几乎是本病所有活动期病人的必有症状。轻者腹泻每日 2～4 次，呈软便或糊状便，混有血和黏液；重者腹泻每日可达 10～30 次，粪内有黏液脓血或血水样而无粪质。有柏油样便病史，缓解期腹泻可以停止，常有 3～4 次粥样便。如病变在直肠和直肠乙状结肠接连处引起痉挛，阻碍粪便通过，可引起便秘。

(2) 腹痛：轻者可呈间歇性隐痛，重者则可持续性钝痛。典型者为阵发性痉挛性绞痛，常局限于下腹部或左下腹部，亦可为全腹痛，有疼痛-便意-便后疼痛缓解的规律。

(3) 里急后重：早期病变局限于直肠可有此症状，因直肠炎症刺激所致。常有骶部不适。

(4) 其他：重症病人有食欲减退，上腹部饱胀不适、嗳气、恶心、呕吐等全身症状；慢性病人有营养不良、贫血、水肿、腹水、维生素缺乏、体重减轻。急性发作期体温升高，出现全身中毒症状，厌食、乏力、恶心、呕吐、腹胀和脱水。

2. 肠道外症状

（1）关节损害：关节痛、关节炎是炎症性肠病最多见的肠外表现。约20%的病例有关节炎，受累以四肢及脊柱为主，关节炎可以先于腹泻等症状出现，也可与腹泻同时出现。

（2）皮肤、黏膜损害：多表现为结节性红斑、溃疡性红斑、皮肤坏疽性化脓症、多形红斑、口腔黏膜阿弗他溃疡和胃黏膜炎等。

（3）营养障碍及生长发育延迟：病人因长期腹泻，常常有食欲不振、贫血、发热、脱水及电解质紊乱等中毒症状，以及体重减轻、肌肉萎缩、低蛋白血症等。多数病例生长发育障碍，青春发育延迟。部分病人还伴有精神、心理及情绪异常。

3. 体征　除全身发热、脉速和失水的表现外，全腹有触痛，左下腹明显，肠鸣音亢进，常可触及僵硬或扩张的结肠，或有炎性肿块。如肛门部有继发感染，直肠检查有触痛，括约肌痉挛，黏膜水肿，增厚，颗粒状。有的直肠壁变硬，肠腔变小，指套上常有脓血和黏液。可有腹胀，常见于急性结肠扩张，上腹部膨隆明显。轻者或在缓解期可无明显阳性体征。

4. 并发症

（1）中毒性巨结肠：是特别危险的并发症，可为溃疡性结肠炎或其他严重的大肠炎症所造成，可引起肠穿孔和静脉血栓形成。扩张结肠多为横结肠及脾曲。溃疡性结肠炎小肠无病变，肠内无气体，如小肠内有异常气体并有严重代谢性碱中毒，则为中毒性巨结肠的先兆。

（2）结肠穿孔：是常见的并发症，慢性复发性结肠炎急性发作和急性暴发性结肠炎容易产生穿孔，造成弥漫性腹膜炎，死亡率甚高。

（3）结肠和直肠出血：结肠和直肠常有广泛渗血，甚至发生大出血。

（4）结肠和肛周并发症：有肛裂、痔、肛瘘、肛门失禁、肛周炎、肛周脓肿、肠瘘等，发病率约11%。

（5）结肠假性息肉：是病变严重的表现，国外常见于溃疡性结肠炎，发生率为15%～30%，国内假性息肉发生率为9%，癌变率为0.8%，远较国外为低。

（6）结肠狭窄、肠梗阻：在修复过程中，大量纤维组织形成的瘢痕可引起结肠狭窄和肠梗阻，多见于结肠远端。

（7）其他：有非特发性关节炎，包括脊柱及骨骼关节中轴关节炎和四肢大关节炎。还有结节性红斑、坏疽性脓皮病、结膜炎、虹膜炎、虹膜睫状体炎、葡萄膜炎、口腔炎和腮腺炎。因毒素吸收引起肝功能受损、肝脂肪浸润、肝硬化性胆管炎。有的发生化脓性静脉炎、多发性肝脓肿、肾盂肾炎和肾石病。儿童病人生长和发育常受影响。

5. 辅助检查

（1）实验室检查：

1）血常规：贫血常见，由失血和缺铁引起，也可能与溶血有关，常为小细胞低色素性贫血，急性期可有粒细胞增多。

2）高凝血状态：由于血浆第Ⅴ、Ⅶ、Ⅷ因子活性增加和纤维蛋白原增加，而血小板可明显升高，常引起血栓性栓塞，以肺栓塞和内脏血栓形成多见。

3）蛋白电泳：严重者血清蛋白降低，α_1 和 α_2 球蛋白明显升高，缓解期 α_2 球蛋白增加，常为复发信号。发作时如球蛋白下降提示预后不良。

4）其他：严重病例常有明显的电解质紊乱，主要表现为低血钾，活动期可见血沉增快。

5）IgG、IgM 活动期可稍有增加，少数病例 IgA 、IgG 急剧增高。

6）细胞免疫检查：T 淋巴细胞与 B 淋巴细胞的比率，活动期常表现为前者相对减少，后者相对增加。

7）植物血凝素皮肤试验中：病人与正常对照相比显示低下，认为本病非特异性细胞免疫功能低下。

8）淋巴细胞毒试验（lymphocyte cytotoxicitytest）：是一项有诊断价值的检查，病人外周血淋巴细胞与正常人大肠黏膜上皮细胞，37℃ 4 小时孵化，可见上皮细胞被淋巴细胞毒素所破坏。

9）粪便检查：粪便肉眼检查可见脓、血和黏液。涂片镜检可见多数红、白细胞或脓细胞。溶组织阿米巴原虫、血吸虫卵、致病细菌和真菌培养等均阴性。

（2）X 线检查：

1）钡灌肠：是诊断本病的重要手段之一，早期表现为病变肠段张力高致使钡柱在局部中断，黏膜皱襞紊乱。有溃疡形成时，可见肠壁边缘呈锯齿样，并见大小、深浅不一的溃疡。晚期肠壁纤维组织增生致结肠袋消失，管壁平滑变硬，肠腔变窄，肠管缩短、僵直，称为水管状结肠。有假性息肉形成时，可见肠腔多发性圆形缺损。气钡双重造影可显示微小溃疡及糜烂，亦可显示黏膜微小颗粒像。病情严重者特别是疑有结肠急性扩张者，应禁忌 X 线钡灌肠检查。

2）血管造影：肠系膜上或肠系膜下动脉选择性血管造影，可使病变部位的细小血管显影，对本病的诊断有帮助。典型表现可见肠壁动脉有中断、狭窄及扩张影像，毛细血管像显示出中等浓染，静脉像早期显示出高度浓染。

（3）内镜检查：

1）乙状结肠镜检查：按病变轻重、破坏和修复程度，将肠黏膜改变分为4级：病变初期1级可见弥漫性炎症，黏膜充血水肿，黏膜上有黏液斑点；2级黏膜脆性明显，有出血点，黏液呈黄绿色，其表示黏膜或黏膜下层有脓肿的脓性分泌物。可见糜烂及多数形态不规则、大小深浅不同的溃疡；3级黏膜出血，血、黏液和脓混合，见到大型深溃疡；4级黏膜完全破坏，溃疡相互融合，溃疡底可见黏膜下层和肌层，破坏严重和广泛时可见形状不同、大小不等的假性息肉。

2）纤维结肠镜检查：用纤维结肠镜观察全部结肠，肠腔如同乙状结肠镜发现的改变，可确定病变范围及其界限，可显示非特异性炎症病变和纤维瘢痕，同时常见糜烂、隐窝脓肿、腺体排列异常及上皮变化等。急性期重型病人应暂缓进行，以防穿孔。

【诊断要点】

本病的临床表现多种多样，根据病史较长时期反复发作的症状和特征，如腹胀、腹痛和腹泻，粪内有血和黏液。凡有腹泻或腹泻与便秘交替，里急后重，表现有不同程度的全身症状，结合实验室检查结果，应高度怀疑本病。多次粪检未发现特异性病原体，直肠及乙状结肠镜检和X线钡剂灌肠检查显示肠炎及溃疡形成。要进一步检查确定诊断，同时确定其临床类型、严重程度、病变范围及分期。

1. 临床表现　有持续反复发作的黏液血便、腹痛，伴不同程度的全身症状，少数病人有便秘而无血便，既往史及体检要注意关节、眼、口腔、皮肤、肝胆、脾等肠外表现。

2. 肠镜所见

（1）黏膜有多发性浅溃疡伴充血、水肿，病变大多从直肠开始，且呈弥漫性分布。

（2）黏膜粗糙呈颗粒状，质脆，易出血或附着脓性分泌物。

（3）可见假性息肉，结肠袋变钝或消失。

3. 黏膜活检呈炎症反应，常见糜烂、隐窝脓肿、腺体排列异常及上皮变化等。

4. 钡灌肠所见黏膜粗乱或有细颗粒变化；多发性溃疡或有假性息肉；肠管狭窄、缩短、结肠袋消失，可呈管状。

【治疗方案及原则】

溃疡性结肠炎是一种慢性疾病，由于病因欠清，治疗上缺乏特异性治疗原则及措施，以药物治疗为主，达到控制症状，改善全身情况，减轻结肠的炎性病变，控制病程及急性发作，防止复发，但症状缓解并非判断疗效的可靠依据。治疗必须延长至结肠镜检查和 X 线检查所见病变完全消失为止。多数溃疡性结肠炎病人经内科治疗可望缓解和治愈，少数出现并发症或持续发作经内科治疗无效时应考虑手术治疗。

1. 内科治疗

（1）充分休息：避免体力过度疲劳和精神紧张。

（2）严格控制饮食：应给予易消化、无渣、少刺激性、富有营养的食品，保证充足的热量、蛋白质及维生素摄入，应停用奶类及乳制品。由于长期腹泻及血性黏液便，常易有贫血、低蛋白及电解质包括铁、镁、钙及微量元素不足，应设法补足，肠道消化吸收功能减退，难以维持氮的正常平衡，必要时可给予要素饮食或全胃肠外营养（TPN）以补充之。

（3）维持水、电解质及酸碱平衡：急性期腹泻严重者，由于直肠、结肠的大量渗出，粪便中水分与电解质吸收不良，会导致脱水、低血钠、低血钾及酸中毒，应根据检验及临床表现予以补充。

（4）抗炎治疗：目前使用水杨酸磺胺吡啶（SASP）效果好，开始时为 0.5g，一日 3 次，以后剂量增加至 3～6g/d，见效后渐减至 1～1.5g/d，直到症状完全缓解。

（5）激素治疗：糖皮质激素单独使用或配合水杨酸磺胺吡啶都能使症状得到控制，现在多采用 5 日大剂量疗法，即氢化可的松 300～500mg/d，连续 5 日，后改为口服泼尼松 40～60mg/d，症状控制后渐减量至 10～15mg/d，维持至急性期症状消失。对于病变限于左半结肠的病例，可配合直肠滴注疗法，以氢化可的松 100mg 溶于等渗盐水 120ml 中，缓慢地从直肠滴注，每日1～2次。

（6）止泻药：为加速控制腹泻，可用盐酸洛哌丁胺（易蒙停）或樟脑酊。注意剂量勿过大，以免造成粪便及分泌物滞留，导致巨结肠的发生。

2. 外科治疗

（1）手术指征：

1）重症病人，经内科治疗无效者。

2）慢性病变，反复发作，严重影响工作与生活者。

3）出现严重的并发症，如梗阻、出血、穿孔等。

4）已有癌变或黏膜已有间变者。

（2）手术方式：可分为两大类：

1）肠造瘘术：

A. 横结肠造瘘术：本术式应用于左半结肠病变，情况差，不能耐受一期左半结肠直肠切除术；或病变局限于左半结肠，合并中毒性巨结肠又不能耐受一期左半结肠直肠切除术。可先作横结肠造瘘，使大便改道，并积极进行支持及对症治疗，以迅速改善全身情况，进而作二期左半结肠直肠切除术。

B. 回肠造瘘术：本术式适用于病变广泛、症状严重的溃疡性结肠炎，全身性情况差、不能耐受全结肠切除的病例。先作回肠单口造瘘，使大便改道，便于结肠病变的控制，并积极进行支持治疗及对症处理，待全身情况改善后再行病变肠段切除。回肠造瘘术初期因大便稀薄，次数及数量较多，应注意水与电解质的补充及皮肤的护理。

2）肠切除术：

A. 结肠大部切除术：本术式适用于全结肠病变、性质严重、并发中毒性巨结肠、出血、穿孔而一般情况较好的病例。可切除左半结肠，保留肛门加横结肠造瘘；或作全结肠切除，直肠在腹腔反折部暂行封闭加回肠造瘘。结肠切除术能去除病灶，迅速控制中毒症状及消化道症状，使病人体质迅速恢复，待局部情况稳定（6 个月左右）再行回肠直肠吻合术或横结肠直肠吻合术。

B. 全大肠切除术：是较彻底的术式，包括全大肠、肛门切除，作永久性回肠造瘘术，本术式对于严重的全结肠病变病例，能彻底切除病灶，但手术破坏性大，不是所有的病人都可耐受，而且此术式造成病人终生人工肛门，生活质量下降，应尽量慎重。另一种改良术式是全结肠切除加直肠黏膜剥除，保留直肠肌层的套筒，然后将回肠末端套入直肠的肌层筒内，与肛管在齿状线处作吻合。本术式可保留完整的肛门内、外括约肌及正常的排便反射机制，能维持近似正常的生活；虽然术后初期大便次数较多、控制不良，可以在术中将末段回肠作侧侧吻合，以制成一肠袋贮存粪便。保留肛门的全大肠切除术对于年龄超过 60 岁的老年病人，因括约肌功能欠佳，或合并肛门病变如肛瘘、肛周脓肿等，一般不适宜。

第二十章　肠　梗　阻

【概述】

肠梗阻是外科最常见的急腹症之一，发病率仅次于急性阑尾炎和胆道疾病而位居第三。任何原因引起的肠内容物运行障碍即统称为肠梗阻（intestinal obstruction）。肠梗阻可导致全身性生理紊乱，甚至死亡。死亡率一般为5%～10%，绞窄性肠梗阻的死亡率可达20%以上。重视肠梗阻的诊断与处理，对减少并发症、降低死亡率具有重要意义。

1. 病因　肠梗阻的病因可归纳为机械性和非机械性两大类（见表20-1）。机械性肠梗阻的病因有肠管本身病变、肠管外病变和肠腔内异物阻塞。非机械性肠梗阻是由于各种原因引起的神经肌肉功能紊乱所致，如动力性肠梗阻、假性肠梗阻等。

2. 分类　肠梗阻的分类复杂多样，可从以下不同角度加以分类：

（1）按病因分类：

1）机械性肠梗阻：最为常见，是指各种原因引起的肠腔狭窄，肠内容物通过发生障碍。

2）动力性肠梗阻：是由于神经反射或毒素刺激引起肠壁肌肉运动功能紊乱而失去正常蠕动能力，肠内容物滞留，但肠腔无狭窄。包括麻痹性和痉挛性两种，前者肠壁蠕动丧失，后者肠壁肌肉过度收缩。有时麻痹和痉挛在同一病人的不同肠段中并存，称为混合型动力性肠梗阻。

3）血运性肠梗阻：是指肠系膜血管被栓子栓塞或血栓形成，致使肠管血运障碍，导致肠麻痹，使肠内容物不能正常运行。

（2）按肠壁血运分类：

1）单纯性肠梗阻：有肠梗阻存在而无肠壁血运障碍。

2）绞窄性肠梗阻：有肠梗阻存在同时也有肠壁血运障碍，甚至发生肠管缺血坏死。

（3）按梗阻程度分类：分为完全性和不完全性或部分性肠梗阻。

（4）按梗阻部位分类：分为高位小肠梗阻、低位小肠梗阻和结肠梗阻。

（5）按发病缓急分类：分为急性肠梗阻和慢性肠梗阻。

（6）闭袢性肠梗阻：是一种特殊类型的肠梗阻，是指肠管两端受压、扭

表 20-1 肠梗阻的病因

病因类型	内容
Ⅰ 肠壁本身病变	1. 先天性，如肠闭锁、狭窄、转位不良、梅克尔憩室、肠管重复畸形、囊肿等
	2. 炎症性，如细菌性、结核性、Crohn 病、嗜伊红肉芽肿、放射性小肠病变
	3. 肿瘤，包括良、恶性肿瘤，恶性又包括原发和转移
	4. 创伤及中毒，如血肿、瘢痕性狭窄、腐蚀剂所致的狭窄
	5. 其他，如肠套叠、子宫内膜移位等
Ⅱ 肠壁外病变	1. 先天性，如环状胰腺、卵黄管未闭、腹膜包囊
	2. 肿块压迫，如良恶性肿瘤、囊肿、脓肿和血肿
	3. 炎症性，如淀粉样腹膜炎、脾组织植入
	4. 粘连，包括先天性、手术后、炎症性
	5. 肠扭转
	6. 肠系膜血管病变，如栓子栓塞、血栓形成
	7. 腹腔间隔室综合征
	8. 腹腔内异物等
Ⅲ 肠腔内异物	1. 吞入或插入的异物
	2. 胆石、柿石、粪石、粪块、胎粪
	3. 钡剂
	4. 寄生虫
	5. 腔内憩室
Ⅳ 神经肌肉紊乱	1. 大手术、严重创伤后
	2. 严重感染、炎症性疾病，如肺炎、胰腺炎等
	3. 腹膜后恶性肿瘤侵犯、损害交感神经
	4. 肠壁或黏膜下神经丛异常及神经节退变
	5. 泌尿系结石

曲，中央肠管明显扩张，形成一个闭袢，以致发生肠壁血运障碍和穿孔，如肠扭转、内疝、结肠梗阻等。

尤应注意的是肠梗阻的病情变化迅猛，如单纯机械性肠梗阻可发展为绞窄性肠梗阻，不完全性肠梗阻可发展为完全性，因而在治疗过程中应严密观察病情变化，进行反复检查。

3. 病理生理　肠梗阻发生后肠管局部和机体全身将发生一系列复杂的病理生理变化，如果这些变化得不到及时纠正和解除，将危及生命。

（1）局部病理生理变化：

1）肠蠕动增加：多见于单纯机械性肠梗阻，梗阻以上部位肠蠕动增加，>6 次/分钟，以克服肠内容物通过障碍。如梗阻长时间得不到解除，肠蠕动将逐渐变弱甚至消失，而出现肠麻痹。

2）肠管膨胀：肠梗阻发生数小时后，梗阻部位以上肠腔可积聚大量气体和液体致使肠膨胀。正常肠腔内气体70%为吞入的空气，30%为纤维素、糖被细菌分解后产生和从血液弥漫到肠腔内的气体。一般气体均可迅速被吸收入血自肺脏排出，有机气体不被吸收，需经直肠排出体外。肠内液体的主要来源有唾液（1 500ml/d）、胃液（2 500ml/d）、胆汁（500ml/d）、胰液（700ml/d）、小肠液（3 000ml/d）、大肠液（500～1 000ml/d）、摄入液体（2 000ml/d），总量为8～10L/d，除100～200ml随粪便排出外，其余大部分被小肠吸收。肠梗阻时肠内需氧和厌氧菌迅速繁殖，产生多种有机气体如甲烷、硫化氢等，使肠道吸收气、液体能力下降，加之排出受阻，造成肠内压升高。正常小肠内压力为0.267～0.533kPa（2～4mmHg），小肠剧烈蠕动时为4.0kPa（30mmHg）。大于6.67kPa（50mmHg）时肠壁静脉血回流受阻，大于9.33kPa（70mmHg）时动脉供血停止；大于9.33～10.6kPa（70～80mmHg）时可使结肠破裂；大于16.0～3.066kPa（120～230mmHg）时则使回盲瓣失去关闭作用，结肠内容物逆流入回肠。由于回盲瓣的关闭作用，结肠梗阻实际上是一闭袢性肠梗阻，容易形成高张力和穿孔，最易发生穿孔的部位在盲肠，故盲肠直径大于12cm应立即减压，以防穿孔。严重的肠膨胀还可使膈肌抬高，一方面引起呼吸困难，血中CO_2潴留，出现呼吸性酸中毒，另一方面使心脏上移，影响心功能。同时，肠膨胀可压迫下腔静脉，使回流血量减少，有效血容量降低，加重循环功能障碍。

3）肠壁充血水肿：肠内压升高直接压迫肠壁的毛细血管和小静脉，微循环受阻，造成肠壁充血水肿。血管炎症浸润，血液中的有形成分在血管内凝聚，动脉血栓形成，此时肠壁失去活力，肠管扩张，肠壁变薄，通透性增加，肠内容物渗出，随即发生肠坏死和穿孔。

痉挛性肠梗阻多为暂时性，肠管多无明显病理改变。慢性肠梗阻多为不完全性梗阻，梗阻以上肠管扩张，肠壁呈代偿性肥厚，容易见到肠型及蠕动波。

（2）全身病理生理变化：

1）水、电解质和酸碱平衡紊乱：急性肠梗阻时，病人由于呕吐、胃肠减压、肠壁充血水肿，大量体液渗入腹腔和肠腔，出现水、电解质紊乱与酸碱失衡。高位小肠梗阻，体液和电解质丢失严重。当丢失的胃液多于小肠液时，可引起代谢性碱中毒。低位小肠梗阻，大量液体潴留在肠腔内，仅回肠潴留量就可达5～9L，且不能被机体吸收利用，等于丢失体外。丢失的体液主要是中性或碱性液，Na^+丢失多于Cl^-，同时酸性代谢产物增多，容易引起代谢性酸中毒。肠梗阻还可引起钾、镁、钙的异常，正常情况下胃液中的钾离子浓度明显高于血清中的浓度，肠梗阻时由于频繁呕吐和胃肠减压可使大量钾离子丢失，严重缺K^+会降低肠管平滑肌的张力，加重肠膨胀，并引起全身乏力、心肌无力和心律失常。高位小肠梗阻可发生低镁血症，其临床表现与低钙血症相似，两者常并存，在低钙血症得到治疗、纠正之后，仍有肌肉收缩、震颤或腕踝关节痉挛者，应考虑低镁血症。血清镁离子＜1.4mmol/L 或心电图见室上性心律不齐，即可证实。

2）感染和中毒：梗阻 12～48 小时后，肠内容物淤积，肠道内细菌迅速繁殖，为细菌的高峰密度期，且菌群失调，又因肠壁扩张变薄、充血水肿，肠黏膜屏障严重破坏，肠道内细菌移居到肠外脏器，导致全身肠源性感染，引起脓毒血症，继发中毒性休克。

（3）多器官功能障碍：肠梗阻晚期常出现多器官、多系统功能障碍，这是由于细菌、毒素的作用，炎症反应失控、放大，大量炎症介质释放，机体内环境失衡，导致自身组织细胞死亡和器官衰竭。肠道在此疾病过程中系功能最为脆弱的器官，一旦出现衰竭，将迅速导致心、肺、肾等多器官功能衰竭，这是肠梗阻最主要的死亡原因。

【临床表现】

1. 症状　肠梗阻虽然病因、部位和类型不同，但临床症状相似，即具有腹痛、呕吐、腹胀和肛门停止排便、排气。

2. 体征

（1）望诊：肠梗阻一般均有不同程度的腹膨胀，肠扭转时腹胀多不对称，对称性腹胀多为麻痹性肠梗阻。机械性肠梗阻常可见肠型及蠕动波。

（2）触诊：单纯性肠梗阻常有轻度压痛，但无腹膜刺激征。绞窄性肠梗阻可有固定性中度以上压痛和腹膜刺激征，压痛的包块常为绞窄的肠袢。蛔虫性肠梗阻常在腹中部触及条索状团块。

（3）叩诊：绞窄性肠梗阻常能叩出移动性浊音，腹腔穿刺多为暗红或淡红色血性液体。

（4）听诊：肠鸣音亢进，有气过水声和金属音是机械性肠梗阻的表现，肠鸣音减弱或消失则是麻痹性肠梗阻的特征。

【诊断要点】

1. 根据病史和典型的症状与体征，并结合实验室和影像学检查，一般即可确诊。

2. 应注意与下列疾病相鉴别：

（1）炎症性疾病：有急性胃肠炎、急性胰腺炎、急性胆囊炎及急性阑尾炎；

（2）绞痛性疾病：有胆道结石、泌尿系结石；

（3）扭转性疾病：有急性胃扭转、胆囊扭转、大网膜扭转、卵巢囊肿蒂扭转；

（4）肠痉挛性疾病：有婴幼儿肠痉挛、过敏性紫癜、尿毒症、铅中毒；

（5）内科急症：有双下肺感染、急性心肌梗死、糖尿病酮中毒、全身感染等。

3. 确诊肠梗阻后，还需明确下列问题：

（1）梗阻部位：梗阻部位不同，其临床表现和处理方法也不一样。高位肠梗阻是指十二指肠和近端空肠梗阻，其特点是呕吐出现早而频繁，呕吐物为胃、十二指肠液和胆汁，腹胀与腹痛不明显。低位肠梗阻是指回肠下端和结肠梗阻，其特点是腹胀与腹痛明显，呕吐出现晚、次数少，晚期有反流性呕吐，呕吐粪样物。结肠梗阻早期由于回盲瓣的作用形成闭袢型，可无呕吐，待肠内压不断升高、回盲瓣关闭失控时，肠内容物则逆流到小肠而发生呕吐。腹痛多不显著，且位于脐下方。若结肠极度扩张，肠壁变薄，容易在回盲部发生穿孔。结肠梗阻的原因多为肿瘤或乙状结肠扭转。钡灌肠造影或纤维结肠镜检查，有利于结肠病变的诊断。

（2）梗阻原因：临床上小肠梗阻以粘连性最为常见，多发生在有腹部手术史、腹部外伤史、盆腔炎症史、腹部放疗后、肠结核及结核性腹膜炎者。慢性腹痛、低热、大便不规则的肠梗阻，应想到克罗恩病的可能。老年人大便习惯有改变，出现结肠梗阻应考虑肿瘤，经常大便干燥、突然停止排气排，便应想到粪块阻塞。运动或体力劳动后出现梗阻、应考虑肠扭转。有心血管疾病应考虑肠系膜血管栓塞。下腹疼痛伴有肠梗阻的女性病人、应考虑有无盆腔附件病变。学龄前儿童以蛔虫性肠梗阻多见。2 岁以内婴幼儿以肠套叠多见，新生儿肠梗阻多为肠道先天性狭窄或闭锁。腹外疝是肠梗阻的常见原因，凡肠梗阻的病人都应常规检查腹外疝的好发部位。女性病人还应注意有无股疝。肠梗阻又伴有股内侧疼痛，则有闭孔疝的可能。如果以前作过腹腔癌肿手术，近期出现肠梗阻，多数为癌肿复发或转移。胃肠穿孔、阑尾穿孔及外伤性空腔脏器破裂的病人，容易引起麻痹性肠梗阻。

（3）肠壁血运：判断肠管是否坏死，是决定治疗方法和手术时机的依据。部分绞窄性肠梗阻的临床表现常不典型，无任何绞窄征象者占 3%～13%，尤其盆腔区域的肠梗阻，肠壁虽已有缺血坏死，但体征仍无明显变化。有文献报道，即使是一位有经验的临床外科医生，诊断绞窄性肠梗阻的正确率亦仅约 50%。目前，对绞窄性肠梗阻的诊断尚无统一标准，下列 10 项诊断指标可供参考，具备其中 2 项者提示有绞窄性肠梗阻的可能，应施行手术治疗：

1）腹痛不缓解或腹胀加重；

2）腹胀不对称，可见肠型及蠕动波，隆起的肠管有触痛；

3）体温≥38℃；

4）脉搏≥100 次/分；

5）白细胞＞15×10^9/L；

6）血红蛋白＜90g/L；

7）有腹膜刺激征；

8）出现腹腔积液，尤其血性腹水（叩诊、B超、CT、腹穿证实）；

9）影像学检查显示肠袢扩张加重且位置不变；

10）休克。

4. 实验室检查　肠梗阻早期实验室检查对诊断意义不大，晚期可有白细胞计数、血红蛋白、血细胞比容及尿比重以及血清磷显著增高。肠壁坏死出血、肿瘤所致的肠梗阻导致血红蛋白降低。高位小肠梗阻可出现低钾、低氯与代谢性碱中毒，低位肠梗阻电解质普遍降低，常伴代谢性酸中毒。严重腹胀、膈肌抬高影响呼吸时，可出现低氧血症及呼吸性酸或碱中毒。

5. 影像学检查　包括X线检查、B超和CT检查等。

（1）X线检查：是诊断肠梗阻最有效的检查手段，检出率约为50%～80%。肠梗阻发生4～6小时后可显示肠腔内积气，主要X线表现有：

1）梗阻近端肠管明显扩张，肠腔内充满气体和积液，小肠直径＞3.0cm，结肠直径＞6.0cm。

2）扩张的小肠呈阶梯状排列，主要位于腹中部；若是扩张的空肠，其黏膜环状皱襞可显示“鱼肋骨刺”状。结肠梗阻位于腹部周边，常显示结肠袋。

3）麻痹性肠梗阻时，小肠和大肠均胀气，有多数在同一高度的液平面。

4）绞窄性肠梗阻时小肠内液面一般较长，积液多，积气少，有时由于小肠内被血性液体充盈，X线片上可无显示。

5）小肠部分扭转呈8字形征、呈串香蕉征，若以小肠系膜根部为中心全部或大部扭转，出现空、回肠换位，X线征象则出现车轮状或花瓣状。蛔虫性肠梗阻，充气的肠曲内能看到条状或小圆点状充盈缺损影，结石性肠梗阻能看到多层状钙化结石影，结石多半通过胆肠内瘘进入小肠，有时见到胆道积气。结核性腹膜炎性肠梗阻和胎粪性肠梗阻，腹内可见钙化灶。肠套叠、乙状结肠扭转或结肠肿瘤时，作钡剂灌肠造影以助诊断。

（2）超声检查：B型超声是一种无创性检查，尤其对粪石、胆石、柿石引起的肠梗阻具有特异性，应常规使用。超声诊断的主要特点为：

1）能显示肠管扩张，可直接测量扩张肠管的长度、内径及肠壁厚薄，亦能观察肠内容物流动方向，追踪肠管排列走向。

2）能观察肠蠕动增强与否，机械性梗阻时肠管呈蠕动状态和肠内容物漩涡状流动。麻痹性肠梗阻时，则表现为肠管无蠕动而肠内容物呈静态或随体位蠕动。

3）能检测腹腔内是否有积液，若在短期内发现腹腔积液就要考虑绞窄性肠梗阻的可能，此时可在B超引导下行腹腔穿刺，若抽出暗红色或淡红色腹水，或腹水常规发现有大量红细胞就可确诊。

（3）CT检查：CT检查对肠梗阻的诊断有较高的敏感性和特异性，对梗阻原因和是否存在肠绞窄的准确性可达80%以上，明显优于其他检查。CT能显示肠管充气扩张、液平面、肠壁增厚及肠外变化、腹水等。若为肿瘤所致的肠梗阻，可见密度减低的软组织肿块。如粘连性肠梗阻肠管扩张，可见含液气面的肠袢逐渐变细到塌陷的移行带。移行带以上肠袢扩张，肠腔直径显著增大，而远端肠腔管径正常。若系肠套叠可见外层为肠壁，内层为含气的肠腔，再向内为套入部肠壁，中央含少量造影剂，不套入部肠腔密度不均，呈靶环状。小肠恶性肿瘤可见肠腔孤立圆形肿块伴相邻肠壁局限性增厚，少数表现为肠壁环形增厚，厚度多大于1.5cm。

6. 结肠镜检查　是诊断结肠疾病最有效的方法。可从肛管检查至盲肠。其优点为：①直观，如肿瘤大小、形状和部位等；②能拍片；③能取活组织行病理学检查。只要肠道准备充分，并有一定的技术操作经验，其准确率可达95%以上。尤其对怀疑有低位肠梗阻或大便异常者，作此项检查更有意义。

【治疗方案及原则】

原则上动力性肠梗阻、痉挛性肠梗阻采用非手术治疗，机械性完全性肠梗阻采用手术治疗，绞窄性肠梗阻则应急诊手术。决定非手术或手术治疗，必须结合病史、体征、X线检查及实验室检查作全面分析判断。下列情况可先行非手术治疗：①生命体征正常或轻度异常的肠梗阻；②小肠部分梗阻，特别是低位梗阻；③既往因有多次腹部手术而反复发作的粘连性小肠梗阻；④复发性小肠炎并发的肠梗阻；⑤手术后早期（术后1～2周内）肠梗阻；⑥腹内复发癌或转移癌的肠梗阻；⑦放射治疗后并发肠梗阻；⑧假性肠梗阻；⑨蛔虫或粪块堵塞引起的肠梗阻；⑩肠结核等炎症引起的不全性肠梗阻。

1. 非手术治疗　无论手术与否，均应首先采用非手术治疗，非手术治疗也是手术治疗前的准备阶段，特别是对慢性或不全梗阻者，通过此举部分病人梗阻可得到解除。

（1）持续胃肠减压：是治疗肠梗阻的常用措施之一，可以降低肠腔内压力，减轻腹胀，减少肠腔内细菌和毒素，改善肠壁血循环和全身状况。

（2）纠正水、电解质紊乱及酸碱失衡：应及早给予纠正。

（3）抗感染：对肠梗阻病人应给予抗生素预防和治疗。一般采用广谱抗生素，必要时作血液、痰液及腹腔液细菌培养和药敏，以利选择用药。

（4）营养支持：在禁食状态下，机体在1天内就将体内储备的全部糖原（约500g）耗尽，若未及时补充则动用体内脂肪和蛋白质提供热量。有报道外科病人在手术前体重下降20%者死亡率可达30%，体重急剧下降30%者多告死亡。因而肠梗阻病人的营养支持极为重要。

2. 手术治疗 手术是治疗肠梗阻的一项重要措施。手术适应证：①绞窄性肠梗阻；②肿瘤所致的肠梗阻；③肠扭转、肠套叠，巨大粪石引起的肠梗阻；④腹内、外疝所致的肠梗阻；⑤先天性肠道畸形引起的肠梗阻；⑥经24～48小时非手术治疗症状不缓解的病人。无腹部手术史及炎症史的机械性小肠梗阻，经非手术治疗无缓解时，有可能是较为隐蔽的内疝，应及早手术。手术目的是解除梗阻、去除病因。手术方法如下：

（1）单纯解除梗阻的手术：如粘连松解术、肠套叠或肠扭转复位术、肠切开取异物术等。

（2）肠排列术：小肠粘连广泛或多次手术多次梗阻，为防止术后再次粘连梗阻，可行肠排列术，术式主要有4种：

1）Noble折叠术：将小肠排列成手风琴状，排列肠袢为12～14cm，相邻肠袢间肠壁浆肌层间断缝合，缝合间距为1～1.5cm，两端各留3cm不缝以防止形成锐角。此法操作费时，肠功能恢复慢，现已少用。

2）Child-pHillips术：是在总结Noble经验后提出仅缝合肠系膜的肠折叠术，即用带线的长直针将折叠好的肠系膜距肠壁3cm处做三组褥式缝合，适度打结，起固定作用。缺点是缝线结过紧会影响肠管血液循环，过松则起不到固定作用而出现肠扭转、内疝。另外，系膜太短者、腹膜炎者不适合做这种手术。

3）Janneck粘合固定术：将小肠按顺序排列后，用医用粘合剂氰基丙烯酸丁酯（butyl-cyanoacrylat）作肠管间点状粘合固定，粘合点间距1～1.5cm，以代替Noble术的浆肌层缝合，可以节省手术时间。

4）Backer内固定术：把一根末端带有气囊的M-A管（长度需300cm）经空肠造口插至盲肠，将气囊充气后固定。从M-A管末端起，M-A管每隔15cm开一小孔，空肠造瘘处距Treitz韧带约10～15cm，M-A管穿出腹壁时造瘘口要与壁层腹膜缝合固定，以防肠瘘。内固定管至少保留2周。该术式偶有拔管困难、持续腹部绞痛等，但操作简单、安全有效，极少梗阻复发。

（3）肠切除肠吻合术：对局部肠袢已失活坏死、肠管肿瘤、炎症性狭窄，则应作肠切除肠吻合术。术中正确判断肠管生机的方法有：①肠系膜边缘小动脉可见搏动；②肠管的颜色正常或接近正常；③肠壁保持弹性，并可见肠蠕动。如有可疑时，可用等渗盐水纱布热敷，或用0.5%普鲁卡因溶液在肠系膜根部封闭，将肠管放回腹腔，观察15～30分钟，仍无好转，表明肠管已坏死，应作切除术。

(4) 肠短路吻合术：当引起梗阻的原因不能简单解除又不能切除时，可作梗阻近端与远端肠袢的短路吻合术。如晚期肿瘤已浸润固定、肠粘连成团等。

(5) 肠造口或肠外置术：如肠梗阻部位的病变复杂、腹腔污染严重或病人的情况差、不能耐受复杂手术时，可在梗阻的近端肠管作肠造口术以减压，缓解症状，改善全身状况。但这类术式主要适用于急性结肠梗阻。如有肠坏死，应切除坏死肠段并将两断端外置造口，以后再行二期手术。小肠梗阻可采用插管造口的方法，即先在膨胀的肠管上切一小口，放入F18号引流管在肠壁上潜行5～7cm减压，并在腹壁上固定一圈，使肠管与腹壁粘连，以免肠内容物污染腹腔。

第一节 机械性肠梗阻

【概述】

机械性肠梗阻是临床最常见的肠梗阻类型，病因虽然各异，但临床表现、诊断要点及治疗原则基本相同。

【临床表现】

1. 腹痛 是因梗阻以上部位肠管剧烈蠕动所致，当蠕动达到一定程度后，又保护性地呈现相对性抑制和松弛状态，腹痛随之减轻或消失，故机械性肠梗阻的腹痛特征是阵发性绞痛。一般高位肠梗阻每3～5分钟发作1次，低位肠梗阻每6～7分钟发作1次。疼痛时病人自觉有气体在腹腔内游移。小肠梗阻时疼痛多在脐周，结肠梗阻多在腹两侧。当腹痛转变为持续性剧烈疼痛且有腹膜刺激征时，表明有肠绞窄的可能。

2. 呕吐 依梗阻部位而异。高位小肠梗阻呕吐出现早而频繁，呕吐物开始为食物，继而为胃、十二指肠液和胆汁。低位肠梗阻呕吐少见且出现晚，有粪臭味，主要是因肠内容物潴留、细菌分解而造成。呕吐物如呈棕褐色或呈血性时，应考虑有绞窄性肠梗阻的存在。

3. 腹胀 腹胀的程度与梗阻部位有关。高位小肠梗阻由于呕吐频繁常无腹胀，低位肠梗阻时腹胀明显，但出现较晚，可遍及全腹。结肠梗阻属闭袢性，沿结肠的解剖位置呈局限性膨胀。

4. 停止排便排气 肠梗阻病人一般都会出现肛门停止排便排气。高位梗阻或不完全性肠梗阻早期可有少量排便排气，后逐渐消失。完全性肠梗阻早期，由于肠蠕动增加，梗阻远端残留的气体、粪便仍可排出，梗阻晚期时则停止。肠套叠或肠绞窄时可排出血性黏液便。

5. 体征 全身情况在梗阻早期无明显改变，晚期可有发热、水电解质、酸碱失衡和中毒症状，以致发生多器官功能障碍。腹部可见膨胀、肠型及蠕动波，肠扭转时腹胀不对称。单纯性肠梗阻时腹部有轻度压痛，绞窄性肠梗阻时有固定而明显的压痛和反跳痛，且有移动性浊音。肠鸣音亢进、气过水声或金属音是机械性肠梗阻的特征。直肠指检有利于发现直肠肿瘤。

【诊断要点】

1. 详细询问病史 如发病时间、特点、有无腹部手术史、外伤史等。如有腹部手术史的病人要考虑肠粘连或粘连系带引起肠梗阻的可能，老年病人大便习惯改变、伴贫血就要考虑结肠癌等。

2. 有腹痛、呕吐、腹胀和肛门停止排便排气，若是高位梗阻也必须具有腹痛或呕吐。

3. 腹部膨胀 可见肠型及蠕动波。肠鸣音亢进，有气过水声或金属音。若有肠坏死可出现腹膜刺激症状及休克。

4. 影像学检查 包括X线检查、超声检查和CT检查，显示小肠或结肠明显扩张，肠腔内有气体液平面。

5. 纤维结肠镜检查 低位小肠梗阻尤其结肠梗阻应常规行纤维结肠镜检查，以了解回盲瓣及全结肠的情况，有利于诊断。

6. 腹腔穿刺 对腹部有移动性浊音或经B超、CT检查显示有腹水的病人，通过作腹腔穿刺可判断病变的程度与性质。一般而言，进行性的腹水增多提示梗阻已相当严重，如抽出棕褐色或暗红色血性腹水，则提示有绞窄性肠梗阻的存在，应立即手术治疗。腹胀严重、无腹水时禁忌腹腔穿刺。

【治疗方案及原则】

肠梗阻的治疗原则是调整全身生理紊乱和去除梗阻原因。单纯性不完全性肠梗阻一般可采用非手术治疗，完全性或绞窄性肠梗阻应充分做好术前准备，尽快手术。

1. 非手术治疗

(1) 一般治疗：包括禁食水，持续胃肠减压，纠正水、电解质紊乱及酸碱失衡，应用抗生素防治感染与毒血症，低压灌肠等。

(2) 中药治疗：常用通里攻下、活血化瘀、理气开郁及清热解毒等中药，煎好后从胃管内注入，闭管2小时后开放减压，也可用芒硝、大黄各30g以沸水100ml冲匀，降温后保留灌肠，以促进肠管蠕动、保护胃肠道黏膜屏障。但对有腹膜炎或疑有肠绞窄、完全性肠梗阻、闭袢性梗阻者，中药、泻药与灌肠均应忌用。

通过上述非手术治疗，观察24～48小时症状与体征不减轻，或有加重趋势者应行手术治疗。对怀疑有绞窄性肠梗阻的病人，观察与术前准备的时间不宜过长，应在4～6小时内完成而后施行手术。

2. 手术治疗　采用最简洁有效的方法解除梗阻，去除病因，恢复肠腔通畅，防止再发生梗阻。常用的术式有粘连松解、肠扭转复位、肠减压、肠切除和肠排列术等。

第二节　血运障碍性肠梗阻

【概述】

血运障碍性肠梗阻是指肠系膜血管发生急性栓子栓塞、血栓形成或动脉痉挛缺血，导致肠壁血运障碍、肠蠕动消失、肠内容物不能正常运行的一类梗阻，临床上少见，约占30%左右。这类肠梗阻是先发生肠壁血运障碍、后出现梗阻；而先梗阻、后发生肠壁血运障碍的绞窄性肠梗阻，如肠扭转、肠套叠、腹腔内外嵌顿疝、部分粘连系带卡住肠管等未列入此范畴。

血运障碍性肠梗阻有时难与急性出血性肠炎相鉴别，本病多发生于老年人和心脏病病人。选择性腹腔动脉造影可显示栓子栓塞或血栓形成及血管痉挛状态。而急性出血性肠炎多发生于儿童和青少年，夏秋两季发病率高，腹泻、便血是其主要特征，病变多呈跳跃式，类似Crohn病，但不等于Crohn病（急性期主要为肠壁水肿和淋巴管扩张）。血运障碍性肠梗阻可分为以下三种。

一、急性肠系膜上动脉栓塞症

急性肠系膜上动脉栓塞症是由于栓子栓塞和血栓形成所致。多发生于老年人。栓子主要来源于心脏病的组织脱落，如风湿性心脏病、慢性心房颤动、急性心肌梗死、心内膜炎、瓣膜疾病或瓣膜置换术后等；少数可来自其他部位的栓子，如血管栓塞剂与坏死组织脱落及血管异物等。栓子多栓塞在肠系膜上动脉起始部，按供血范围可引起全部小肠及右半结肠缺血坏死。栓塞血管越小，损伤越小，如栓塞在血管末梢，由于周围有侧支循环，肠管可不发生坏死。动脉血栓形成常发生在动脉硬化的基础上，好发部位也多在肠系膜上动脉起始部，血管堵塞后可致肠坏死。此外，腹部闭合损伤也是肠系膜上动脉血栓形成的原因。

【临床表现】

1. 腹痛、腹胀　动脉栓塞后腹部有剧烈的绞痛。开始为痉挛性绞痛，肠坏死后转为持续性剧烈疼痛，并逐渐出现腹部膨胀与肌紧张，用药不能缓解。

2. 呕吐　多数病人有频繁呕吐，呕吐物为血水样。1/4 的病人有腹泻，排出暗红色血便。

3. 体征　开始时腹部体征不明显，与腹痛程度不相符，其后出现明显的腹膜刺激征、肠鸣音消失、休克等，说明已有肠坏死存在。

【诊断要点】

1. 有心脏病史。

2. 有难以忍受的腹绞痛。

3. 腹部体征轻，与腹痛程度不一致，如有明显腹膜刺激征，表明有肠坏死。

4. 呕吐血水样物。

5. 化验室检查　白细胞计数增多，并有血液浓缩和代谢性酸中毒的表现。

6. 影像学检查　X 线平片显示大、小肠内有中等或轻度胀气。肠坏死时 B 超、CT 显示腹腔内有大量积液，腹穿为暗红色血性液。

7. 选择性腹腔动脉造影　对本病有较高的诊断价值，能鉴别是动脉栓塞、血栓形成还是血管痉挛。动脉栓塞时出现血管影中断、闭塞，血管痉挛时显示血管影有缩窄但无中断。还可将动脉导管留在病变处，根据其性质分别给予血管扩张剂或溶栓治疗。

【治疗方案及原则】

1. 先采用非手术治疗，如胃肠减压、输液、输血、吸氧等。

2. 当怀疑有血运障碍性肠梗阻时，应行肠系膜上动脉造影，发现栓子时可输注尿激酶，40 万～60 万 U/h。若 2 小时内栓子不能溶解，或病情加重，或无条件溶栓，则应及早剖腹探查。

3. 受累的肠管未完全坏死，可将肠系膜上动脉主干切开取栓，并清除远端血块或行搭桥术。

4. 对肠管已坏死者行肠切除术。

急性肠系膜上动脉栓塞早期诊断困难，当明确诊断时多已肠管坏死，同时多数病人有较严重的心脏病，无论是介入治疗还是手术治疗都有很大风险，死亡率在 85%左右，即使手术成功，术后再发血栓的几率仍高达 50%，疗效不佳。

二、肠系膜上静脉血栓形成

肠系膜上静脉血栓形成大都为急性血栓形成，约占急性肠缺血的 3%～7%。多继发于腹腔感染、肝硬化、门静脉高压症所致的血液异常、真性红细胞增多症、抗凝血酶Ⅲ缺乏、C 蛋白缺乏、镰形细胞病、高凝状态等。此外口服避孕药、腹部外伤或腹部大手术损伤血管如脾切除、胰十二指肠切除等，也是静脉血栓形成的诱因。约1/4的病人血栓形成无明显诱因，称为原发性肠系膜静脉血栓形成。

静脉血栓通常发生在肠系膜静脉分支处，血栓一旦形成可向远近端蔓延，引起局限或广泛的肠壁充血水肿，同时因静脉血不能反流而淤滞，静脉压力增高引起动脉痉挛与血栓形成，加重肠缺血，导致肠坏死。

【临床表现】

1. 症状　开始表现为腹部不适、腹胀、食欲不振、慢性腹泻或便秘等前驱症状，持续数日或数周，当血栓形成后即可表现为类似急性肠系膜上动脉栓塞的症状，如突然剧烈腹痛、持续性呕吐、呕血或便血等。

2. 体征　腹胀、腹部压痛。若有肠坏死，即出现腹膜刺激征、肠鸣音减弱或消失、休克、发热、腹水，腹腔穿刺可抽出血性液体。

【诊断要点】

1. 依靠病史、临床表现及体征。

2. 化验　白细胞计数及血细胞比容均增高。

3. X线平片　可见受累小肠、结肠轻度或中度扩张胀气，肠壁增厚，晚期由于肠腔和腹腔内大量积液，平片显示腹部普遍密度增高。

4. B超、CT检查可显示肠系膜上静脉内血栓和腹水。

【治疗方案及原则】

本病一经确诊，应积极准备，尽早手术治疗。

1. 一般治疗　禁食水，胃肠减压，输液，应用抗生素，纠正水、电解质紊乱与酸碱失衡。同时积极做好术前准备。

2. 手术治疗　肠系膜上静脉血栓是一个逐渐形成的慢性过程。血栓常累及分支，应切除坏死肠管及静脉血栓的系膜，以防止血栓再形成。术后抗凝治疗3个月。

三、非闭塞性急性肠缺血症

在急性肠缺血的病人中，有20%～30%的动脉或静脉主干未发现有明显阻塞，而是发现一些间接引起广泛血管收缩的诱发原因，如心肌梗死、充血性心力衰竭、心律不齐、主动脉瓣关闭不全、肝肾疾病、休克、大手术失血后等，这些病可导致心排出量下降，肠系膜血管收缩，使肠管处于一种低灌流状态。还有一些药物如洋地黄、大量利尿剂、垂体后叶素等，也可直接对肠系膜上动脉的平滑肌产生作用而引起血管收缩，导致肠管缺血坏死。

【临床表现】

与急性肠系膜上动脉栓塞症相似，但发病较缓慢，腹痛进行性加重，继而呕血或便血，并出现明显的腹膜刺激症状，伴有休克。

【诊断要点】

1. 有上述诱发病因和使用缩血管等药物史。

2. 有上述临床表现与体征。

3. 75%的病人有白细胞计数增加，常有血液浓缩。

4. 选择性腹腔动脉造影是诊断本病的主要措施，表现为肠系膜上动脉主干无闭塞，在中小动脉分支中可见散在的节段性狭窄。

【治疗方案及原则】

1. 找出发病诱因，治疗原发病，改善低流量循环状态。

2. 在动脉主干未闭塞的情况下，利用造影的动脉导管灌注罂粟碱 30～60mg/h（用 2～3 小时）、妥拉苏林 25mg/h（用 2～3 小时）、胰高糖素、前列腺素 I_2 等血管扩张剂。

3. 手术治疗 非手术治疗后腹部体征未改善或出现腹膜刺激征时应行手术治疗，切除坏死的肠管。若对术中保留肠管的活力有怀疑，术后 24～36 小时可再次行剖腹探查术。

本病是在严重原发病的基础上发生的，发病后诊断与治疗均难以及时，并发症多，死亡率高达 80%～90%，积极寻找发病诱因，重视与处理原发病和低血流状态是预防与治疗本病的基础。

第三节 急性假性结肠梗阻

【概述】

急性假性结肠梗阻（acute colonic pseudo-obstruction）是指具有急性结肠梗阻的症状、体征和影像学表现，但无机械性梗阻的依据。Ogilvie 于 1948 年首次在 2 例腹膜后恶性肿瘤浸润、破坏腹腔淋巴丛和腹腔神经节导致的肠绞痛病例中描述了该病，故又称为 Ogilvie 综合征。也有学者称其为无力性结肠梗阻、功能性结肠梗阻、非梗阻性结肠扩张症、麻痹性肠梗阻或痉挛性肠梗阻。

急性假性结肠梗阻是假性肠梗阻的一种类型（表 20-2），常有急腹症的临床表现。

急性假性结肠梗阻的病因复杂，常与下列因素有关：

1. 手术后 心脏手术，肾移植，妇科或盆腔手术，剖宫产术，Hip 手术，痔切除术，脊柱手术。

2. 创伤后 盆腔创伤，脊髓创伤，股骨骨折。

3. 感染或炎症　盆腔脓肿，急性胆囊炎，急性胰腺炎，全身脓毒症，带状疱疹，支气管肺炎，结肠憩室炎。

4. 肿瘤　腹膜后肿瘤，白血病，转移性肿瘤，盆腔放疗。

5. 心血管系统疾病　心肌梗死，脑血管意外，充血性心力衰竭。

6. 神经系统疾病　帕金森病，阿尔茨海默病，多发性硬化，低位脊髓病。

7. 呼吸系统　肺炎，机械通气。

8. 代谢性疾病　电解质紊乱，肝或肾衰竭，酒精中毒，糖尿病神经变性。

9. 泌尿系结石　肾结石，输尿管结石，膀胱结石。

10. 药物　抗抑郁药，吩噻嗪，抗帕金森病药物，阿片类或麻醉药等。其中继发于手术、炎症和创伤者约占50％，继发于内科疾病和泌尿系结石者约占45％，原因不明者占5％。

表 20-2　假性肠梗阻

- 假性肠梗阻
  - 假性结肠梗阻
    - 急性
      - 麻痹性，继发于腹部手术、创伤、感染、空腔脏器穿孔等
      - 痉挛性，主要是肠壁肌肉、腹腔神经丛或肠系膜神经丛受刺激所致
    - 慢性
      - 原发性（特发性），不伴全身性疾病，可见肠平滑肌退变、黏膜下或肌间神经丛异常。但与类巨结肠病（黏膜下神经丛正常，神经元畸形，无神经节或减少，有狭窄段，病变主要位于直肠、乙状结肠等）不同
      - 继发性，继发于结缔组织病、糖尿病、甲旁亢、颅内肿瘤和使用药物不当等
  - 假性小肠梗阻（均为慢性）
    - 原发性（特发性），与遗传有关，有家族史，可见平滑肌退变、黏膜下或肌间神经丛异常
    - 继发性，继发于许多疾病和使用药物不当等

不同致病因素导致急性假性结肠梗阻的确切发病机制尚不清楚，多数学者认为是交感神经兴奋与副交感神经抑制的自主功能不平衡所致。正常交感神经兴奋时胃肠道运动减弱，副交感神经兴奋时胃肠道运动增强。一种观点认为腹腔肿瘤、膈下腹膜后恶性肿瘤浸润和损害支配结肠的椎前交感神经，使副交感神经的作用占优势，引起结肠局限性收缩，导致功能性梗阻。另一种观点认为内在或外在因素直接刺激交感神经，使其作用加强，抑制结肠运动，导致功能性梗阻。动物实验表明，结肠动力障碍及其后结肠明显扩张可通过结肠-结肠反射来抑制结肠运动，使其保持明显扩张。本病的病理生理变化依次表现为早期肠道运动障碍，蠕动完全消失及渐进性含有大量气体和液性粪便的肠管明显扩张。这些变化主要累及盲肠、升结肠和横结肠，偶尔累及全结肠。

急性假性结肠梗阻最严重的并发症是盲肠或结肠穿孔，一旦发生，病死率高达50％。因此，在临床上关键是早期诊断和早期有效治疗，避免盲肠或结

肠穿孔的发生。

【临床表现】

1. 病史 急性假性结肠梗阻大都是在上述疾病治疗过程中发生，年龄大多在 50 岁以上，卧床不起的病人更易发生。

2. 症状 典型症状常表现为中度或重度腹胀，伴下腹部痉挛性疼痛，便秘，肛门停止排气，或伴有腹泻。部分病人有发热。恶心、呕吐不常见。

3. 体征 腹膨胀，可见结肠肠型，一般无肌紧张。可有轻度压痛，能闻及肠鸣音，体温基本正常。

肠管过度扩张将导致盲肠或结肠穿孔，出现急性弥漫性腹膜炎，表现为剧烈腹痛，全腹压痛、反跳痛伴肌紧张。全身表现为呼吸、心跳加速，体温升高，尿量减少，以至发生休克。

【诊断要点】

急性假性结肠梗阻的临床表现缺乏特异性，术前诊断较困难，有的通过反复剖腹探查后，在未发现机械性肠梗阻的病因时才考虑本病。

1. 依据上述诱发因素、临床表现和有关检查进行诊断。

2. 实验室检查 白细胞总数可以轻度升高，电解质紊乱，如低钾和低钠血症。

3. X 线检查 腹部平片可见盲肠、升结肠和横结肠积气扩张，扩大的肠腔超过 7cm，一般无液气平面，结肠袋清晰可见。在结肠脾曲、肝区、乙状结肠直肠交界处常发现扩张的结肠突然终止，出现截断征。降结肠较少有积气扩张。有时小肠同时扩张。钡灌肠可见近端结肠扩张，而远端结肠结构正常，未发现病变。

4. 纤维结肠镜检查 用 1000ml 生理盐水灌肠做肠道准备，结肠镜检往往黏膜正常，未见狭窄、肠管受压及器质性病变，便于排除其他原因所致的结肠梗阻。

【治疗方案及原则】

1. 非手术治疗 适用于症状较轻、盲肠直径小于 12cm、无穿孔、无腹膜炎的病例。

(1) 一般治疗：包括禁食，持续胃肠减压，补液，营养支持，低压灌肠，合理使用抗生素及治疗原发病。

(2) 药物治疗：在一般治疗的同时可使用下列药物促进肠管运动。

1) 新斯的明：现认为新斯的明是治疗急性假性结肠梗阻安全而有效的治疗方法，可通过与乙酰胆碱在胆碱能传递位点竞争性地与胆碱酯酶结合，增强胆碱能作用而加强兴奋性副交感神经活性，促进肠蠕动的恢复。适应证：①基础心率>60 次/分；②收缩压>90mmHg；③无须药物治疗的活动性支气管痉挛。禁忌证：使用β受体阻滞剂、酸中毒和近期心肌梗死者；结肠穿孔及近期有十二指肠修补史者。方法：新斯的明 2.5mg 缓慢静注（时间>3 分钟），同时监测心电图、血压、血氧饱和度。如出现严重心动过缓（<50 次/分钟），可给予阿托品 1mg。用药后至少监测 20 分钟，治疗后拍摄腹部平片评价治疗效果。

2）5-羟色胺 4（HT4）受体激动剂，如西沙必利、普卡必利等。

3）生长抑素及其类似物，如奥曲肽等。

（3）结肠镜减压：适用于保守治疗无效而又无急诊剖腹探查指征者。对于初次减压成功后又复发的病例，可再次结肠镜减压多获良效。如结肠镜检查发现结肠黏膜缺血、坏死则应停止减压，转手术治疗。

2. 手术治疗　适用于非手术治疗无效、有肠缺血坏死与穿孔表现和盲肠直径≥14cm 者。手术方法如下：

（1）盲肠或结肠造口减压术：盲肠结肠明显扩张，可采用该方法。

（2）剖腹探查术：有腹膜刺激征和膈下游离气体时，应急诊行剖腹探查术。可将扩张的肠管切除或造瘘，如有小穿孔可通过穿孔处行插管造瘘；较大的穿孔者可行肠切除或肠外置，二期吻合术。

本病如能早期诊断、及时处理，一般 1 周内临床症状与体征可缓解。但常因继发于上述诱发因素，易死于原发病，死亡率为 40%左右。

第四节　腹腔间隔室综合征

【概述】

腹腔间隔室综合征（abdominal compartment syndrome，ACS）是指因各种原因引起腹内高压（intra-abdominal hyper，IAH）导致心血管、肺、肾、腹腔内脏、腹壁和颅脑等功能障碍或衰竭的综合征。ACS 以腹内高压、严重腹胀为特征，其临床表现酷似肠梗阻，也可视其为肠梗阻的一种特殊类型。

1. 病因与分类　ACS 是从 IAH 的基础上发展而来的，引起 IAH 的病因很多，结合分类归纳如下：

（1）按病情进展：可分为急性 ACS 和慢性 ACS，临床上所指的 ACS 均系急性。

1）急性病因：常发生在严重创伤、急腹症或腹部大手术后，最常见的病因是严重腹部创伤、急性重症胰腺炎、完全性肠梗阻和腹主动脉瘤破裂。

2）慢性病因：如腹腔肿瘤、腹水、妊娠、中心性肥胖症、慢性腹部透析等，由于病情发展呈渐进性且有逐步适应的过程，因而腹内压升高对机体所造成的损害远较急性为轻。

(2) 按解剖部位：可分为腹膜后、腹腔和腹壁三种病因。

1) 腹膜后：有胰腺炎、腹主动脉瘤破裂、主动脉手术后、盆腔或腹膜后出血、脓肿、脏器水肿与积液等。

2) 腹腔：有急性胃扩张、肠梗阻、肠麻痹、腹腔脓肿、腹内器官水肿、肠系膜静脉阻塞、腹腔内出血、腹主动脉瘤向游离腹腔内破裂、腹腔镜气腹、腹内填塞、肝移植等。

3) 腹壁：烧伤焦痂、腹裂修补或脐膨出、巨大腹壁疝修补术、高张力缝闭腹部切口、气动抗休克外套等，均可引起 IAH。

此外，还可按原发与继发、创伤与非创伤、医源性与非医源性分类、叙述病因。

2. 发病机制　ACS 既可发生于手术病人，也可发生于非手术病人，既可发生于术前，也可发生于术后。正常情况下腹腔容积和内容物维持在大气压水平（7.5mmHg），使其处于一个生理相对平衡状态，当任何原因导致腹腔内压力升高，如急性胰腺炎、出血、肿瘤引起腹膜后体积增加，肠梗阻、肠系膜静脉阻塞、内脏破裂引起腹腔内容积增大，烧伤焦痂、张力缝合引起腹壁外挤压等，均可使这种平衡遭受破坏，终至发生 ACS。在抢救各种原因引起的低血容量性休克过程中，由于大量输液、输血，细胞外液容量显著增加，加之血管活性物质及氧自由基释放而使腹膜后及腹腔内脏器容量剧增，引起 IAH 进一步升高，同时腹壁水肿、弹性下降加重 IAH，进而导致 ACS。此外，正压辅助呼吸或其他胸腔内压增高等因素有时也会引起 IAH，导致 ACS。

3. 病理生理　IAH 发展会造成机体多器官、多系统功能障碍与衰竭。

(1) 心血管紊乱：IAH 致下腔静脉及门静脉受压和胸内压力增加，使上、下腔静脉血回流减少，心排出量（cardiac output，CO）降低，腹内压＞20mmHg 时此影响更为明显。同时，胸内压升高会引起心脏受压、心室舒张末期容量减少。IAH 还能显著提高心脏后负荷，引起心搏出量减少及代偿性心率加快，降低心脏收缩力。

(2) 肺功能不全：腹内压急骤升高时，胸腔容积减少，肺顺应性下降，引发以高通气压力、低氧血症及高碳酸血症为特点的呼吸衰竭。Simoon 通过实验研究表明，急性 IAH 产生的呼吸衰竭可以通过腹部减压得到改善。

(3) 肾功能紊乱：从少尿逐渐变为无尿和对扩大血容量无反应的肾前氮质血症，是 ACS 造成肾功能紊乱的特征。腹内压＞15mmHg 时可出现少尿，增高至 30mmHg 时则导致无尿，肾损害与腹内压升高成正比。扩大血容量使 CO

达正常水平和应用利尿剂对这类病人效果不明显，但降低腹内压力可立即扭转少尿症，并引发大量排尿。

（4）腹腔内脏异常：ACS时肠系膜动脉、小肠黏膜、肝动脉、肝脏微循环和门静脉血流均减少。腹内压＞10mmHg时，多器官功能衰竭、脓毒血症、再手术率及病死率均增加。

肠道对腹内压升高最为敏感，一般在出现典型的肾脏、肺脏及心血管症状之前即有损害迹象。腹内压20mmHg时肠黏膜血流下降，黏膜和黏膜下层血流灌注受阻，造成组织缺氧、细胞无氧代谢、酸中毒及自由基产生。以上变化可通过肠黏膜内pH检测确定。腹内压继续升高还可导致肠坏死，破坏肠道屏障功能，使肠道细菌移位，加重感染。坏死部位常在回肠和右半结肠，此种坏死常无动脉血栓形成的证据。

（5）腹壁损害：IAH时直接压迫腹壁肌肉和血管，引起腹壁血流量减少，局部缺血、水肿、腹壁弹性降低，加剧IAH的发展。另外，腹壁肌肉和筋膜缺血又与伤口感染、伤口裂开、疝、坏疽性筋膜炎等并发症直接相关。

（6）颅脑功能失调：IAH时可出现颅内压升高及脑灌注压下降的急剧变化。颅内压和大脑灌注压的改变与肺、心血管功能变化无关，而与胸内压和中心静脉压升高、脑静脉血回流受阻有关。

4. 腹内压测定　测压方法可分为直接法与间接法两种。前者是经直接置管于腹腔内，然后连接压力传感器和气压计测得。后者是通过测定内脏压力来间接反映腹腔内压力。内脏测压的方法主要有以下几种：

（1）膀胱测压法：当膀胱容量达50～100ml时，膀胱起着一种被动的隔膜作用。动物实验证明，压力在5～70mmHg范围内，膀胱压（urinary bladder pressure，UBP）和直接测定的腹内压是相等的。加之此技术应用简便，可在床边进行，是间接测量腹内压的最佳方法。

具体方法是向膀胱置一根Foley导管，排空膀胱内尿液，注入50～100ml生理盐水，通过T形连接或三通接头将导管与测压器连接。病人仰卧，以耻骨联合为“0”点，水柱高度即为腹内压（cmH_2O）。

（2）胃内测压法：通过胃内放置胃管或胃造口管注入50～100ml盐水，将胃管与测压器连接。胃内压的“0”点位于腋中线。腹内压不超过20mmHg时，胃内压力与膀胱压力基本符合，如腹内压＞20mmHg时，胃内压力与膀胱压力有明显差别。

（3）下腔静脉压测定：可通过股静脉插管测量下腔静脉压。下腔静脉压与膀胱压相符性好，能比较准确地反映腹腔内压力，但由于本测定有侵袭性，且可并发静脉血栓形成，重复性差，应用不够方便，临床上少用。

【临床表现】

1. 腹胀 是最主要的临床表现，为渐进性急性发展的严重腹胀，常难以忍受，可伴有腹痛。

2. 呕吐 呕吐是ACS的早期症状之一，若为肠梗阻本身引起的ACS，呕吐很频繁，若系肠道外因素引起的ACS，随着胃肠道广泛受压加重，分泌功能减低，呕吐将会逐渐减轻。

3. 多器官功能障碍 早期常有呼吸道阻力增加、呼吸次数加快、缺氧伴有少尿，晚期可有呼吸衰竭、进行性少尿或无尿、肠道与肝血流量降低及心排出量减少等多器官功能障碍或衰竭。

4. 体征 对称性全腹膨胀和腹肌紧张。测量腹内压明显升高。

【诊断要点】

1. ACS的发生与严重创伤（尤其多发伤）、大手术（大量出血或手术时间过长）、同时大量扩容有密切关系。

2. 符合下列条件之一者即可诊断：

（1）严重的腹膨胀，同时伴有呼吸、循环及肾等功能障碍或衰竭；

（2）腹内压＞26mmHg；

（3）腹内压15～25mmHg，同时伴有呼吸、循环及肾等功能障碍或衰竭。

【治疗方案及原则】

ACS一经确认，唯一的治疗方法是行腹腔减压术。

Moore、Meldrum 及 Cheatham 等将腹内压分为四级，10～15mmHg（13.6～20.4cmH_2O）为Ⅰ级，16～25mmHg（21.8～34.0cmH_2O）为Ⅱ级，26～35mmHg（35.4～47.6cmH_2O）为Ⅲ级，＞35mmHg为Ⅳ级。

一般而言，腹内压Ⅰ级时无须处理；Ⅱ级时进行严密监护，结合临床表现酌情处理；Ⅲ级时需要手术减压；Ⅳ级时则需立即行腹腔减压术。有资料报道ACS不减压其死亡率几近100％，通过外科减压后93％可逆转器官功能不全，总生存率可升至59％。减压方法既可在床旁简单地拆除切口缝线、移除填塞物、置引流管，也可进手术室实施正规的腹腔减压术，即清除血凝块、腹腔积液、坏死组织及填塞物，炎症感染部位引流，扩张的肠管减压，旁路手术解除梗阻等。

为预防在减压过程中出现血流动力学失代偿，在减压前应做好准备，包括补充液体、吸氧、纠正凝血障碍及酸中毒、扩容、加强保温及监护。对有颅脑损伤同时合并闭合性腹部创伤者，使用腹腔镜检查与治疗应特别慎重。

ACS经腹腔减压后，由于腹膜后血肿、内脏水肿、扩张、严重腹腔感染或腹腔内纱布堵塞止血，多数病人很难在无张力情况下关腹，此时切口可使用以下关闭法：

1. 暂时关腹法　即采取替代方法暂时关闭切口，待症状控制后再作二期关闭。

（1）腹部开放：是最早使用的方法，腹部切口敞开，显露的肠管用湿纱垫覆盖。但由于容易丢失体液与热能，引起肠瘘及腹腔感染等，临床较少应用。

（2）巾钳夹闭：此法在腹腔切口皮肤缘无过分张力的情况下进行。方法是从切口两端向中心用标准巾钳夹住切口皮肤，每钳距 1cm 并离开皮肤边缘 1cm，嵌闭后切口用灭菌敷料覆盖。巾钳夹闭 24～72 小时后常有大量渗出液丢失，为此在腹腔内需置管引流。

（3）静脉输液袋、塑料膜关闭：此法适用于腹壁切口关闭严重困难的病例。方法是将静脉输液袋剪开或用无菌塑料膜剪成相应大小，用 2-0 尼龙线将这些材料与筋膜或皮肤进行缝合。此法取材方便、低廉，通过透明材料能直接观察腹腔内脏水肿及血运状况。还可输液袋与布巾钳并用，输液袋和皮肤贴膜联合法暂时关闭切口。

Maxwell 等对创伤性休克所致的 ACS 病人，在不同时间进行腹腔减压术，从确诊到手术时间 3 小时组均存活，间隔 25 小时组 67%死亡，可见 ACS 早期诊断、早期施行腹腔减压术对提高 ACS 病人的生存率有重要意义。

2. 二期（确切）关腹法　此法通常是在腹内压降至正常水平、血流动力学稳定后使用，一般距暂时关腹法 3～14 天进行。如腹壁切口缺损较大，可采用修补腹壁切口疝的方法处理。

第二十一章　肠息肉及肠息肉病

【概述】

肠息肉泛指隆起于肠道黏膜表面，向腔内突出的局限性病变。根据息肉所处部位的不同，分别有小肠息肉、结肠息肉和直肠息肉等，其中结肠息肉较常见。组织学上息肉可分为增生性、炎症性、错构瘤、腺瘤等类型。临床上息肉有单发、多发及有蒂、无蒂之分。肠息肉病系指至少有5枚以上多发性肠道息肉汇集，可分为家族性或非家族性两大类。

第一节　结肠息肉

【临床表现】

结肠息肉可因部位、大小、数目、有无合并症等因素，而有不同的临床表现。

1. 息肉早期或较小、单发的息肉往往无明显症状。

2. 结肠息肉最常见的临床表现为便血，结肠息肉的便血常不明显，粪便隐血试验可呈阳性；偶有便血量较多时，粪便表面或手纸上有暗红色血。直肠息肉的便血常呈鲜红色。

3. 结肠息肉尚可产生炎症、糜烂、溃疡等，并可出现腹部隐痛等相应的症状。

【诊断要点】

具有上述症状的病人必须作进一步检查，以明确诊断。

1. 直肠指检　可了解直肠内有否息肉或息肉的大小、部位、形状、质地、有无蒂柄、活动度、距肛缘距离等。

2. 肠镜检查　可分别选择乙状结肠镜或纤维结肠镜检查，除直视下了解息肉的大体形状、部位、数量等，还可取活检进行病理学诊断。

3. 气钡双重对比X线造影　有助于多发性结肠息肉的诊断。

【治疗方案及原则】

凡一旦发现结肠息肉，不论其性质如何，都应及时摘除送病理学检查。

1. 经内镜摘除　对直径＜1cm的有蒂息肉或＜0.5cm的广蒂息肉，因其恶性的可能性极小，故可从内镜中用圈套器进行电灼摘除。

2. 经腹手术切除　对于结肠内直径＞1cm的广基息肉或＞2cm的有蒂息

肉，因应用圈套器摘除止血多不可靠，且恶变的可能性较大，故以经腹手术切除为宜。

手术标本应送冰冻病理检查，若息肉已发生癌变，则应视癌灶有否浸润而分别施行局部根治术或大肠癌根治性切除术。

第二节 家族性腺瘤性息肉病

又称家族性多发性腺瘤病、家族性息肉症或腺瘤样息肉症。肠道内息肉数目超过100枚，形态不一，带蒂或广基，分布广泛。降结肠、乙状结肠和直肠是最好发的部位。

【临床表现】

1. 腹痛 常呈不规则发作，严重时可呈绞痛状。

2. 肠道刺激症状 腹泻或排便次数增多，严重时可出现水、电解质失衡，若继发感染可见黏液血便。

3. 便血 视不同程度的出血量，可表现为大便附血迹、直接便鲜血或血块。

4. 肠套叠或伴肠梗阻 多见于儿童或青少年病人。

【诊断要点】

1. 存在上述临床表现。

2. 有家族遗传史。

3. 肛门指检 可触及多枚葡萄样大小的息肉。

4. 纤维结肠镜检 可见多发腺瘤样息肉，对直径＞2cm者可取活检，以排除癌变。

5. 气钡双重对比X线造影 有助于了解结肠受累范围。

【治疗方案及原则】

家族性腺瘤样息肉症为典型的结肠癌前疾病，若不予处理，40岁以后多会发展为结肠癌，故一旦确诊即应积极手术治疗。手术方式主要为两种：

1. 结直肠全切除和永久性回肠造口术 主要适用于伴癌变的病人。

2. 全结肠切除和回肠直肠吻合术（或结直肠次全切除和升结肠直肠吻合术） 但对于直肠内息肉应经肠镜予全部电灼切除，术后需定期作直肠内病灶随访复查。

第三节 黑斑息肉病

黑斑息肉病又称Peutz-Jeghers综合征，是一种常染色体显性遗传性疾病。

【临床表现】

主要为皮肤、黏膜黑斑和胃肠道息肉所引起的一系列症状。

1. 黑斑 为本病特征，最常分布于口唇、口腔黏膜、双侧手掌、手指、足趾、鼻唇沟、眼睑及会阴等处。黑斑的多少、大小通常与胃肠道内息肉数目无关。

2. 息肉 主要集中于空肠与回肠，临床上可表现为小肠息肉所致的一系列症状，如消化道出血、腹部不规则疼痛、排便次数增多、黏液血便等，或并发肠套叠、肠梗阻等。

【诊断要点】

根据有家族遗传史，皮肤、黏膜黑色素斑和胃肠道多发息肉，诊断并不困难。辅助检查包括：

1. 直肠指检 该病病人直肠内常有散在息肉，直肠指检可多触及。

2. 钡餐、钡灌气钡双重 X 线检查或小肠低张气钡双重 X 线检查，以明确胃肠道多发性息肉的范围。

3. 纤维胃镜、纤维小肠镜与纤维结肠镜检查，可直接观察到息肉的形态，必要时可作活检，以资鉴别有否癌变。

【治疗方案及原则】

有下列情况时，可考虑手术治疗：

1. 肠套叠合并肠梗阻，若非手术治疗无效，肠梗阻症状加重或出现局限性腹膜炎体征时，应立即手术治疗。术中视肠管血循环情况决定术式。

2. 反复性发作较大量肠道出血，或多发息肉密集于某一肠段且合并反复发作的腹部剧痛，手术目的为解决主要临床症状，但难以达到根治目的。

第二十二章　结肠、直肠及肛管疾病

第一节　结　肠　癌

【概述】

结肠癌是一种常见的胃肠道恶性肿瘤。近年来其发病率呈迅速上升之势。在整个大肠癌中所占比例亦明显增高。在某些城市中结肠癌的发病率已与直肠癌相仿甚至更高。因而大肠癌在恶性肿瘤中的发病率亦随之上升，其地位日趋重要。值得注意的是绝大部分就诊病人属中后期病变，反映它对人民健康和生命的威胁。因而处理上特别强调根据结肠部位不同，临床表现有较大差异，应提高警觉，早期发现，早期诊断，积极治疗。

【临床表现】

1. 右侧结肠癌（盲肠、升结肠、肝曲）

（1）隐匿性、缺铁性、贫血最常见；

（2）原因不明的乏力、倦怠或发热；

（3）右下腹隐痛；

（4）右下腹扪及肿块；

（5）偶尔可因阑尾开口阻塞而发生急性阑尾炎。

2. 左侧结肠癌（脾曲、降结肠、乙状结肠）

（1）排便习惯改变，便秘、腹泻或便秘、腹泻两者交替；

（2）左侧腹痛或下腹绞痛、腹胀和排便感；

（3）便血、黏液便或黏液血便，便血惯常为间歇性，少量暗红色血液，与粪便相混；

（4）左下腹可扪及一肿块。

3. 结肠癌并发梗阻

（1）进行性腹胀、腹痛，排便、排气后略有改善，伴慢性便秘；

（2）腹痛可为隐痛、腹胀，常为持续性，伴阵发性绞痛加剧；

（3）急性梗阻时出现排便、排气停止；

（4）恶心、呕吐少见。

【诊断要点】

1. 直肠指检　了解有无多处原发肿瘤及息肉；盆腔有无浸润、种植性病变；女性病人有无子宫及附件受侵情况；指套有无染血以及血液的色泽。

2. 粪便隐血试验。

3. B型超声扫描　肝脏，肿块，盆腔。

4. 纤维结肠镜检是最主要的检查手段，除非检查满意，否则均不能作为排除诊断的依据，但纤维结肠镜检对病变定位的正确性较差，为此还必须作气钡双重对比造影摄片，在镜检时应确定病变的大小、数目、形状，并取活组织检查。

5. 气钡双重对比造影摄片，在纤维结肠镜检不满意时可发挥其诊断作用，同时对病变部位的确定有辅助作用，但不能取代肠镜检查。

6. 血液肿瘤标志物 CEA、CA-19-9 测定，术前、术后定期检查有助于判断和发现病发及转移。

7. 腹部 CT 扫描，了解有无肝转移和肝转移的数目、部位、大小，肿块情况包括大小、周围器官结构受侵情况、有无腹腔淋巴结肿大以及盆腔播散情况。

8. 对肠镜和气钡灌肠检查结果均不满意的病例还可作虚拟肠镜（螺旋 CT）检查，但此项检查不作为常规检查内容。

9. 对临床表现为肠梗阻的病例则宜作腹部立、卧位平片，对疑为结肠梗阻的病例可加作急症结肠低压钡剂灌肠摄片，以显示梗阻部位，但一般不宜作纤维结肠镜检以防引起肠穿孔。

【治疗方案及原则】

1. 治疗原则　肿瘤治疗目的首先是根除肿瘤、提高生存；在肿瘤无法根除时，则以延长生命、减轻病痛和改善生活质量为目标。据此，当前强调对结肠癌宜采用以手术切除为主的综合治疗。

对肠镜检查中肿瘤较小、尚可推动、估计病变局限于肠壁的病员，如活检病理报告为高或中等分化腺癌，术前无须其他治疗可直接进行手术。

对肠镜检查发现肿瘤较大，占肠周径 1/2 以上，推动时活动性差，或腹部检查时可扪及一肿块，活动度降低，或腹部 CT 提示肿块已侵及邻近组织器官，或腹部淋巴结肿大者，一经诊断即可给予 5 天化疗，然后再行手术；亦可先行手术，术后再行化疗。

对术前检查发现伴肝转移时，应术前先行化疗、再行手术。

对单发性肝转移或肺转移，可以考虑在行原发病变切除时一期手术切除，亦可先切除原发病变，二期再切除继发病变，具体需视病员的情况决定，但对这类病例手术前、后均应进行化疗。

对多发性肝、肺转移病例，如病员全身情况尚可，原发病变有条件切除时，为避免梗阻、出血、穿孔等并发症的发生，宜行原发肿瘤姑息性切除，并配合手术前、后的化疗，以达到延长生命、减轻病痛的目的。

对原发肿瘤已行根治性切除的病员，术后应视病理检查结果决定是否再需进行化疗。原则上Ⅰ期（Dukes A 期）病例术后不需化疗；Ⅱ期（Dukes B 期）则可进行为期 6 个月（即六个疗程）的化疗；Ⅱ期病例中肿瘤侵犯肠外邻近结构或器官，或肿瘤引起梗阻，或肿瘤导致肠穿孔者，术后均应进行化疗，为期 6 个月；Ⅲ期（Dukes C 期）病例术后均应进行不少于 6 个月的化疗。

对原发肿瘤无法彻底根除、仅行姑息性切除者或肿瘤已无法切除者，则术后化疗将成为病人的主要治疗手段和方法，其时间就不能限于 6 个月，而需视具体情况、病人对化疗药物的反应以及病员的意愿来决定。

对伴慢性梗阻病例，术前宜在短期内纠正病人的全身情况和充分肠道准备后进行手术。

对伴急性梗阻病例，鉴于结肠是一闭锁肠袢，一旦梗阻引起穿孔的危险性很大，故宜经快速积极准备后进行急症手术，以解除梗阻，避免穿孔。

2. 手术前准备　结肠癌病人的术前准备除与一般腹部手术相同外，有两点需特别注意：

(1) 随着社会老龄化和老年大肠癌的高发，老年人常伴心、肺、肝、肾功能减退、糖尿病、血液疾病（包括血凝障碍）等问题，术前必须全面检查、了解，发现问题予以处理，会同内科医师采取必要的措施以保证手术安全，降低手术风险。

(2) 肠道准备是结、直肠手术前准备的重点。要求达到肠道内空虚和清洁，以避免手术时污染和保证吻合口愈合，具体要求是术前进流质饮食两天，同时服用泻药，如蕃泻叶、硫酸镁、蓖麻油、甘露醇等任择其一，或进行全胃肠灌洗，目的是达到彻底排空肠道内积粪。术前 1 天服用抗生素每 4 小时 1 次，共 4 次，常用为甲硝唑和庆大霉素。

对伴慢性梗阻的病例不宜用上述泻药和全胃肠道灌洗，更不宜灌肠，因有诱发急性梗阻的危险，故惯常改用液体石蜡 100ml，每日 2 次口服，连续服用 5～7 天，抗生素的准备相同。

对急性梗阻病人则免作肠道准备，另从静脉给予甲硝唑 1g 加在补液中滴入。

另为保证手术安全，术前宜常规留置胃管和导尿管，便于监测。

3. 术式选择

(1) 右侧结肠癌包括盲肠癌、升结肠癌和肝曲癌，均宜选作右半结肠切除术，切除范围包括末端回肠 15cm，整个右侧结肠和 1/2 横结肠及大部分大网膜，可保留胃网膜血管弓，在回结肠血管根部和结肠右血管根部结扎、断离并清除其周围淋巴结。肝曲癌时尚需结扎、断离胃网膜右血管和结肠中血管，并清除其周围淋巴结，切除全部大网膜和 2/3 以上横结肠，必要时需游离脾曲，行回肠横结肠或回肠降结肠吻合术。

（2）横结肠癌可选作横结肠切除术，切除范围包括整个横结肠、肝曲、脾曲、全部大网膜，在结肠中血管根部结扎、断离，并清除其周围淋巴结，行升结肠与降结肠吻合术。如癌肿位于横结肠右侧或伴慢性结肠梗阻时，可选作扩大的右半结肠切除术，其切除范围相当于右半结肠切除加横结肠切除术，行回肠降结肠吻合术。

（3）左侧结肠癌包括脾曲癌和降结肠癌可选作左半结肠切除术，其切除范围包括大部分网膜、不少于 1/2 横结肠和整个降结肠，行横结肠乙状结肠吻合术，在结肠左血管根部结扎、离断，清除其周围淋巴结，当降结肠癌位于降乙结肠交界处时，尚需结扎、断离乙状结肠血管，并清除其周围淋巴结，切除部分乙状结肠，行横结肠与乙状结肠吻合术。

（4）乙状结肠癌原则上以乙状结肠切除术为主，但鉴于乙状结肠的长度个体差异较大加上癌肿位置的高低，在接近降结肠处就需作左侧结肠包括乙状结肠在内的切除术，如癌肿位于直乙结肠交接处，则需行全部乙状结肠及部分直肠切除、结直肠吻合术。

（5）右侧结肠癌并发梗阻时，可行右半结肠切除一期回结肠吻合术。

（6）左侧结肠癌并发梗阻时，原则上宜争取作左半结肠切除，但不作一期吻合，先作横结肠和乙状结肠双管造口，二期再行吻合，因为一期切除的 5 年生存高于二期切除，切除率也是一期切除高，因此只要条件许可就不应放弃这一机会。当然如果病人全身情况极差，不能耐受切除手术或由于局部解剖条件等因素不允许时，可先作横结肠袢式造口，一期切开减压，二期再作切除手术。脾曲癌肿伴梗阻时，如病员情况许可，可选作扩大的右半结肠切除术，行回肠降结肠一期吻合术，避免吻合口漏的危险。

（7）乙状结肠癌并发梗阻时，宜争取一期作乙状结肠切除，近端结肠造口，二期进行吻合术。

4. 化疗　当前国际上对化疗在结、直肠癌的地位和疗效已予肯定，选用药物也有了一致公认的方案。5 氟尿嘧啶（5-FU）＋四氢叶酸钙（CF）是标准的一线治疗和辅助治疗方案，对 5-FU/CF 疗效不佳、耐药的病例可选用羟基喜树碱（HCPT），对复发病例及伴肝、肺转移的病例亦可用 5FU/CF＋HCPT 联合方案。在条件许可的情况下，也可采用新一代口服氟尿嘧啶类药物取代静脉途径给药。对复发或转移性病变的病例，同样在条件许可的情况下可采用以草酸铂为主的新联合方案。复发性和转移性病变，在条件许可时亦可选用拓扑异构酶Ⅰ抑制剂开普拓（campto，CPT-Ⅱ），即依利替康（lrinotecan）。

化疗时注意事项：

（1）化学治疗是一个不断发展的治疗手段，不但新药物不断出现，逐步取代原有药物，给药的方法、剂量都随着不断改变；不同药物联合应用的方案也通过研究不断改进；加上每个具体病员对化疗药物的敏感性不同以及病情的不同，在药物、剂量和方法上都应作相应的调整，也允许作适当调整。

（2）不同药物会有不同的副作用，因此必须熟悉各种药物的常见副作用，在尽可能的范围内采取措施来减轻或避免这些副作用的发生，为此，在进行化疗前应常规作血常规、肝肾功能等测定，明确有无需要预先纠正和不适宜进行化疗的情况。

第二节 直 肠 癌

【概述】

直肠癌是常见的胃肠道恶性肿瘤之一，就全国范围而言，目前直肠癌在大肠癌肿所占的比例高于结肠癌，在直肠癌中，70%以上属位于腹膜返折以下的低位直肠癌，由于其解剖部位特点，手术难度高，为根除肿瘤，往往需切除肛门，作永久性腹部结肠造口（俗称人工肛门），故早期发现、早期诊断、及早治疗不但是提高手术效果的关键，也是保留肛门避免永久性腹部造口的主要措施。

【临床表现】

1. 便血是最常见的症状之一，血色大多鲜红、与粪便不混，一般量不多，故极易被误认为痔出血，如癌肿位于直肠上段，则血色可较暗并与粪便相混，故从便血的色泽及其与粪便的关系可以判断病变在直肠内的位置高低。

2. 排便习惯改变也是最常见的症状之一。主要是便频，即排便次数增加，粪便的质并无改变，每次粪便量不多，有排便不尽感，但并不是腹泻，有时可有黏液便，一般黏液量不多。如黏液量很多，则可能是有一个大的绒毛状腺瘤癌变，当然随着肿瘤增大，病员可出现便秘、排便困难甚至梗阻，同时可见有粪便变形、粪便变细等现象。

3. 便急或里急后重，也就是想排便又排不出，或排出少量便或黏液和血液，这是直肠内有一个大的肿瘤引起直肠饱满感后所致的症状。

4. 肛门和会阴部疼痛，最初出现在排便时，以后呈持续性，这是低位直肠癌侵犯肛管和肛门括约肌后产生的症状，甚至可出现骶尾部疼痛，有时还向下肢放射，表示肿瘤侵及骶骨和骶神经丛，这些都是晚期症状。

【诊断要点】

1. 直肠指检是首要的检查和诊断步骤，扪及病变后应注意病变下缘至肛缘的距离、大小、部位（以截石位为标准，描述其相当于几点到几点），病变上缘是否可扪及，形状，活动度，基底浸润感，病变表面光滑度、质地，肠腔有无狭窄，指套上有无黏液、脓血等情况。

2. 女性病人还应常规作阴道指检，双合诊了解癌肿有无浸润阴道，子宫附件有无受侵。

3. 纤维结肠镜检同样是必不可缺的检查内容，其目的不但在于咬取组织作病理检查，还在于检查有无同时存在的病变包括良性与恶性肿瘤，为制定手术和治疗方案提供依据。

4. 气钡双重对比造影摄片可作为纤维结肠镜检的补充或者替代，即在纤维结肠镜检不满意时或无条件作结肠镜检时，可作气钡双重对比造影摄片来了解有无同时存在的多处原发病变，但不能依赖 X 线造影片作为诊断依据，特别在低位直肠癌时，造影片中常看不到病变并不能作为排除诊断的依据，此外，由于无条件作纤维结肠镜检，因此至少应作硬管的乙状结肠镜检，同时可咬取活组织作病理检查。

5. 直肠腔内 B 超扫描是当前国际上列为术前常规检查的项目之一，因为通过腔内 B 超扫描可了解肿瘤浸润深度和局部淋巴结有无受侵，从而为术前病期评估提供依据，在腔内 B 超中肿瘤局部浸润可按下列标准进行分期：

（1）uT1：肿瘤局限在黏膜、黏膜下；

（2）uT2：肿瘤侵及肌层；

（3）uT3：肿瘤穿透肠壁；

（4）uT4：肿瘤侵及邻近器官组织。

此项检查目前国内绝大多数医院因无设备尚无法进行，但对已具备条件的医院，应尽量利用此设备为术前病期评估和治疗方案制定提供有用的信息和依据。

6. 盆腔 CT 扫描不是常规检查项目，但对临床检查判断肿瘤已穿透肠壁包括直肠指检肿瘤活动度降低和腔内 B 超提示为 uT3 的病例，以及拟行手术前放疗的病例，均应作盆腔 CT 扫描以进一步了解病情，为最终制定和实行治疗方案提供依据。在盆腔 CT 中同样可按下列进行分期：

（1）Ⅰ：肠壁未增厚；

（2）Ⅱ：肠壁增厚＞0.5cm；

（3）Ⅲa：肿瘤穿透肠壁至周围组织结构，但未侵及盆壁；

（4）Ⅲb：肿瘤侵及盆壁；

（5）Ⅳ：有远处器官侵犯。

7. 直肠癌的诊断实际上包含两大内容：一方面要确定诊断，另一方面对病期进行评估，从后面这个要求来看，应包括肝脏B超扫描和胸部后前位摄片，对发现肝、肺有转移的病例则还应作相应的脏器CT扫描。

【治疗方案及原则】

1. 治疗原则

（1）当前对直肠癌的治疗是以手术治疗为主的综合治疗，包括化疗、放疗、生物免疫治疗以及中医中药治疗。而综合治疗的应用则需根据病期、肿瘤恶性度以及病人的具体情况而定。

（2）外科手术的主要目标是根除肿瘤以达到长期生存目的，但还必须兼顾力争术后有良好的生活质量，包括正常的排便控制功能和排尿、生殖功能。但不应为追求术后生活质量而放弃根除手术的原则。

（3）对进展期病变已无法行根除性切除的病例，治疗目的是延长生存，减轻病痛和改善生活质量。鉴于肠道肿瘤最终会发生梗阻、溃烂出血而引起穿孔，故只要肿瘤可以切除，均应争取作原发肿瘤的姑息性切除，并进行综合性治疗。

（4）对肿瘤局部广泛浸润或呈冰冻盆腔已无法切除的病例，若无远处转移可采用以放疗和化疗相结合的综合治疗。在临床上无梗阻症状时，无须考虑作预防性结肠造口，放疗过程中出现梗阻可再行结肠造口；如开始时即伴梗阻症状，则宜先行造口手术，再给予放疗。对肿瘤局部广泛浸润伴远处转移的病例，则不宜放疗，只能行以化疗为主的综合治疗。

（5）对伴远处器官单发转移的病例，可行一期切除原发肿瘤与转移肿瘤，或先期切除原发肿瘤二期切除转移肿瘤，手术前、后辅以化疗。对伴远处器官多发性转移的病例，如原发性肿瘤尚能切除者、则可作原发肿瘤的姑息性切除加手术前、后化疗，对原发肿瘤已无法切除的病例、则给予以化学治疗为主的综合治疗。

（6）直肠癌伴急性梗阻时如经积极非手术治疗能得到缓解，则可行择期手术；但经积极非手术治疗不能缓解时则可行急症手术，并争取一期切除原发肿瘤，对可恢复肠道连续的病例应先行结肠造口，二期再予吻合恢复肠道连续。

（7）直肠癌并发急性穿孔时，应在积极抗休克的同时进行急诊手术。肿瘤能一期切除者应尽量一期切除，肿瘤不能切除时应尽量在肿瘤近端作结肠造口，并清除造口远端肠腔内粪质，防止粪便继续通过穿孔处进入腹腔。

2. 手术前准备　同结肠癌。

3. 手术方式的选择原则　当前在直肠癌中保留肛管括约功能的手术已成

为首选的术式，但并非所有的直肠癌病例均能选作保肛手术，还有一定比例的病例无法选作保肛手术，故在手术方式的选择上有几条原则是需要遵守的：

（1）手术方式的选择需根据下列几个因素来决定：

1）肿瘤距肛缘的距离：距肛缘 5cm 以内的病变，首选腹会阴切除术（即 Miles 术）。

2）病变的浸润范围：浸润范围广的原则上不宜选作保肛手术。

3）病变的恶性程度：恶性度高的切除范围要大一些，保留肛门的机会要低一些。

4）病员的体形及性别：男性肥胖者保留肛门的难度大，可能性低，反之女性、瘦的病员，保肛成功率会高一些。

5）病员的年龄、体质以及原有肛门括约肌功能：老年原有肛门括约肌功能较弱的病员，保肛手术后会出现失禁现象，故还不如选作腹会阴切除术，反之老年体弱但肛门括约肌功能仍强者，符合保肛条件者仍以保肛手术为选，因为保肛手术的创伤比腹会阴切除术小。

（2）最终的术式选择应在术中根据病员情况全方位考虑后决定，不能完全凭术前检查作定论。

（3）女性位于直肠前壁的肿瘤或肿瘤侵犯肠周径≥1/2 者，为降低术后局部复发的几率，可选作包括子宫、附件在内的后盆腔清除术。

（4）选作肿瘤局部切除术的病例应符合下列条件：

1）局限于黏膜或黏膜下层的肿瘤（即原位癌和早期癌）；

2）肿瘤大小≤3cm；

3）肿瘤呈增生隆起型或浅表溃疡型；

4）肿瘤属低恶性或一般恶性；

5）无直肠系膜淋巴结肿大；

6）肿瘤距肛缘<7cm；

7）老年、体弱伴心、肺、肝、肾功能不全，对经腹手术不能耐受的局限于肠壁内的肿瘤，可以考虑采用以局部切除术为主的综合治疗。

（5）术式的选择除上述因素外，还受到器械设备、病员经济条件、术前辅助治疗的应用，以及外科医师的技术因素等多方面的限制与科技发展新技术、新术式的出现和影响，因此最终还必须根据具体情况来决定。

4. 放射治疗　以往认为直肠癌对放疗是不敏感的，现已肯定放疗对直肠癌有一定疗效，属中度敏感，不能取代外科手术但可用作辅助治疗，目前常用的有下列几种方法：

（1）术后放疗：这是比较传统也是欧洲推荐的方法，主要适用于 Dukes'B、

C期病例，其优点是肿瘤负荷小，照射目标通过术中放置标记可更正确，缺点是手术后影响局部组织的血氧供应，故放射敏感性降低；放射的副反应增强，并发症增多，特别对保肛手术后放射性直肠炎和吻合口狭窄的风险均较大，对提高肿瘤切除率和保肛成功率并无影响。对降低局部复发率的疗效肯定，对提高生存率的作用不明显，术后放疗剂量常在60Gy左右，术后放疗常在伤口愈合、术后1个月左右给予。

（2）术前放疗：这是当前美国采用的方法，主要用于Dukes B、C期病例，主要优点是局部血氧供应好，放疗敏感性高，可使肿瘤缩小，降低病期，提高手术切除率和保肛成功率；重建肠道连续不受放射影响，放射性直肠炎和吻合口狭窄的发生率低；总的放疗副反应发生率低。对降低术后局部复发率疗效肯定，与术前化疗合用可进一步提高放疗疗效，并可提高术后生存率。因此在有条件的情况下，可优先考虑选用。术前放疗剂量以40～45Gy为宜。放疗结束后应休息4～6周再行手术，手术时间过早有增加术中出血和组织器官损伤以及增加术后并发症的危险。复发再手术病例宜常规术前放、化疗后再手术。

（3）夹心放疗：特别适用于老年、体弱、对经腹手术耐受性差而术前检查肿瘤尚局限于肠壁的低位直肠癌，可于术前1天给予一个较大剂量的照射，第2天立即行肿瘤局部切除，术后待伤口愈合即再继续化、放疗的病例，术前给5～10Gy，术后再给45～50Gy。放疗剂量可视病员耐受程度作适当的调整。

（4）术中放疗：在有条件的医院，对术中发现肿瘤局部浸润或手术不能根除的部位可采用术中放疗，其效果较术后放疗佳，副反应也可较轻，但必须注意控制剂量不能按体外放射剂量来计算。因其作用要增加好几倍，如给同样剂量将造成严重的毒副反应。

（5）直肠腔内放疗：这种放疗由于其穿透力小，故仅适用于浅表的病变，亦即黏膜和黏膜下早期癌不适宜于局部浸润深的病变，不能用于取代术前或术后放疗。

5. 化疗治疗　同结肠癌。

第三节　结肠憩室病

【概述】

结肠憩室病是一种获得性、多发性结肠黏膜经环肌突出的小疝。其发病与西方饮食习惯相关，是结肠内压力增高的结果，乙状结肠是最高发的部位。正常情况下并无症状，仅在出现并发症后才有症状。

【临床表现】

1. 急性憩室炎　腹痛主要位于左下腹，呈钝痛或绞痛伴腹胀、排便习惯改变，往往是便秘但也有腹泻者，并可有恶心。

约有 20%已知有憩室病的病人有一次以上憩室炎发作史。

体检时局部有压痛、肌卫甚至反跳痛，当憩室炎发生穿孔时可产生局限性腹膜炎或弥漫性腹膜炎的体征，直肠指检盆腔有触痛。

2. 憩室出血　突发性大量出血，主要为褐红色粪便，但 70%会自行停止。

体检时往往无阳性发现。

【诊断要点】

1. CT 扫描可确定病变在肠腔外的范围，特别在诊断伴局部脓肿、结肠膀胱瘘等并发症时有帮助，还可通过 CT 导引对局限性积脓进行穿刺引流。

2. B 超扫描可提供与 CT 扫描相同的结果，同时也可经 B 超导引进行脓肿引流，然而在急性憩室炎伴局部肠段充气扩张时，超声图像可能不清晰。

3. 炎症完全消退后气钡双重对比造影，可清晰显示多发性结肠憩室的存在。

4. 在炎症完全消退后进行纤维结肠镜检可见多数憩室开口。

5. 在急性出血期，可通过肠系膜血管造影（肠系膜下动脉造影）显示出血部位的憩室。

【治疗方案及原则】

1. 内科治疗

(1) 及时进高纤维和粗麦麸饮食（20～30g/d）可预防并发症的发生，其作用为增加粪便总量，减少传递时间和降低结肠内压力。

(2) 轻度憩室炎时可给广谱抗生素，包括甲硝唑和头孢类，约需 7 天。开始 2～3 天流食，之后给予淡的软食，直至症状消失。

(3) 重度憩室炎时需住院治疗，禁食、补液、胃肠减压、广谱抗生素等，症状应在 48 小时内（开始治疗后）减轻、消退，然后在 3 周后可行纤维结肠镜或气钡双重对比造影检查。约有 1/5 的病例在初次住院时需手术治疗。

2. 外科治疗

(1) 手术适应证：

1) 虽然给予高纤维和粗麦麸饮食，炎性症状（疼痛）持续不消失。

2) 反复发作的急性憩室炎。

3) 持续有触痛性肿块。

4) 结肠病变无法与癌肿区分：选择性手术主要适宜于年龄较轻（<55 岁）、免疫抑制（例如肾移植者）、X 线显示有造影剂外渗或乙状结肠狭窄的病例。

5) 重度憩室炎经保守治疗 3～5 天不见效。

6）伴弥漫性腹膜炎。

（2）手术处理：

1）选择性手术最好在最近一次憩室炎发作消退后8周施行，只需切除有炎性反应的憩室，通常包括整个乙状结肠和直乙结肠。近端应切除所有炎症浸润的结肠系膜，远端则应切至肌层增厚以下，故近端相当于降结肠，远端则在直肠上段，然后行一期吻合。

2）局限的结肠周围或盆腔脓肿可在CT或B超导引下引脓，留置引流管需保持通畅，定期用生理盐水冲洗，直至脓腔完全瘪陷才停止引流，必要时可通过窦道造影确定有无残腔，然后在完全愈合后至少6周行切除手术。

3）对穿孔伴腹膜炎的病例，可行Hartmann式结肠切除。4～6个月后二期恢复肠道连续性。对局部污染轻微、炎症水肿、气胀均不太明显的高选择性病例，亦可在手术台上对近端结肠进行彻底灌洗后一期吻合，对结肠灌洗清洁程度不够满意的病例可加作近端横结肠造口，2～3个月后经肛门注入造影剂证实吻合口愈合良好、通畅后，可予关闭造口。

4）对发生结肠膀胱瘘的病例，可行病变结肠切除和瘘口（膀胱）修补术。

5）对出血的病例在明确出血来源上常有一定难度，除非证实出血确实来自憩室，但必须考虑往往同时存在结肠癌或结肠息肉，因此手术前必须通过全面检查再决定手术方式。

第四节 缺血性结肠炎

【概述】

缺血性结肠炎是供应结肠的血管发生闭塞性病变，伴低血流状态所引起的一种炎性病变。

【临床表现】

缺血性结肠炎在病理生理上可分为三期，因而其临床表现不尽相同。

1. 暂时性缺血期 这一期是可逆的，病变局限在黏膜和黏膜下层。

（1）左下腹疼痛；

（2）血性腹泻；

（3）发热和腹胀。

2. 缺血性狭窄期 黏膜和部分肌层受损增厚，引起纤维化和狭窄。此期主要表现为左下腹痛、腹胀、便秘，严重时可有慢性部分性不完全性梗阻表现。

3. 坏死期 肠壁全层坏死和梗死、穿孔、腹膜炎、脓毒症，不迅速处理可致死亡，故病员表现为休克、中毒、腹膜炎三大征象。

【诊断要点】

1. 纤维结肠镜检可直接看到病变并咬取活组织证实，但在坏死期则属禁忌。

2. 钡剂灌肠摄影在暂时性缺血期X线中可看到具有特征性的指压影，这是由于黏膜下出血或水肿所致，在狭窄期则可见肠腔变细的狭窄段。此项检查在坏死期亦属禁忌。

【治疗方案及原则】

1. 非手术治疗 主要适用于暂时性缺血期。

（1）禁食；

（2）补液，注意水、电解质和酸碱平衡；

（3）广谱抗生素包括甲硝唑和头孢类；

（4）不用抗凝剂；

（5）密切观察病情变化。

2. 手术治疗

（1）狭窄期病例可进行择期手术，行狭窄病变的肠段切除。

（2）坏死期病例宜行急症手术，在积极抗休克的同时行坏死肠段切除，并视病员情况先期行结肠造口，二期恢复肠道连续。对个别全身情况和局部条件均较好的病例，可以选作一期吻合术。

第五节 肛管、直肠损伤

【概述】

肛管、直肠损伤多由外伤所引起，有时只是腹膜外损伤，重者可伤及腹腔内，常有其他内脏损伤或骨折，并发症多，可造成肛门、肛管和直肠狭窄及肛门失禁。

【临床表现】

肛门、直肠的损伤症状，因损伤的轻重、部位和直肠及血管损伤是否广泛而有所不同，常见的症状是疼痛。凡腹膜内损伤，有下腹疼痛，以后有腹膜炎症状和体征；腹膜外损伤，疼痛不如腹膜内损伤严重，一般无腹膜炎症状和体征。如有骨盆骨折、膀胱和尿道破裂时，耻骨部可有疼痛。直肠内有尿，尿内有血及粪便，尿道损伤有尿外渗，另外常有出血和休克，发生感染，可形成脓肿和蜂窝组织炎。

【诊断要点】

肛管损伤容易诊断，直肠损伤则诊断较难，早期诊断和及时处理十分重要。根据病史和刺入异物的大小、形状、方向、出血、污染等情况，以及受伤体位和姿势，再结合局部体征和指检等检查，可以进行诊断。

【治疗方案及原则】

1. 保守治疗

（1）纠正休克：肛门直肠损伤后，因失血过多可出现休克，表现为四肢厥冷，冷汗淋漓，甚至不省人事，脉微弱。静脉滴注升压药物，输血、输液补充血容量，以纠正休克。如有血管损伤、出血不止者，在运用药物治疗的同时应及早止血，不能等待纠正休克后才进行止血手术。

（2）防治感染：由于损伤可继发感染，出现发烧、局部红肿疼痛、脉数。对于肛门直肠损伤，不应等待发生感染时才进行治疗，而应及早预防感染的发生。因此，可以在损伤发生后尽早选用抗生素进行治疗。此外，还应重视破伤风和气性坏疽的预防注射。

2. 局部治疗　肛门直肠损伤后，若继发感染，除进行内治外，还应配合外治。伤口可用复方紫草油纱条或油纱条换药引流，若伤口肉腐脓多，换药时可掺以渴龙奔江丹，待腐去新生，创面肉芽鲜嫩，则用生肌散或生肌玉红膏换药收口。伤口周围红肿发炎明显，可用金黄散外敷，肛门内可注入九华膏，或放入九华栓以清热解毒、生肌止痛。

3. 手术治疗　早期手术，可防止腹膜炎或腹膜外间隙感染，减少并发症和死亡。

直肠上段在盆底腹膜反折之上，下段则在反折之下，它们损伤后的表现是不同的。如损伤在腹膜反折之上，其临床表现与结肠破裂基本相同。如发生在反折之下，则将引起严重的直肠周围感染，但并不表现为腹膜炎。直肠损伤后，直肠指检可发现直肠内出血，有时还可扪到直肠破裂口。

腹膜内直肠损伤破裂时，应及早进行剖腹手术，仔细检查腹腔内有无其他脏器合并损伤，并注意有无腹膜外直肠损伤。肠壁破裂可作二层内翻缝合修补；如已有明显的腹膜炎现象，或者认为肠壁的缝合不可靠时，则应在肠壁修补处旁侧放置引流条，引流盆腔，一般不需要进行结肠造瘘术。但在战时或损伤严重且合并膀胱、尿道、骨盆等损伤，或软组织有广泛创伤时，常需进行横结肠或乙状结肠造瘘术。同时，用生理盐水冲洗结肠和直肠，并采用适当的造瘘方法，使粪便完全不流入远端结肠内，以利于控制感染。如果合并膀胱破裂时，除作修补术外应留置导尿管，或作耻骨上膀胱造瘘术。

腹膜外直肠破裂时，创伤局部需行充分的初期扩创术，在会阴部尾骨的一侧作切口，向前切开直肠周围筋膜，才能显露直肠创伤部，达到直肠周围区域充分引流。可将直肠壁破裂缝合，创口以凡士林纱布填充引流。由于病人多有严重感染，引流极为重要，创口宜开放。如损伤过于广泛，不可能缝合肠壁时，则需作结肠造瘘术。如果伤后就诊较晚，直肠周围已有感染时，应作彻底切开，以利引流；严重感染时可考虑作结肠造瘘术，使粪便改道直至伤口愈合。

肛门和肛管损伤，在早期应按软组织创伤的处理原则，进行清创缝合或引流。并应尽可能地保留组织，以免日后发生变形或狭窄；更不可切除括约肌或再增加损伤，要尽可能修复肛门括约肌。如已有感染，则应予以充分引流。伤口愈合后，必要时应及时作扩肛治疗，防止狭窄。如发生肛门失禁和瘢痕性狭窄，可以行整复手术。

第六节　先天性巨结肠症

【概述】

先天性巨结肠是一种较常见的消化道畸形，占新生儿胃肠畸形的第 2 位，在 2000～5000 名出生的婴儿中就有 1 例得病。男婴较女婴为多，男女之比为 3～4∶1，且有家族性发病倾向。先天性巨结肠是由于胚胎发育期在病毒感染、代谢紊乱、胎儿局部血运障碍等因素作用下，造成肠壁神经节细胞减少或发育停顿，或神经节细胞变性，致使远端无神经节细胞的肠段呈痉挛、狭窄状，形成功能性肠梗阻。90％以上的病变发生在直肠和乙状结肠远端部分。病变的肠段经常处于痉挛状态，管腔狭窄，形成功能性梗阻，粪便不能通过病变肠段或通过困难而影响肠管的正常蠕动，大量积聚在上段结肠内。随着时间的推移，肠管狭窄段上方因粪便积聚而变得肥厚、粗大，这就形成了先天性巨结肠。

【临床表现】

1. 胎便排出延迟，顽固性便秘。正常新生儿几乎全部在生后 24 小时内排出第一次胎粪，2～3 天内排尽。患儿由于胎粪不能通过狭窄肠道，首先出现的症状为胎粪性便秘，生后不排胎粪，胎粪开始排出及排空时间均推迟。约 90％的病例出生后 24 小时内无胎粪排出。一般在 2～6 天内即出现部分性甚至完全性低位肠梗阻症状，开始呕吐，次数逐渐增多，以至频繁不止，呕吐物含胆汁或粪便样液体。80％的病例表现为全腹胀，部分病例可极度膨胀，可见肠型，腹部皮肤发亮，静脉怒张，有时肠蠕动明显，听诊肠鸣音亢进。可压迫膈肌，出现呼吸困难。肛门指诊可觉出直肠内括约肌痉挛和直肠壶腹部空虚感。新生儿直肠的平均长度为 5.2cm，因此示指常可达移行区，并能感到有一缩窄环。此外指诊时可激发排便反射，当手指退出时有大量粪便和气体随手指排出，压力极大，呈爆炸式排出。如用盐水灌肠也可排出大量粪便和气体，症状即缓解。缓解数日后便秘、呕吐、腹胀又复出现，又需洗肠才能排便。由于反复发作，患儿多出现体重不增、发育较差。少数病例可有几周的缓解期，有正常和少量的间隔排便，但以后终于出现顽固性便秘。

2. 营养不良、发育迟缓　长期腹胀、便秘可使患儿食欲下降，影响营养的吸收。粪便淤积使结肠肥厚扩张，腹部可出现宽大肠型，有时可触及充满粪便的肠袢及粪石。

3. 巨结肠伴发小肠结肠炎是最常见和最严重的并发症，尤其是新生儿时期。其病因尚不明确，一般认为长期远端梗阻、近端结肠继发肥厚扩张、肠壁循环不良是基本的原因，在此基础上一些患儿机体免疫功能异常或过敏性变态反应体质而产生小肠结肠炎。也有人认为是细菌和病毒感染所引起，但大便培养多无致病菌生长。结肠为主要受累部位，黏膜水肿、溃疡、局限性坏死，炎症侵犯肌层后可表现为浆膜充血、水肿、增厚，腹腔内有渗出，形成渗出性腹膜炎。患儿全身情况突然恶化，腹胀严重，呕吐，有时腹泻，由于腹泻及扩大的肠管内大量肠液积存，产生脱水、酸中毒、高烧、血压下降，若不及时治疗，死亡率较高。

【诊断要点】

1. 病史及体征　90%以上的患儿生后36～48小时内无胎便，以后即有顽固性便秘和腹胀，必须经过灌肠、服泻药或塞肛栓才能排便。常有营养不良、贫血和食欲不振。腹部高度膨胀并可见宽在肠型，直肠指诊感到直肠壶腹部空虚不能触及粪便，超过痉挛段到扩张段内方触及大便。

2. X线所见　腹部立位平片多显示低位结肠梗阻。钡剂灌肠侧位和前后位照片中可见到典型的痉挛肠段和扩张肠段，排钡功能差，24小时后仍有钡剂存留，若不及时灌肠洗出钡剂，可形成钡石，合并肠炎时扩张肠段的肠壁呈锯齿状表现，新生儿时期扩张的肠管多于生后半个月方能对比见到。若仍不能确诊则进行以下检查。

3. 活体组织检查　取距肛门4cm以上直肠壁黏膜下层及肌层一小块组织，检查神经节细胞的数量，巨结肠患儿缺乏节细胞。

4. 肛门直肠测压法　测定直肠和肛门括约肌的反射性压力变化，可诊断先天性巨结肠和鉴别其他原因引起的便秘。在正常小儿和功能性便秘，当直肠受膨胀性刺激后，内括约肌立即发生反射性放松，压力下降，先天性巨结肠患儿内括约肌非但不放松，而且发生明显的收缩，使压力增高。此法在10天以内的新生儿有时可出现假阳性结果。

5. 直肠黏膜组织化学检查法　此乃根据痉挛段黏膜下及肌层神经节细胞缺如处增生、肥大的副交感神经节前纤维不断释放大量乙酰胆碱，经化学方法可以测定出两者的数量和活性均较正常儿童高出5～6倍，有助于对先天性巨结肠的诊断，并可用于新生儿。

【治疗方案及原则】

主要根据病变肠管的范围和部位而定，一般分为内科保守治疗和外科手术治疗。

1. 保守疗法　适用于短段型巨结肠，通常采用多种方法交替或联合使用。常用的方法有：口服润滑剂或缓泻剂，如蜂蜜、蓖麻油、液体石蜡、果导、大黄等，用量可根据粪便的性状及排便次数而定；塞肛通便可用甘油栓、开塞露；清洁洗肠；对于合并脱水及电解质紊乱者应静脉大量输液，纠正水、电解质紊乱，补充血容量；有全身中毒症状者应联合应用广谱抗生素，以控制感染；腹胀严重者应禁食，并给予胃肠减压。

2. 手术治疗

（1）结肠造瘘术：对于已确诊的病例，在病情严重或不具备根治条件时，尤其是新生儿病例，宜尽早施行造瘘术，待患儿体重达到10kg时再择期做根治手术。

（2）巨结肠根治术：诊断明确，全身情况良好，无论任何年龄，均应尽早施行根治术，将无神经节细胞的痉挛肠段切除。传统的手术方式包括Swenson、Duhamel和Soave等术式，现在发展了腹腔镜辅助下直肠内结肠拖出术和单纯经肛门直肠内拖出术，此手术不但对患儿创伤小、切口美观，而且有切除痉挛段黏膜彻底、吻合口低且能同时处理肛门内括约肌病变等优点。

手术的关键技术如下：

1）在齿状线水平环周切开直肠黏膜，缝8～10根牵引线牵引直肠黏膜，以便于辨认解剖层次。在黏膜下层向上游离直肠黏膜时，特别对于年长儿可采用电凝分离该层次，以减少出血。

2）当游离黏膜至10～15cm后，可见肌鞘套叠翻出，表明已达到腹膜返折以上水平，环周切断肌鞘，并于后正中切除1cm宽的肌鞘。

3）牵拉直肠，可显示直肠和乙状结肠系膜血管，然后一一予以结扎，直达乙状结肠近端正常肠管水平，并将其与肛周皮肤相吻合。采用单纯经肛门直肠内拖出术，一般适用于短段型和痉挛段位于直肠和乙状结肠的患儿（占75%左右），对于长段型巨结肠需借助腹腔镜。腹腔镜辅助手术的优点是：松解直肠和结肠系膜容易，可行多处肠壁活检，确定无神经节细胞段准确等。

3. 全结肠无神经节细胞症的治疗趋势　全结肠无神经节细胞症患儿术后远期随访显示，残留的无神经节细胞肠段补片修复方法（Martin、Kimura术式），术后仍然呈肠炎改变。通过分子生物学检测发现，该段肠管黏膜层Cdx

基因表达减低，提示先天性巨结肠相关性肠炎是无神经节细胞段肠壁黏膜层内在发育异常所致。目前许多学者主张，彻底切除痉挛段黏膜后行回肠肛门端端吻合术。尽管术后早期患儿会出现腹泻、污粪等现象，但随着时间的延长，待小肠结肠化后大便次数将会逐渐减少，能形成正常的排便习惯，远期效果优于结肠补片和回肠袋状成形手术。

第七节　直肠肛管周围脓肿

【概述】

直肠肛管周围脓肿是指直肠肛管组织内或其周围间隙内的感染，发展成为脓肿。多数脓肿在穿破或切开后形成肛瘘。任何年龄均可发生。

直肠肛管周围脓肿大多起源于肛管直肠壁内感染如肛窦炎等，也可经淋巴传播或肛周毛囊皮脂腺发生感染形成脓肿。粪便内尖锐异物刺破肛管直肠壁而引起周围组织的感染，也可形成肛周脓肿。肛管直肠周围软组织被肛提肌和盆筋膜分为若干间隙，脓肿也常位于这些间隙内，如坐骨直肠窝脓肿、黏膜下脓肿、骨盆直肠窝脓肿和皮下脓肿。

肛管直肠周围被丰富的血管、淋巴、脂肪等疏松组织包绕，而这些组织被肛提肌、筋膜及肌束分隔成不同的间隙：骨盆直肠周围间隙、直肠后间隙、直肠黏膜下间隙、坐骨肛管周围间隙、肛管后间隙、肛门皮下间隙。而在一般情况下，以肛提肌为界分为肛提肌上间隙和肛提肌下间隙。

1. 肛提肌上间隙分为骨盆直肠周围间隙、直肠后间隙、直肠黏膜下间隙。①骨盆直肠周围间隙：位于骨盆与直肠之间，形如倒位圆锥形，底向上，左右各不互通，上方为盆腔腹膜，外下方为肛提肌及其上筋膜，内侧为直肠，前方男性为前列腺、膀胱，女性为子宫及阔韧带，后方为骶骨。②直肠后间隙：位于肛尾韧带上方，腹膜下方，前为直肠，后为骶骨。此间隙感染后炎症常向两侧骨盆直肠间隙扩散，也可向下穿过肛提肌及肛尾韧带向坐骨肛管周围间隙及肛管后间隙扩散。③直肠黏膜下间隙：位于齿状线上方黏膜与环形肌之间。

2. 肛提肌下间隙分为坐骨肛管周围间隙、肛管后间隙和肛门皮下间隙。①坐骨肛管周围间隙（坐骨直肠间隙）：位于坐骨与肛管之间，形如圆锥形，底向下，尖向上，左右各一可互通。内上侧壁为肛提肌及其下筋膜、外括约肌深部、浅部及内括约肌；外侧壁为闭孔内肌筋膜；前壁为会阴浅横肌筋膜；后壁为臀大肌及骶结节韧带；底部为肛门周围皮下筋膜。②肛管后间隙：是位于肛尾韧带下方、内括约肌后方与外括约肌之间的间隙。此间隙发生脓肿时常受内括约肌的牵拉及粪便的挤压，可向两侧坐骨肛管间隙及皮下间隙扩散，常呈低位马蹄铁形肛瘘，向上扩散的机会不多。③肛门皮下间隙：位于肛门周围皮下筋膜与外括约肌皮下部之间。

【临床表现】

1. 肛门周围脓肿

(1) 位于肛门两侧边缘。

(2) 全身感染症状不明显。

(3) 局部持续跳痛，排便时加重。局部红肿、发硬、压痛，后期出现波动感，有波动后可自行破溃形成肛瘘。

(4) 穿刺抽出脓液。

2. 坐骨直肠窝脓肿

(1) 位于坐骨直肠间隙内。

(2) 局部剧痛，全身症状明显，寒战、发烧、乏力等。

(3) 排尿困难及肛门部有坠胀感。

(4) 患侧肛门旁肿胀及触痛。

(5) 指诊检查：患侧明显触痛，有饱满及波动感，穿刺抽出脓液。

(6) 白细胞计数增高。

3. 黏膜下脓肿

(1) 位于直肠黏膜下和肌层结缔组织内。

(2) 脓肿较小，全身症状不明显。

(3) 肛门部有不适感。

(4) 指诊检查：直肠壁有卵圆形突起，有触痛及波动，破溃后形成内瘘。

4. 骨盆直肠窝脓肿

(1) 位于骨盆直肠间隙内。

(2) 全身感染症状明显，发热、乏力，头痛等。

(3) 排尿困难及肛门部有坠感。

(4) 指诊检查：直肠前壁饱满，有波动感及明显触痛，穿刺抽出脓液。

(5) 白细胞计数增高。

【诊断要点】

同上。

【治疗方案及原则】

1. 全身症状明显者，应予卧床休息。

2. 控制感染 选用抗生素，肌内注射或静脉滴注。

3. 局部热敷或热坐浴。

4. 脓肿形成后切开引流，在切开前应先行穿刺，抽出脓液后，再按穿刺的部位和深度行切开并放置引流管。近年有人主张行一次性切开引流手术，但必须掌握好适应证。

5. 术后应坚持用 1∶5000 高锰酸钾溶液坐浴及换药，防止皮肤过早愈合。

第八节 痔

【概述】

痔是外科常见的多发病。内痔是肛垫（肛管血管垫）支持结构、血管丛及动静脉吻合支发生的病理改变和（或）异常移位。

内痔的主要临床表现是出血和脱出，可伴发排便困难，可发生血栓、绞窄、嵌顿。内痔的分度：

1. Ⅰ度 便时带血、滴血或喷射状出血，便后出血可自行停止，无痔脱出。

2. Ⅱ度 常有便血，排便时有痔脱出，便后可自行还纳。

3. Ⅲ度 偶有便血；排便或久站、咳嗽、劳累、负重时痔脱出，需用手还纳。

4. Ⅳ度 偶有便血；痔脱出，不能还纳。

外痔是直肠下静脉属支在齿状线远侧表皮下静脉丛病理性扩张和血栓形成，外痔的主要临床表现是肛门不适、潮湿不洁，如发生血栓形成及皮下血肿有剧痛。

混合痔是内痔通过丰富的静脉丛吻合支和相应部位的外痔静脉丛相互融合。混合痔的主要临床表现是内痔和外痔的症状可同时存在，严重时表现为环状痔脱出。

【临床表现】

1. 便血 是内痔及混合痔最常见的症状。便血一般发生于排便过程中，无疼痛感，血色鲜红，可呈滴血、喷射状或便纸上染血，与粪便不相混，便后出血自行停止。常因粪便干燥、饮酒、进食刺激性食物及劳累而诱发便血。反复便血有时可引起贫血。

2. 内痔脱出 Ⅱ、Ⅲ、Ⅳ度内痔可脱出肛门外。

3. 疼痛或不适 是外痔和混合痔的常见症状，血栓性外痔伴有剧烈疼痛。内痔一般无疼痛，但伴有感染、糜烂和血栓形成或绞窄、嵌顿时，即可出现疼痛或不适。

4. 瘙痒、溢液 由于内痔脱出及括约肌功能减退，黏液溢出至肛门刺激周围皮肤，引起瘙痒甚至肛门周围皮肤湿疹。

【诊断要点】

1. 肛门视诊　有无内痔脱出，肛门周围有无湿疹，有无静脉曲张性外痔、血栓性外痔及赘皮。

2. 蹲位检　对有内痔脱出的病人，应在排便后立即观察脱出的内痔，并记录脱出内痔的部位、大小和有无出血、痔黏膜有无糜烂、溃疡。

3. 肛门镜检查　可以看清内痔的部位、大小、数目和内痔表面黏膜有无出血、糜烂。

4. 鉴别诊断　重要的是与直肠占位性病变鉴别，因两者临床表现相似，也可同时发生。因此必须常规行直肠指检，必要时行直肠、乙状结肠硬镜或纤维肠镜检查，以免漏诊。

【治疗方案及原则】

无症状的痔无须治疗。有症状的痔治疗目的重在消除、减轻痔的主要症状，而非根治。解除痔的症状应视为治疗效果的标准。医生应根据病人情况、本人经验和设备条件，采用相应的非手术或手术治疗。

1. 一般治疗　包括多饮水，多进食膳食纤维，保持大便通畅，防治便秘和腹泻，温热坐浴，保持会阴清洁等。

2. 非手术治疗　Ⅰ、Ⅱ度内痔以非手术治疗为主，包括局部用药（栓剂、软膏、洗剂）、改善局部血管丛静脉张力的口服药、硬化剂注射治疗及各种物理疗法，如激光治疗、微波治疗、远红外治疗、铜离子电化学治疗、冷冻、等离子治疗等。

3. 手术治疗　主要适用于Ⅲ度、Ⅳ度内痔、混合痔及包括外痔血栓形成或血肿在内的非手术治疗无效者。不论采用何种手术方法，均应尽量保留病变不严重的肛垫，注意避免术后出血、肛门狭窄、肛门功能不全等并发症。

第九节　肛　瘘

【概述】

肛瘘是肛管（很少是直肠）与肛门周围皮肤相通的感染性管道，常为肛管直肠周围脓肿切开术后或自行破溃的后遗症，可反复发作、长年不愈。肛瘘由三部分组成，即原发性内口、瘘管道及继发性外口。根据瘘管与肛管直肠环的关系可以分为高位或低位肛瘘；根据瘘管的多少分为单纯性肛瘘和复杂性肛瘘；现在较常用的是根据肛瘘与括约肌的关系而分为4类：

1. 括约肌间肛瘘；

2. 经括约肌肛瘘；

3. 括约肌上肛瘘；

4. 括约肌外肛瘘。

肛瘘大多为化脓性细菌感染，少数为先天性、结核、克罗恩病和癌肿所引起。

【临床表现】

1. 多数病人有肛管直肠周围脓肿切开引流或自行破溃史。

2. 如瘘管外口暂时封闭，则重新出现局部红、肿、热、痛等肛管直肠周围脓肿的症状，并可再次破溃流脓。

3. 肛瘘外口经常有分泌物排出，可引起肛门周围皮肤湿疹、瘙痒。

【诊断要点】

1. 有上述临床表现。

2. 肛门视诊 观察瘘外口的位置、数目、距肛缘的距离，以及瘘外口周围有无红肿、分泌物。

3. 肛管直肠指检 自瘘外口至肛管可扪及条索状物，即瘘管，挤压瘘管时可见脓性分泌物从瘘外口溢出，并有疼痛。

4. 肛门镜检查 肛瘘的内口常在肛隐窝，局部可有充血、水肿，有时可见分泌物。

5. 注射亚甲蓝 可先将白纱布置入肛管内，再从瘘外口注入亚甲蓝，以了解瘘内口的大概位置。

6. 探针检查 用软质探针从瘘外口插入，可以探明瘘管的走行及瘘内口的位置。

7. 瘘管造影 对高位或复杂性肛瘘可以用碘油或泛影葡胺做瘘管造影，以了解瘘管的走行及其与邻近脏器的关系。

【治疗方案及原则】

1. 非手术治疗 包括局部理疗、热水坐浴，只适用于脓肿形成初期及术前准备。

2. 手术治疗

(1) 挂线疗法：用于单纯性高位肛瘘。手术在局麻或鞍麻下进行，先明确瘘管与括约肌的关系，然后再挂线。

(2) 瘘管切开术：用于单纯低位肛瘘。手术在局麻或鞍麻、骶麻下进行，将瘘管全部切开，切除瘢痕组织，通畅引流。

(3) 肛瘘切除术：用于单纯低位肛瘘，将瘘管全部切除直至正常组织。切除瘘管后遗留的创面，一般以开放换药为原则。简单的表浅性低位肛瘘，瘘管切除后可考虑将创口一期缝合。

(4) 对于复杂性肛瘘，需合并应用几种手术方法，如先使之成为单纯性肛瘘，再用挂线疗法处理。

第十节　肛　　裂

【概述】

肛裂是齿状线以下肛管皮肤全层裂开所形成的慢性溃疡，好发于肛管后正中线，其方向与肛管纵轴平行，长约 0.5～1cm，呈梭形或椭圆形，有剧痛，愈合困难。

【临床表现】

1. 疼痛　肛裂的主要症状是排便时肛门有烧灼样或刀割样疼痛，排便后由于内括约肌痉挛又产生剧痛，持续时间较长。

2. 便秘　肛裂引起的排便时及排便后疼痛常使病人惧怕排便而致便秘，便秘又加重肛裂，形成恶性循环。

3. 出血　排便时肛裂溃疡面受损，常有少量出血，鲜红色，覆盖于粪便表面或沾染便纸，偶有滴血，大出血者少见。

【诊断要点】

1. 肛门视诊　将肛门皮肤向两侧分开，可见"三联症"，即肛管皮肤纵向梭形溃疡，基底较深，肛裂下缘有皮垂（哨兵痔），上缘齿状线处有肛乳头肥大。

2. 明确肛裂后不宜做肛门直肠指检和肛门镜检查，以免引起难以忍受的剧痛。

【治疗方案及原则】

1. 非手术治疗

（1）多进食蔬菜、水果和富含膳食纤维的食物，保持大便松软、通畅，口服缓泻剂，防治大便干燥。

（2）局部温水坐浴，保持局部清洁，缓解内括约肌痉挛。

（3）局麻下适当用力使肛管逐渐扩张至 4～5 指，并维持 5 分钟，解除肛门括约肌痉挛。但要注意，扩肛轻则无效，过重可导致肛门失禁。

（4）必需时给予镇静剂或止痛药止痛。

2. 手术治疗

（1）肛裂切除术：在局麻或鞍麻下，将肛裂下缘皮垂（哨兵痔）、肥大的肛乳头、肛裂溃疡及周围不健康的组织全部切除，必要时切断部分外括约肌皮下部及浅部。

（2）内括约肌切断术：在局麻下行侧位内括约肌切断术，解除内括约肌痉挛引起的剧痛。

第十一节 直肠脱垂

【概述】

直肠脱垂是指肛直肠甚至乙状结肠下端肠壁黏膜或全层向下移位。仅有直肠黏膜脱出至肛门口外称不完全脱垂，直肠全层脱出至肛门口外称完全性脱垂。肛管及直肠脱垂常见于儿童及老年，女性多于男性，儿童型多在5岁前逐渐消失，可以自愈。成年型只要产生脱垂的因素存在，脱垂将逐渐加重。长期脱垂将会导致肛门括约肌松弛、节制功能障碍及阴部神经损伤，产生大便失禁。肛管及直肠脱垂的发生机制尚不完全明了，目前主要有滑动疝学说和肠套叠学说。其解剖病理改变主要包括：

1. 肛提肌分离；
2. Douglas陷凹加深；
3. 直肠与骶骨分离；
4. 乙状结肠冗长；
5. 肛门括约肌松弛。

【临床表现】

1. 直肠脱垂　病人均有缓慢的发病史，早期时仅在排粪时有包块自肛门脱出，便后可自行回缩。随着病情的发展，因肛提肌缺乏收缩力，则需用手帮助回复。严重者在咳嗽、喷嚏、用力或行走时亦可脱出。

2. 肛门溢液　由于肛门节制功能障碍和脱垂而致肛门溢液，并可致肛门周围皮肤湿疹、瘙痒等症状的发生。

3. 疼痛　如未能及时复位，脱垂肠段可以发生水肿、绞窄、嵌顿甚至有坏死的危险，则有疼痛、肛门部酸胀、下坠感。

【诊断要点】

1. 肛门视诊及蹲位检　令病人蹲位做排便动作时，不完全脱垂：可见直肠下端黏膜脱出，直肠黏膜呈“放射状”皱襞，脱垂部由两层黏膜组成。完全性脱垂：直肠甚至乙状结肠下端全层脱出，直肠黏膜皱襞呈环状，脱垂部由两层肠壁组成。黏膜表面还可见充血、水肿、溃疡等。

2. 肛管直肠指检　可感括约肌松弛无力，直肠壶腹可以触及折叠黏膜，柔软且上下活动。

3. 直肠镜检　直肠内有折叠的黏膜，并可发现黏膜充血、水肿等。

【治疗方案及原则】

1. 非手术治疗

（1）治疗直肠脱垂的诱因，如营养不良、包茎、慢性便秘、咳嗽等引起腹压升高的因素，发生直肠脱垂时即时回复。

（2）硬化剂注射治疗，适用于不完全性脱垂或（和）较轻的完全性脱垂，于脱垂处直肠黏膜下或直肠周围注射1周，使直肠与周围组织粘连固定。

2. 手术治疗　成人完全性直肠脱垂以手术治疗为主。

（1）直肠悬吊固定术：Ripstein手术、直肠悬吊于骶骨、直肠前壁折叠术。

（2）脱垂肛管直肠切除术：经会阴直肠乙状结肠切除术、前切除术、肛门缩小术。

第十二节　直肠息肉

【概述】

直肠息肉是指直肠黏膜脚样突起物突出黏膜，凡未确定其病理性质前统称为息肉。

【临床表现】

约半数以上直肠息肉并无临床症状，常在普查或者当发生并发症时才被发现，其主要症状如下：

1. 肠道刺激症状　腹泻或排便次数增多，严重者可出现水、电解质失衡，如有感染可见黏液血便和里急后重。

2. 便血　可为不同程度的便血，一般出血量不多，血色较红，常附着在粪便表面，有时粪便有沟槽。出血量较多者可直接便鲜血或血块，亦有大便滴血。

3. 较大、有蒂的息肉可随排便而脱出肛门外，可伴有黏液便或黏液血便。

【诊断要点】

1. 直肠指检　是检查距肛门7～8cm以内直肠息肉最简便可靠的方法，触及硬结是息肉恶变的可靠指标。

2. 直肠、乙状结肠镜镜检　是检查直肠息肉最主要的方法。可观察息肉的数目、位置、大小、形态，并可钳取组织活检。如疑有结肠息肉，应行纤维结肠镜检查或钡剂灌肠X线检查。

3. 病理学检查　息肉活检或切除标本的病理诊断结果，对确定进一步治疗方案至关重要。同一息肉不同部位的病理诊断可能不一，故应取材于多处或多次取材，最好将息肉全部切除送检。标本应及时正确地固定并做好标记，使病理医生能辨认标本的头部、基部和切缘。

【治疗方案及原则】

1. 小于1cm者不作活检直接作摘除，检查近端结肠并进行随访。

2. 1cm直径息肉、活检证实为腺瘤者，则切除息肉并检查近端结肠，定期随访。

3. 如为非新生物息肉，不作进一步处理或随访（增生性或炎性息肉），幼年性息肉病按新生物息肉处理。

4. 直径大于2cm的绒毛状广基腺瘤不宜经结肠镜分块切除，宜采用手术切除。位于腹膜返折以上者，应按直肠癌手术处理。位于腹膜返折以下者，可经肛或经骶行局部切除。

5. 如X线、钡灌肠发现者则作结肠镜检，摘除息肉检查近段结肠以排除同期息肉。

6. 息肉摘除者3年复查1次，息肉未全摘除以及广基腺瘤者，随访时间应提前。如3年随访阴性者，可改为5年后再随访。

7. 如大的扁平息肉不能内镜摘除者，则行手术。

8. 如在内镜下切除完全的息肉伴有重度或高度不典型增生（原位癌），3年随访1次，随访阴性以后则改为5年。

9. 结肠镜下摘除恶性腺瘤性息肉者（包括浸润性癌），根据摘除状况进一步处理。如全部切除者若切缘阴性，分化中或高，无淋巴管及血管内浸润，则经内镜摘除即可。若未肯定完整切除，有小淋巴管及血管内浸润，应施行外科手术。

10. 对有家族史者，如黑斑息肉病、家族性腺瘤样息肉病及遗传性非息肉性结直肠癌等，要作为特殊筛检对象进行随诊。

第十三节 肛管及肛门周围恶性肿瘤

【概述】

肛管及肛门周围恶性肿瘤是指肛直环到肛缘这一区域发生的恶性肿瘤，发生于齿状线或齿状线以上者称为肛管癌，在齿状线以下5cm范围内的肿瘤称为肛门周围癌，是一种较为少见的肿瘤。由于肛管区有丰富的淋巴引流，易发生淋巴结转移。

【临床表现】

1. 排便习惯改变　早期可有排便习惯改变，便次增多，有排便不尽感、下坠感。

2. 便血　色呈鲜红或暗红色或混有脓液和黏液，有时便出血块和坏死组织。

3. 肛管癌可以破坏肛管，使之僵硬变形，故便条变细。癌肿侵犯括约肌时，可引起肛门失禁、肛门溢液、漏便。

4. 疼痛　肛管覆有复层鳞状上皮受体神经支配，尤其在齿状线以下，感觉敏锐，肿瘤侵及后可出现持续疼痛，排便时更甚，因此病人常拒绝肛门指检。

5. 肿瘤晚期侵犯周围脏器，可以出现尿频尿急、骶尾部疼痛、肛瘘、肛门周围皮肤结节、腹股沟淋巴结肿大。

【诊断要点】

1. 肛门直肠指检　可以触及肛管肿块，其形状不规则、凹凸不平、质硬，指套可染有脓血。可发现肿块位置、范围和固定程度。

2. 肛门镜、直肠镜检查　能够直视肿瘤形态，并可取组织活检确定性质。

3. 盆腔 CT、MR、肛管直肠内超声检查、阴道检查、CEA 等对诊断有辅助价值。

【治疗方案及原则】

1. 局部切除　仅适用于少数肿瘤体≤2cm、表浅（黏膜层或黏膜下层）、经各种检查无转移迹象、组织病检分化程度良好的病例。

2. 经腹会阴联合切除　无腹股沟淋巴结转移者，行 Miles 手术；病理证实腹股沟淋巴结转移者，行 Miles 手术加单侧或双侧腹股沟淋巴结清除术。

3. 放射治疗　术前、术后行放疗可减少复发。

4. 化学药物治疗　预防复发，抑制、杀死残余的肿瘤细胞。

5. 免疫治疗　包括肿瘤疫苗的制备、生物修饰剂的应用。

第二十三章 肠　瘘

【概述】

肠瘘是指肠与其他器官，或肠与腹腔、腹壁外有不正常的通道。肠瘘有外瘘和内瘘之分。肠瘘穿破腹壁与外界相通者称为外瘘，如小肠瘘、结肠瘘；与其他空腔脏器相通，肠内容物不流出腹壁外者称内瘘，如胆囊十二指肠瘘、胃结肠瘘、肠膀胱瘘等。内瘘的症状与治疗根据所穿通的不同空腔脏器而异。肠外瘘主要是手术后并发症，也可继发于创伤、炎症、感染等。肠瘘一旦发生后，将会产生一系列与原发疾病无直接联系的病理生理改变，且在大多数情况下，这些并发症使机体遭受的损害远较原有疾病为重，所以病情更为复杂，治疗更为困难。

【临床表现】

肠外瘘的主要临床表现是腹壁有1个或多个瘘口，有肠液、胆汁、气体或食物排出。手术后肠外瘘可于术后3～5天出现症状，先有腹痛、腹胀及体温升高，继而出现局限性或弥漫性腹膜炎征象或腹内脓肿。术后1周左右，脓肿向切口或引流口穿破，创口内即可见脓液、消化液和气体溢出。较小的肠外瘘可仅表现为经久不愈的感染性窦道。严重的肠外瘘可直接在创面观察到破裂的肠管和外翻的肠黏膜，即唇状瘘；或虽不能直接见到肠管，但有大量肠内容物流出，称管状瘘。由于瘘口流出液对组织的消化和腐蚀，再加上感染的存在，可引起瘘口部位皮肤糜烂或出血。

肠外瘘发生后，由于大量消化液的丢失，病人可出现明显的水、电解质紊乱及酸碱代谢失衡。由于机体处于应激状态，分解代谢加强，可出现负氮平衡和低蛋白血症。严重且病程长者，由于营养物质吸收障碍及大量含氮物质从瘘口丢失，病人可表现为体重明显下降、皮下脂肪消失、骨骼肌萎缩。

在肠外瘘发展期，可出现肠袢间脓肿、膈下脓肿或瘘口周围脓肿，由于这些感染常较隐蔽，且其发热、血象升高、腹部胀痛等常被原发病或手术的创伤所掩盖，因此，很难在早期作出诊断及有效的引流。严重者可表现为脓毒血症，若病情得不到控制，就可导致多器官功能障碍或多器官功能衰竭。

【诊断要点】

1. 症状与体征　有肠液从引流物或创口中流出时，肠瘘的诊断即可确立。

但是，当瘘口较小时，临床表现为创口持久不愈，或是愈后又破溃，或是出现感染症状，而创口仅有肉芽组织不健康与脓性分泌物增多，此时需进行辅助检查。

2. 口服染料或炭末检查　口服美蓝或炭末后，定时观察创口，记录美蓝或炭末的排出量及排出时间。根据排出量的多少，可初步估计瘘口大小；根据排出时间，可粗略判断瘘的部位。此检查适用于肠瘘形成初期。

3. 瘘管造影　将稀释后的造影剂通过插入瘘口的导管或直接用注射器注入瘘道内，摄片显示有关结构。此检查适用于瘘道已经形成的病例，有助于明确瘘的部位、大小、瘘管的长短、走行及脓腔范围，同时还可了解与肠瘘相关的部分肠袢情况。

4. 胃肠道钡剂造影　依不同的病情选用全消化道钡剂造影、钡灌肠或同时结合瘘管造影，以了解全消化道的情况，判断瘘所在的位置，特别是瘘远端肠袢有无梗阻。

5. 腹部CT、B超检查　可帮助发现深部脓肿、积液或占位，对持续高热、疑有腹内脓肿者可行此检查。

【治疗方案及原则】

1. 纠正内稳态失衡　发生瘘以后尤其是高流量的瘘，病人可以迅速出现内稳态失衡，应根据肠液的流失量及时从静脉补给适量的液体与电解质，必要时采用腔静脉置管输液。给予生长抑素可明显地减少消化液分泌，有助于维持内稳态平衡。

2. 控制感染　目前感染已成为肠瘘病人死亡的主要原因。肠瘘病人感染严重的主要原因是肠液溢漏至腹腔，在早期未能得到有效的引流，以至有些病人肠瘘本身造成的机体损害并不严重，而腹腔感染导致的病理生理改变却十分显著，感染与营养不良形成恶性循环。因此，当发现有肠瘘时，即应设法引流外溢的肠液，简单的方法是扩大腹壁瘘口放置有效的引流，必要时需剖腹冲洗吸尽腹腔内肠液、放置有效的引流。由于肠瘘病人的腹腔引流液中含有多量纤维素和组织碎屑，可堵塞引流管腔，在双套管旁附加注水管持续滴入灌洗液，即构成了三腔管引流，可较长期有效地保持引流作用，减轻肠液对瘘和周围组织的腐蚀作用，使感染炎症迅速消退，促进瘘口自愈。

3. 营养支持　20世纪70年代以前，营养不良是肠瘘病人治疗失败的主要原因之一，70年以后，营养支持方法有了很大的发展，肠瘘病人的营养支持基本得到了解决。肠瘘病人营养消耗量大。多数病人需肠外与肠内营养分阶段应用，或是肠外营养与肠内营养同时应用。高流量、复杂的肠瘘通常经过肠外营养→肠内营养→肠外营养的支持过程，也就是在早期应用肠外营养，待瘘被控制以后设法改用肠内营养，在施行确定性手术前、后再给予肠外营养。在营养支持的基础上加用生长抑素，进一步减少肠瘘流量，促进瘘口自愈，缩短住院日，已成为肠瘘治疗的新方法而引起重视。

4. 手术治疗 肠瘘的手术可分为辅助性手术与确定性手术。剖腹探查、引流、肠造口等辅助性治疗手术，可根据病情需要随时施行。为消除肠瘘而施行的修补、切除吻合等确定性手术，一般在瘘发生后3～6个月施行，手术时机取决于腹腔感染的控制与病人营养状况的改善。常用的手术有：

(1) 肠瘘局部肠袢切除吻合；

(2) 肠管部分切除吻合；

(3) 带蒂肠浆肌层片覆盖修补。

肠瘘手术中常需作广泛的肠袢剥离，术后发生粘连性肠梗阻的可能性极大，肠排列固定的方法可预防术后肠梗阻的发生。肠管外系膜缝合排列固定的方法不很适合，肠管转折处易形成锐角而发生梗阻，从阑尾残端或盲肠造口逆行插入排列管作内排列固定的效果较好。此外，肠瘘病人曾有过感染的腹腔在手术时常有污染，术后感染可能复发蔓延。因此，手术结束时应以大量等渗盐水清洗腹腔，术后加强腹腔引流，这也是保证肠瘘确定性手术成功的一个重要措施。

第二十四章　阑尾疾病

第一节　急性阑尾炎

【概述】

急性阑尾炎是临床上最常见的急腹症。阑尾是一个细长的管状结构，远端为一盲端，各种原因导致阑尾腔发生梗阻时，梗阻远端的死腔容易发生感染。引起阑尾腔梗阻的原因主要为阑尾腔内异物和阑尾壁淋巴滤泡增生，阑尾组织结构改变导致的阑尾蠕动功能减弱招致阑尾腔内异物不易排出。另外，各种类型的阑尾肿瘤也可以导致阑尾梗阻。阑尾腔发生梗阻后阑尾黏膜仍然分泌黏液，导致阑尾腔内压力升高、血运障碍；阑尾管腔阻塞后细菌入侵繁殖，损害阑尾黏膜上皮，形成溃疡，炎症波及阑尾肌层；阑尾壁间质压力升高后妨碍动脉的血液供应，造成阑尾坏疽。根据急性阑尾炎的临床病理过程，可以分为急性单纯性阑尾炎、急性化脓性阑尾炎、坏疽性及穿孔性阑尾炎和阑尾周围脓肿。部分急性单纯性阑尾炎经过及时的药物治疗炎症可以消退，其中大部分转为慢性阑尾炎，易反复发作；化脓、坏疽或穿孔性阑尾炎可以为大网膜所包裹，炎症局限化形成阑尾周围脓肿；如果阑尾的炎症严重、发展迅速，未及时手术治疗，又未能被大网膜包裹，则发展成为弥漫性腹膜炎、感染中毒性休克，部分病人可能并发化脓性门静脉炎。

本病可以发生于任何年龄，以青壮年多见；小儿、老人和妊娠期阑尾炎的临床表现各有特点；一些阑尾炎的表现不典型，如异位阑尾炎；容易与引起右下腹疼痛的其他疾病混淆，造成误诊误治，需要引起重视。

【临床表现】

1. 症状

(1) 腹痛：腹痛几乎见于全部的急性阑尾炎病人。腹痛起始于上腹部或脐周围，数小时（一般6～8小时，不少于2小时）后转移到右下腹部并固定于此，称为转移性右下腹痛，为急性阑尾炎的典型症状，见于70%～80%的病人。部分病人起病时腹痛即位于右下腹部。单纯性阑尾炎时腹痛呈钝痛或胀痛；阑尾腔梗阻时表现为阵发性绞痛；当阑尾发生蜂窝织炎或坏疽时，呈阵发性跳痛；阑尾穿孔的瞬间可以感觉疼痛突然减轻，但不久右下腹的腹膜炎加剧，疼痛再次加重。疼痛在深呼吸或咳嗽时加重（Deaver 征）。阑尾蛔虫引起的腹痛呈间歇性绞痛，腹痛重而体征轻微，间歇期病人安静如常，症状、体征不符为其特点。不同部位的阑尾其发生转移痛的部位也有区别，如盆腔位阑尾炎的腹痛位于耻骨上区，肝下区的阑尾炎引起右上腹痛，极少数左下腹阑尾炎呈左下腹痛。

（2）胃肠道症状：起病早期伴随腹痛可有反射性恶心、呕吐，呕吐物为胃内容物；厌食几乎是所有病人的普遍表现。疾病晚期发生阑尾穿孔引起腹膜炎时，呕吐呈溢出性。排便次数增多见于起病后早期，系炎症刺激使肠蠕动加快所致；部分病人可能发生腹泻；盆腔位阑尾炎时，炎症刺激直肠引起排便和里急后重症状。弥漫性腹膜炎导致肠麻痹，排气、排便减少或停止。

（3）全身症状：倦怠乏力是急性阑尾炎常见的全身表现。多数病人起病后体温轻度升高，多数病人的体温在 38℃以下，炎症加重时可以升达 38～39℃，阑尾坏疽穿孔时体温达 39～40℃，少数病人伴有寒战，发生门静脉炎时尚可伴有轻度黄疸。

2. 体征

（1）病人行走缓慢，轻度弯腰并向右倾斜，右手轻置于右下腹，卧床时喜屈曲右髋。

（2）右下腹压痛：是急性阑尾炎最常见的体征。压痛点通常位于麦氏（Mc Burney）点或兰兹（Lanz）点，可随阑尾位置的变异改变，但压痛点应始终位于一个固定的位置上。起病早期疼痛自觉位于上腹部或脐周时，右下腹即可出现固定压痛。压痛的程度和病变的程度相关，炎症加重时压痛范围也随之扩大，阑尾穿孔后发生弥漫性腹膜炎时压痛范围可以波及全腹，但仍以阑尾所在的位置严重。

（3）腹膜刺激征：是壁层腹膜受到炎症刺激时产生的防御性反应，表现为受累部位腹肌紧张、反跳痛（Blumberg 征），提示阑尾炎症加重，出现化脓、坏疽和穿孔等病理改变。腹膜刺激征的范围与病变程度相关。但在小儿、老年人、孕妇、肥胖、极度虚弱者或盲肠后位阑尾炎时，腹膜刺激征可能不明显。

（4）右下腹包块：查体发现右下腹饱满，扪及边界不清、固定、有压痛的包块，多为大网膜包裹病变的阑尾所致，此时应考虑阑尾周围脓肿的诊断。

（5）辅助诊断的其他体征：

1）结肠充气试验（Rovsing 征）：结肠内气体进入盲肠，刺激发炎的阑尾，使疼痛加重。

2）腰大肌试验：阳性表明发炎的阑尾位置深在，位于盲肠后位，腰大肌前方。

3）闭孔内肌试验：阳性时表明阑尾靠近闭孔内肌。

4）直肠指诊：盆腔位低位阑尾炎时，直肠右前壁有触痛；阑尾穿孔形成腹膜炎时，直肠前壁广泛压痛；阑尾周围脓肿形成后，可以触及痛性包块。

5）诊断性腹腔穿刺和灌洗：对于诊断困难、尤其是与不典型的消化性溃疡急性穿孔鉴别困难者，在无明显腹胀的情况下，可以在右下腹行诊断性穿刺和灌洗，并将穿刺或灌洗抽出的液体涂片检查，对于鉴别诊断有帮助。

3. 辅助检查

（1）实验室检查：

1）血液检查：大多数急性阑尾炎病人的白细胞计数和中性粒细胞比例增高，与阑尾炎症的严重程度相关。一般白细胞计数在（10～20）$\times 10^9$/L，可以发生核左移。单纯性阑尾炎和老年病人的白细胞可以无明显升高。

2）尿液检查：急性阑尾炎时尿常规检查一般无异常发现。如果尿中发现少量红细胞，这是由于阑尾与输尿管或膀胱邻近，炎症刺激导致输尿管或膀胱充血所致。

（2）影像学检查：在急性阑尾炎的诊断中，影像学检查并非必需，其鉴别诊断的价值更为重要，在诊断有疑问时根据情况选用。

1）B型超声检查：有时可以发现肿大的阑尾或已经形成的脓肿。更为重要的意义在于鉴别诊断，如与泌尿系统疾病和妇科盆腔疾病的鉴别。

2）X线检查：①腹部平片：可以见到盲肠扩张和液气平面。偶可见钙化的粪石和异物影。有时可能发现泌尿系结石。对消化性溃疡的急性穿孔和肠梗阻有鉴别诊断意义。②胸部平片：用于鉴别呼吸系统疾病，有时能够发现肺部和胸膜病变。③CT：能够获得与B超检查相似的效果，尤其是对阑尾周围脓肿的诊断。

【诊断要点】

1. 大多数具有典型的转移性右下腹痛，或初始即为右下腹痛。

2. 胃肠道症状　厌食、恶心、呕吐，部分病人可以有排便次数增多或腹泻。晚期穿孔形成弥漫性腹膜炎时出现肠麻痹。

3. 全身症状　体温升高达38℃左右，全身中毒症状如倦怠、乏力、头痛、脉快。

4. 右下腹固定压痛，合并阑尾穿孔时出现腹膜炎体征。

5. 结肠充气试验可能阳性，腰大肌试验、闭孔肌试验、直肠指诊等检查措施，对于急性阑尾炎的诊断有辅助意义。

6. 白细胞计数升高，超过10×10^9/L。

7. 诊断有疑问时，酌情选用其他辅助检查手段，如B超、CT、腹部X线平片、诊断性腹腔穿刺和灌洗，避免误诊误治。

【治疗方案及原则】

1. 原则上急性阑尾炎一经确诊，应早期进行阑尾切除术。不同病理类型的阑尾炎手术方法的选择也有不同：急性单纯性阑尾炎行阑尾切除后，切口一期缝合，技术条件允许时也可以采用腹腔镜阑尾切除术。急性化脓性或坏疽性阑尾炎行阑尾切除的同时，如果腹腔内有脓液，需用湿纱布蘸净后关腹，切口一期缝合，必要时切口放置引流。如果阑尾已经穿孔，宜采用右下腹经腹直肌切口，便于探查操作，切除阑尾后清除腹腔内脓液，根据术中情况放置腹腔引流。需要保护和冲洗切口，一期缝合后放置引流。术后切口有感染迹象时及时引流。如果已经形成阑尾周围脓肿，处理原则见本章第三节。

2. 手术前即应用抗生素，有利于防止术后感染的发生。

3. 急性阑尾炎的非手术治疗适用于以下几种情况：急性单纯性阑尾炎早期；病人拒绝手术治疗或客观条件不允许；病人伴有其他严重器质性疾病不能耐受手术。此时主要治疗措施为补液和选用有效的抗生素。如果在非手术治疗过程中病情加重，应及时转为手术治疗。

附：特殊类型的急性阑尾炎

1. 新生儿和小儿急性阑尾炎　小儿的阑尾较成人短，开口较成人相对宽大；新生儿的阑尾呈漏斗状，开口宽大，不易导致阑尾管腔阻塞。因此，婴幼儿阑尾炎的发病率比成人少。但患儿不能提供准确的病史，查体不能很好地合作，因此误诊较成人多，死亡率较成人为高。小儿急性阑尾炎的渗出反应显著，虽然未穿孔也可以较早出现局限性或弥漫性腹膜炎；小儿的阑尾壁薄，容易发生血液供应障碍，易于疾病早期发生阑尾坏疽穿孔，年龄越小穿孔的发生率越高；小儿的大网膜发育不完全，盲肠的活动度大，阑尾穿孔后炎症不易局限。临床上小儿阑尾炎常因上呼吸道感染或肠炎诱发，病情发展迅速，早期就会出现高热，全身中毒症状和胃肠道反应均较重，腹泻较成人常见；右下腹的体征不典型，但仍然可以发现局部压痛和肌紧张。因此诊断小儿急性阑尾炎需要仔细耐心，轻柔检查，观察病儿的反应，以作出正确的判断。治疗原则是一经确诊早期进行阑尾切除术，并注意纠正脱水和酸碱平衡紊乱，应用有效的广谱抗生素。

2. 老年人急性阑尾炎　老年人的急性阑尾炎相对比较少见。老年人全身反应低下，临床表现和病理改变常不相符合，病理改变严重而全身和局部反应相对轻微。临床上病人的主诉不强烈，体征不典型，体温和白细胞升高均不明显，容易延误诊断和治疗。老年病人常合并动脉硬化，阑尾动脉也有相应的改变，容易导致阑尾缺血坏死。此外，心功能不全、糖尿病、呼吸系统疾病、肾功能不全等在老年病人中常见，术后合并症多见，并且常使原有疾病加重，导致老年急性阑尾炎病人的死亡率较高。老年病人一旦确诊为急性阑尾炎，应及时手术治疗，同时注意对伴随疾病的处理。

3. 妊娠期急性阑尾炎 妊娠合并急性阑尾炎并不少见，多见于妊娠头6个月内。孕妇死亡率和胎儿的流产、早产率均较高。妊娠中期盲肠和阑尾被增大的子宫推挤向右上腹移位，并且胀大的子宫覆盖阑尾，症状和体征均不典型，压痛位置抬高，肌紧张和反跳痛不明显，给诊断带来困难；受子宫的推挤，阑尾的蠕动能力减弱，容易发生阑尾腔梗阻；妊娠期盆腔内充血，阑尾炎症发展快，容易坏疽和穿孔；大网膜不易包裹，炎症易向上扩散。临床上病人以往常有阑尾炎的病史，腹痛的转移性对于诊断极为重要，体格检查时注意压痛点随妊娠月份上移偏外。妊娠后期如果阑尾穿孔形成弥漫性腹膜炎，由于阑尾的位置较高，经阴道和直肠检查对诊断的帮助不大。治疗上以阑尾切除术为主。在妊娠后期更应早期手术，否则一旦阑尾穿孔感染难以控制。围手术期加用黄体酮。手术切口的选择应偏高，操作轻柔，减少对子宫的刺激。术前、术后使用广谱抗生素。临产期的急性阑尾炎如果已经穿孔或全身感染症状严重时，可考虑剖宫产同时切除病变的阑尾。

第二节 慢性阑尾炎

【概述】

大多数慢性阑尾炎是由急性阑尾炎转变而来，临床上表现为反复发作，诊断比较容易；少数开始即可呈慢性经过，无明确急性阑尾炎的发作史，症状、体征含糊，诊断不易，常导致误诊。阑尾壁不同程度的纤维化和慢性炎细胞浸润，以淋巴细胞和嗜酸性粒细胞为主，阑尾管腔不规则狭窄甚至闭塞，影响阑尾的排空，压迫阑尾壁内神经产生疼痛症状。阑尾腔根部闭塞时，远端可形成阑尾黏液囊肿。多数慢性阑尾炎病人的阑尾腔内有粪石，或阑尾有慢性炎症性粘连。

【临床表现】

1. 症状

（1）以往有比较明确的急性阑尾炎发作病史，并有间歇发作的特点。发作时有上腹部不适、腹胀、便秘等症状。

（2）部分病人无典型的急性阑尾炎发作史，表现为经常性的右下腹绞痛发作，也可以表现为隐痛，程度不一。平素可表现为有较多的非特异性胃肠道症状，如食欲不振、腹胀、便秘或轻度腹泻。但突出的症状仍然是右下腹疼痛。

2. 体征

(1) 右下腹阑尾部位经常存在位置相对固定的局限性压痛，或者比较广泛的右下腹压痛，但以阑尾为中心。

(2) 反复发作后右下腹可能触及索条状质地较硬的包块，并有压痛。

3. 辅助检查

(1) B超：对于排除容易与慢性阑尾炎混淆的慢性胆囊炎、女性的慢性附件炎以及泌尿系统炎症很有帮助。

(2) X线钡剂灌肠：阑尾不充盈或充盈不全，阑尾腔内不规则，72小时后仍然有钡剂残留，可以考虑慢性阑尾炎的诊断。还可以排除容易与慢性阑尾炎混淆的疾病，如慢性结肠炎、回盲部结核和肿瘤。

【诊断要点】

1. 以往有急性阑尾炎发作的病史，并呈间歇性发作，发作时有比较典型的急性阑尾炎症状；或病人无典型的急性阑尾炎发作史，但经常有右下腹绞痛、隐痛发作，并且平时经常有非特异性消化道症状，也应考虑慢性阑尾炎的可能。

2. 右下腹阑尾位置相对比较固定的压痛或较广泛的右下腹压痛，但仍以阑尾为中心；有时能在右下腹扪及索条状质地较硬的包块。

3. X线钡灌肠检查　阑尾腔狭窄、间断充盈、阑尾不显影；显影的阑尾有明显压痛；48～72小时后阑尾腔内仍然有钡剂残留，对诊断有帮助。

4. B型超声检查可以除外容易与慢性阑尾炎混淆的其他疾病。

5. 慢性阑尾炎的最终诊断依赖术后病理诊断。

【治疗方案及原则】

1. 慢性阑尾炎的诊断一旦确立，则手术切除阑尾。

2. 如果手术过程中发现阑尾的情况与慢性阑尾炎的病理改变不符合，应详细探查邻近器官。如探查发现远离切口所在位置的器官病变时，有时甚至要另做合适的切口。

3. 手术既可以去除病变，又是明确诊断的重要措施。最终诊断依赖病理诊断。

第三节　阑尾周围炎及阑尾周围脓肿

【概述】

阑尾周围炎和阑尾周围脓肿是急性阑尾炎病人炎症局限化的结果。如果阑尾的炎症情况严重，阑尾浆膜表面的脓性渗出物聚集于阑尾周围，或阑尾穿孔早期，炎症波及周围器官如盲肠、回肠末段，并为大网膜所包裹，即形成阑尾周围炎；如果对阑尾周围炎的处理不及时恰当，积存于阑尾周围的脓性渗出物即有可能转化为阑尾周围脓肿。阑尾周围炎经过恰当的处理，有可能吸收；一旦脓肿形成，除非脓量很少，或经积极的抗生素治疗，脓肿无扩大、穿破的趋势，否则需要手术引流。

【临床表现】

1. 症状　具有急性阑尾炎的临床表现，并且发病时间一般在 2～3 天以上；右下腹疼痛，伴有体温升高达 38℃以上。

2. 体征　右下腹可以扪及界限不甚清楚的有压痛的包块。

3. 辅助检查

（1）血常规检查示白细胞升高；

（2）B 型超声检查常提示右下腹肿物，多为囊实性。

【诊断要点】

1. 具有急性阑尾炎的典型临床表现，且病程在 48～72 小时以上，仍然有右下腹疼痛的症状，伴有发热，体温一般在 38℃以上。

2. 查体发现右下腹部可以扪及有压痛的包块。

3. 实验室检查提示白细胞升高。

4. B 型超声检查能够发现右下腹质地不均匀的低回声团块，伴有压痛；形成脓腔后可以发现液性暗区。

【治疗方案及原则】

1. 对于阑尾周围炎，一般先采取非手术治疗，即采取禁食、联合应用广谱抗生素和抗厌氧菌的药物、营养支持等措施；已经形成包裹的阑尾周围脓肿，如果病情较稳定，也宜应用抗生素或同时联合应用其他手段如理疗、中医等，促进脓肿吸收消退。

2. 如果阑尾周围的炎性包块经过非手术治疗，肿块逐渐扩大，感染中毒症状加重；或已经形成的脓肿呈现无局限化趋势，则应进行手术治疗干预。手术干预的目的是引流已经形成的脓腔。如果术中发现阑尾周围粘连严重，解剖层次不清，则不必强求切除阑尾，仅引流脓液即可。炎症消退后可择期手术切除阑尾。

3. 对已经形成的阑尾周围脓肿，也可以在 B 型超声引导下穿刺置管引流。

第四节　阑尾类癌

【概述】

阑尾是胃肠道类癌最常发生的部位，阑尾类癌也是阑尾最常见的肿瘤。病变多位于阑尾的远端 1/3 处黏膜下层，少数位于阑尾的体、根部。有时表现为急性阑尾炎或慢性阑尾炎，因此多数在术中或术后发现。阑尾类癌为低度恶性肿瘤，生长较慢，发现时直径多在2cm以下，偶有达5cm者，淋巴结转移的发生率低，可以侵犯肠系膜和腹膜，晚期经血行转移到肝脏。病人的生存期较长。

【临床表现】

1. 症状

（1）阑尾类癌没有引起阑尾管腔阻塞时往往无症状；病变发展导致阑尾腔阻塞后，可以引起急性或慢性阑尾炎的临床表现。

（2）阑尾类癌发生肝转移时，可以表现为类癌综合征，如颜面皮肤潮红、腹痛和腹泻、呼吸困难，晚期尚有心瓣膜病变。

2. 体征

（1）阑尾类癌早期无明显体征。

（2）合并急性或慢性阑尾炎时，于右下腹有压痛。肿瘤较大时可以于右下腹扪及包块。

（3）合并肝转移时，可以触及肿大的肝脏和质地坚硬的结节。

3. 辅助检查

（1）阑尾类癌的X线钡剂灌肠检查常表现为阑尾不显影，或近端显影而远端管腔扩大、阑尾腔内有充盈缺损等。临床上与慢性阑尾炎和其他阑尾肿瘤不易鉴别。

（2）腹部B超和CT检查对于阑尾类癌肝脏转移有诊断意义。少数情况下B超可能探及右下腹低回声团块，仅限于肿瘤较大时。

（3）合并急性阑尾炎时表现为血白细胞升高。合并肝脏转移时，24小时尿中5-羟基吲哚乙酸（5-HIAA）明显升高，可以超过50mg；血液中血清素升高，可达0.5～3μg/ml。

【诊断要点】

1. 阑尾类癌如果不合并阑尾管腔阻塞或发生肝脏转移，往往无症状和体征，临床上难以诊断。

2. 多数病人是因为合并急性或慢性阑尾炎而于术中或术后才发现。因此，强调手术后仔细观察切除标本，对可疑部位细致取材行病理切片检查，对本病的诊断非常必要。

3. 如果病人就诊时已经出现类癌综合征的表现，应该怀疑本病的存在，需要进一步进行钡剂灌肠、腹部B超和CT检查，以期发现病变。

4. 查24小时尿中5-HIAA和血清素，对定性诊断有帮助。

【治疗方案及原则】

阑尾类癌的治疗关键在于手术当中发现其存在，探查明确病变的范围，以决定手术的方式。

1. 如果阑尾类癌直径＜1cm，病变局限于阑尾并且无转移时，治疗选择阑尾切除术。

2. 如果遇下列情况，应行扩大的右半结肠切除术：

（1）肿瘤直径＞2cm；

（2）肿瘤位于阑尾根部，并已经侵犯盲肠；

（3）肿瘤已经侵犯阑尾系膜、回盲部肠壁；

（4）区域淋巴结肿大，并经过快速冰冻活检证实有转移。

3. 术中未发现阑尾类癌，而术后病理证实为本病时，如果病人年轻，根据上述指征可以考虑再次手术；病人年迈体弱者可以观察。

4. 已经发生肝脏转移的病人，根据原发病灶和转移灶的情况，决定是否一并切除。对于不能切除的肝脏转移病灶，可以进行综合治疗，如动脉栓塞、射频消融、冷冻治疗等。近年来，有使用放射性同位素标记的生长抑素八肽治疗胃肠道类癌获得长期缓解的报道。化学治疗可以选用阿霉素、5-氟尿嘧啶和链佐星。

5. 已经发生类癌综合征，病灶又不能切除或通过其他治疗不能控制症状者，应给予对症治疗。如选用鸦片酊、甲基麦角酰胺、赛庚啶，可以拮抗腹泻和吸收不良综合征；α受体阻滞剂具有激肽拮抗作用，能减少皮肤潮红的发作，也可以选用氯丙嗪；生长抑素八肽（善宁）对于缓解症状具有良好的效果。

第二十五章　急性消化道出血

急性消化道出血是常见的临床急症，约占急诊入院病人的1%～2%，平均死亡率是5%～12%，顽固性出血和复发性出血的病人死亡率为40%。约85%以上的消化道出血病人很难立即明确出血部位而提供正确的治疗方案，进行性出血占15%，需要尽快明确诊断、积极治疗。出血可以发生在胃肠道的各个部位，如食管、胃、十二指肠、小肠、结肠、肝胆系统、胰腺。消化性溃疡出血、静脉曲张出血、结肠憩室出血、血管畸形出血占85%，其他原因的出血占15%。近十年来内镜技术和其他微创技术的发展和成熟，明显提高了诊断和治疗效果，急诊入院需要外科手术控制出血的病人明显减少。但是对于那些严重和反复发作的上、下消化道出血病人，外科手术仍然是主要的治疗方式。本章重点介绍上消化道出血和下消化道出血的诊断治疗。

第一节　急性上消化道出血

【概述】

上消化道出血是指从胃肠道近心端至Treitz韧带之间的出血，在急性胃肠道出血的病人中，上消化出血占85%。胃、十二指肠溃疡仍然是上消化道出血最常见的病因，发病率约占上消化道出血的50%；门静脉高压、食管和胃底静脉曲张破裂为第2位，约25%；急性胃黏膜病变约15%（近年来急性胃黏膜损害有增高趋势）。其他出血的原因有：胃底、食管黏膜撕裂综合征（Mallory-Weiss综合征），食管炎，恶性肿瘤等。

【临床表现】

1. 呕血　食管、胃、十二指肠出血，大量的血留存于胃里而呕出。从鼻腔和口腔流出鲜血鲜见。

2. 黑便　是上消化道出血最常见的症状，血液通过小肠和结肠后，胃酸把血红蛋白降解为血红素，在消化酶和肠道细菌的作用下表现为黑便，黑便意味着出血发生在小肠或右半结肠以上部位。

3. 血便　短期内病人有1000ml以上出血，积血很快地从肠道排出，可出现血便。

4. 贫血 慢性和间歇性出血可仅有贫血和疲劳症状。

【诊断要点】

1. 病史和症状 在急性上消化道出血的病人中，最重要的是有否呕血史、黑便史、便血史。慢性间歇性出血不易被病人所觉察，仅有贫血和疲劳。出现直立晕倒和晕厥，说明出血很迅速且量大。出血前的相关症状对出血部位的确立有帮助：消化不良应当被考虑为胃溃疡；腹部胃绞痛多被考虑为上消化道出血；出血前剧烈呕吐往往提示胃底-食管黏膜撕裂综合征，体重减轻考虑为恶性肿瘤。既往有肝病和门静脉高压病史，提示食管、胃底静脉曲张破裂出血。消化性溃疡和出血的病人如果有口服水杨酸类或非类固醇类抗炎药物史，增加了出血的危险性。虽然临床出现肝硬化特征时应怀疑存在静脉曲张，但是出血同样也可由胃炎、溃疡病所引起；或者在没有静脉曲张出血史的病人中，由于门静脉高压性胃病而导致出血。大约70%有静脉曲张出血史的病人可以再次发生静脉曲张出血。病人有摄入过量酒精史、结肠炎症、小肠息肉、恶性肿瘤等，均可诱发出血。合并肾功能不全、动脉硬化、先天性心功能不全、慢性呼吸系统疾病、肝病及中枢神经系统并发症，死亡率将明显增加。

2. 体征 体格检查目的在于明确失血的程度和量。休克的病人如果有低血压（平卧位置收缩压低于90mmHg）、心动过速、手足凉，提示丢失血容量的40%；直立体位时病人低血压，丢失血容量为20%～40%；体弱的病人检查时让病人双腿下垂端坐5分钟，站立后有低血压表现为阳性体征。脉搏加快20次/分钟以上血压下降10mmHg，表示丢失血容量超过20%；手足冰冷和苍白等外周血液循环低灌注体征，表示丢失血容量的20%左右。

体格检查应首先排除罕见的鼻咽部出血。如果病人有呕血和肝硬化病史，同时有黄疸、腹水、手足红斑、海蛇头等征象，提示出血与门静脉高压有关。然而，通过这些体征还不能判断出血的部位。直肠检查应完全注意大便的性状（例如：灰褐色便、黑便和便血）。

3. 辅助检查 所有的胃肠道出血病人都应有基本的实验室检查，包括：血红蛋白、血细胞比容、凝血情况、肝功能、电解质及肾功能。由于大量的细胞外液进入血管腔，出血最初的血细胞比容常不能准确地反映失血的程度。

4. 内镜检查 在急性出血时行内镜检查与择期检查相比，并发症的发生率为0.9%，而择期检查病人并发症的发生率为0.1%～0.3%。急诊内镜检查过程中，动脉稀释的发生率比择期检查增加4倍。高血压病人出现意识减弱，误吸的危险增加。由于胃内含物中含有大量血液或血凝块，因此，放置大口径胃管将其吸出不仅有利于观察病情，而且可以防止误吸。有合并症的老年病人更有可能发生这些危险。即便如此，内镜检查仍旧是非常重要的手段。

内镜检查可直接发现上消化道出血的部位。

溃疡出血通常具有以下表现：

（1）溃疡表面平整，有紫色、灰色或黑色色斑；附着有血凝块。

（2）可见血管，表现为平滑的表面，或是光滑的溃疡面上管状隆起。

（3）可见活动性出血，或者血液喷出、持续渗血，或者是血凝块周围渗血。已附着、无出血的血凝块，再出血的危险大约是20%，可见血管再出血的危险是40%～80%。经内镜多普勒装置可用于评价溃疡表面下方的血流情况，溃疡下方有血流存在时，再出血的可能性很大。

食管静脉曲张时，与门静脉侧支循环和体静脉系统相连接的黏膜下血管扩张。静脉曲张的程度小至1～2mm不规则隆起，大至1～2cm紧靠食管腔面的蜿蜒结构。虽然多数静脉曲张起初仅发生在远端食管，但随着时间的推移，在大多数病人的胃贲门和胃大弯近端也会出现明显的胃静脉曲张。当静脉曲张程度提高时，内镜可见红色征。

急性胃黏膜损害内镜检查特点是黏膜表面弥散的淤点、淤斑，黏膜苍白，并有多处局部出血。

【治疗方案及原则】

治疗原则：①对病人的血流动力学和全身情况进行全面评估，适时进行复苏和监测；②明确出血部位；③应用特殊的治疗方法控制或制止出血。

1. 对病人的血流动力学和全身情况进行全面评估，适时进行复苏。监测所有的胃肠道出血病人都应有基本的实验室检查，包括血红蛋白、血细胞比容、凝血情况、肝功能、电解质及肾功能。如果怀疑有血容量不足，应快速恢复血容量。病人如果有休克的存在，应该立即给予输入红细胞。如果老年病人大出血合并心功能、肺功能、肝功能、肾功能不全，应立即监控中心静脉压或肺动脉嵌压，并置尿管监测尿量。如果有凝血障碍应立即给予纠正，输入成分血或新鲜冰冻血浆和血小板。如果病人有大量呕血和精神症状，有引起肺部误吸的可能，应作气管切开，保护呼吸通畅。尽管治疗水平普遍有了提高，但是胃肠道大出血仍然有较高的死亡率。事实上这些病人很少死于出血，而是死于由肺炎、心衰、失血性休克导致的多器官功能衰竭。所以，最初正确及时的复苏治疗是抢救病人的关键。

2. 明确出血部位。急症行上腹部内镜检查及治疗。在检查的过程中必须连续输液，提高有效血容量。如果病人的血流动力学很稳定，没有继续出血的征象，内镜检查可以推迟到12小时以内进行，同时在稳定过渡期内对病人给予严密的观察。病人如果有黑便、便血，但是没有呕血的病史，可以放入一根胃管检查胃内容物的成分。发现有血痂、咖啡色沉淀时，行上腹部内镜检查。

3. 应用特殊的治疗方法控制或制止出血。消化性溃疡病的出血部位一旦明确，应立即给予相应的治疗措施。包括经内镜双极电凝、加热探针、激光凝血，以及注射硬化剂或血管收缩药物，包括无水酒精、肾上腺素、纤维蛋白胶和聚多卡醇等。约20％的病人内镜治疗不能控制出血，或者短期内再出血，应考虑选择外科治疗，特别是有多器官功能不全和死亡危险的老年病人。溃疡出血是由于酸损伤溃疡面黏膜下层或腔内血管，一般情况下为损伤直径0.7mm（0.1～1.8mm）左右的黏膜下动脉。十二指肠后部溃疡损伤进入后腹膜，累及供应十二指肠和胰腺的胃十二指肠和胰十二指肠上动脉分支，常造成大出血需要外科手术治疗。外科治疗适用于活动性出血而内镜治疗无效的病人，特别是内镜治疗后无效的再出血、正在输血、在24小时间隔内需要输红细胞超过6个单位的病人。外科治疗消化道溃疡出血的目标是控制出血。这有可能通过直接缝合结扎出血的血管而达到，胃溃疡可行胃切除或溃疡切除。十二指肠溃疡出血的外科治疗，需要通过十二指肠切开术或十二指肠幽门切开术直接暴露十二指肠处的溃疡。因为典型的溃疡位于十二指肠后壁，使用不可吸收的缝线直接缝合结扎，可使大多数病人停止出血。偶尔直接缝合结扎不能阻止出血，围绕出血的溃疡周围缝扎可以控制出血。以上这两种方法很少失败。如果病人病情稳定，可行迷走神经切断术或胃大部切除术。胃溃疡有恶性可能，10％的胃溃疡病人被证实为胃癌或淋巴瘤，此外，通过简单的结扎方法治疗胃溃疡的再出血率是30％；因此，理想的外科治疗术式包括溃疡的胃切除术。角切迹、窦部和胃体远端溃疡应行远端胃切除术和毕Ⅰ、Ⅱ式重建。若溃疡位于胃小弯上方，这个位置的溃疡可行胃次全切除术或局部溃疡切除术。扩大近端胃切除术的合并症发生率和死亡率高，除非特殊情况，一般不行此种手术。

肝硬化静脉曲张出血病人的死亡率较高。曲张静脉硬化和胶带结扎是有效的内镜治疗方法。可用各种硬化剂进行硬化治疗，并且注射于曲张静脉内和周围同样有效。硬化治疗的并发症包括食管溃疡、出血穿孔、纵隔炎、胸腔积液和肺水肿。晚期也可发生食管狭窄。曲张静脉胶带结扎治疗的效果与硬化治疗相当，结扎法较硬化治疗的并发症少，特别是纵隔和肺部炎症的并发症少。硬化治疗对胃静脉曲张病人无效。对胃静脉曲张出血的低危病人，应迅速进行外科静脉减压治疗。上述治疗同时可应用血管活性药物。生长抑素可降低内脏血流，从而降低门静脉和曲张静脉内压力而不引起冠状血管收缩。持续静脉内单独使用加压素或合用加压素与硝酸甘油，同样可有效降低内脏血流并减少静脉曲张出血的发生。一旦诊断为静脉曲张出血，就必须立即应用上述药物的一种。对于出现呕血且既往有静脉曲张出血史的病人，在急诊室就可经验性应用上述药物。硬化和生长抑素联合治疗可使80%～90%的病人出血停止。如果首次硬化治疗失败，48小时内可再次进行硬化治疗。如果硬化治疗无效，可置入三腔两囊管压迫胃与食管交界处静脉丛。在腔内压迫止血、复苏和纠正凝血功能障碍后，确定性治疗计划才能得以实施。Child分级评分为C的肝功能不全病人经过上述止血治疗失败，那么死亡率将超过70%。一些外科医生主张对于静脉曲张出血病人，应早期积极地外科治疗以替代内镜治疗。经验丰富的外科医生急诊门腔分流术的成功率很高。内镜和药物治疗无效后，可考虑经颈静脉肝内分流术（TIPS）。TIPS是一项放射线引导下的技术，这一技术通过颈静脉引入一可扩张的金属支架并导入肝静脉，利用直接肝穿刺刺入门静脉左支或右支的中央部位。然后，8～10mm的支架扩张，建立肝内门体分流，起到非选择性降低门静脉压力的功能。大多数急性出血病人可以成功地完成TIPS手术，而且大多数可以有效地控制活动性出血。但是，支架内形成血栓的几率很高（第1年高达40%），这常引起再出血。此外，TIPS降低了门静脉压力，往往导致肝内营养性血供减少，这会加速或加重肝性脑病。门静脉高压食管静脉曲张出血病人再出血的发生率超过70%，可以采用下列4种方法之一预防再出血和出血引起的死亡：应用心得安内科治疗，反复硬化治疗消除残余的曲张静脉，门体分流术降低食管曲张静脉的压力，或肝移植。

急性胃黏膜损害包括一组发生于急性病人的急性、糜烂性胃黏膜病变。也称为应激性胃炎、急性胃黏膜缺血、糜烂性胃炎或应激性溃疡，这些疾病的流行病学特点和临床表现相同。其特点是黏膜损伤，表现为黏膜苍白、淤斑、糜烂。病变可发生于胃黏膜的所有部位，主要是胃体。重症病人往往表现为出血。出血量可以很大并且危及生命。处理时最重要的是优先迅速纠正危及生命的因素。易发生急性胃黏膜损害的病人包括所有内科和外科ICU的危重病病人，尤其是有下列危险因素者：败血症、呼吸衰竭、血流动力学不稳定、头颅外伤或颅内手术后昏迷、烧伤体表面积超过35%、多发伤、心肺转流以及凝血功能障碍。对于心血管手术后病人和伴有败血症及多器官功能衰竭的病人来说，急性胃黏膜病变往往是致命的。急性胃黏膜损害的发病机制与胃黏膜的酸—溃疡损伤有关，并且常因低灌流致黏膜缺血而加重。基于此人们很重视预防危重病病人发生应激性溃疡。这些预防措施大大减少了急性胃黏膜病变大出血的发生率，因此很少需要外科手术控制出血。急性胃黏膜损害通过用抗酸剂或H_2-受体阻滞剂抑制胃酸分泌，即可有效预防急性胃黏膜损害的发生。

急性胃黏膜损害的内镜检查如发现局部出血可予内镜治疗如热凝、双极电凝、应用纤维蛋白胶局部注射，但往往因为出血部位过于弥散而无法进行内镜治疗。急性胃黏膜损害病人事先有多系统功能衰竭，病变很少能耐受外科手术，外科手术的目的是止血，开腹手术探查胃的切口要足够大以检查出血范围，在较少见的单一区域出血或出血集中的几小块区域，可以对该区域进行缝扎止血、迷走神经切断留置引流。但出血往往是多个区域，有时只能选择采用 Roux-en-Y 吻合的胃次全或近全切除术。不论采用何种术式，术后死亡率都很高，超过 50%，多死于多系统器官功能衰竭。

胃底、食管黏膜撕裂综合征（Mallory-Weiss 综合征）在上消化道出血中大约占 10%。黏膜撕裂的发生部位在贲门上下。典型临床表现是继发呕吐、干呕、咳嗽之后的出血。该病平均发病年龄大于 60 岁，80%为男性。酗酒、疾病相关出血、黏膜撕裂、非类固醇性消炎药的使用可诱发该病。10%的病人因出血量较大而便血或出现低血压表现。90%以上的病人无须特殊治疗而自行停止出血。黏膜撕裂的常见部位是小弯侧，活动性出血时注射硬化剂或热凝治疗有效。胃底、食管黏膜撕裂综合征很少需要手术止血。如果出血经过内镜治疗无效，应行开腹手术在贲门附近将胃切开对撕裂的黏膜进行缝扎止血。

在急性上消化道出血中，由食管因素引起的大出血在所有住院病人的比例不到 3%。常见的原因包括感染性食管炎、胃食管反流性疾病、Barrett 病、恶性疾病（腺癌和鳞癌）、药物引起的食管糜烂、克罗恩病及放射病。免疫缺陷病毒感染病人和免疫功能低下病人尤其易患感染性食管炎，包括由白假丝酵母菌以及真菌、单纯疱疹病毒、巨细胞病毒等感染引起的糜烂性食管炎。治疗的关键是针对出血的原因。如果内镜检查发现活动性出血，在制定确切的治疗计划之前，至少可以通过电凝和热凝暂时有效止血。针对病因的治疗包括应用有效的抗生素、针对反流性疾病的质子泵抑制剂、针对恶性肿瘤的综合治疗等。急性食管炎时，硫糖铝是有效的辅助治疗药物。该病极少需要急诊手术控制出血。针对出血病因的手术包括食管癌切除，以及反流性食管炎病人的抗反流手术。

肠系膜动脉瘘不常见。其原因分为原发因素如感染性动脉炎、动脉瘤感染等；继发因素如动脉瘤切除后使用合成材料。继发性肠系膜动脉瘘最常见，动脉瘤修补术后 1%以上的病人发生此并发症。有动脉手术史的病人出现急性胃肠道出血应想到该病。如果内镜检查阴性，可以使用 CT 寻找动脉感染的证据。CT 检查阴性的病人应该行血管造影检查。对大出血的病人应行剖腹探查结扎近端动脉控制出血。

胰腺疾病也可导致急性胃肠道出血。有报道急性胰腺炎、慢性胰腺炎胰腺切除后胰腺假性动脉瘤出血。出血是这些疾病的少见合并症。血管造影可明确假性动脉瘤的存在，并应用血管栓塞控制急性出血。根据临床情况可选择胰腺切除。

胆道出血与肝内出血一般继发于肝脏创伤或肝动脉瘤或其他血管畸形、肝肿瘤、肝脓肿、肝切除后或经皮肝活检后。依据临床表现，且当内镜下发现在Vater壶腹处有血流入十二指肠时，可以考虑该诊断。常需选择性血管造影明确出血部位，并行经动脉栓塞术。

第二节 急性下消化道出血

【概述】

急性下消化道出血是指发生在屈氏韧带以下的肠管出血。其中结肠出血占95%～97%，小肠出血占3%～5%。下消化道出血占消化道大出血的15%，比上消化道出血少见。随年龄增加下消化道出血的发病率升高，主要是因憩室炎和血管发育不良所致的结肠出血。急性下消化道出血需与以下疾病鉴别：憩室病；血管发育不良症；肿瘤；息肉；梅克尔憩室；炎性疾病（溃疡性结肠炎、克罗恩病、感染性肠炎、放射性肠炎、非类固醇类抗炎药物介导的肠炎）；痔；肠系膜动脉瘘；血管炎；肠系膜动脉缺血。

【临床表现】

下消化道出血的特点是便血及血便。如果出血量少、速度慢，可出现上消化道出血时常见的黑便。上消化道出血病人中15%也可出现血便。大约一半的病人有血红蛋白下降和血流动力学不稳定，30%有体液改变，10%晕厥，19%有休克。尽管下消化道出血也是急症，但一般不像上消化道出血那样威胁生命。病人一般无休克表现，有时可自发停止出血，往往需少量输液。

结肠肿瘤包括腺瘤性息肉、幼年性息肉和癌，这些病变出血的典型表现是缓慢的隐性出血及继发贫血。但有些个例也能出现急性出血，在一些研究中，将近20%的急性出血病例最终发现是结肠息肉或癌所致。年龄在20岁以下的出血病人中，幼年性息肉是第2位的常见原因。

多种炎症能够引起急性下消化道出血。15%的溃疡性结肠炎病人合并出血。在行急诊结肠切除的溃疡性结肠炎病人中，有6%～15%的病人因为持续出血而紧急手术。克罗恩病是略少见的结肠严重出血的病因，大约占病人的1%。感染性病因包括大肠杆菌、伤寒杆菌、巨细胞病毒和难辨梭状芽胞杆菌。放射性损伤常见于前列腺和妇科恶性病变骨盆放疗后的直肠。出血最常见于放疗1年后出现。应用免疫抑制剂和患有艾滋病的病人，由于巨细胞病毒感染易患急性低位肠道出血。

结肠憩室病也可引起下消化道出血，结肠憩室是常见的后天获得性疾病。40%的50～60岁病人有结肠憩室，90～100岁的病人发病率升高到80%。憩室病的病人3%～5%并发出血。出血的解剖学基础被认为是在憩室顶部或小肠对系膜的边缘动脉壁内分支不对称性破裂。像肠腔内损伤因素如粪便擦伤血管导致了出血。出血很少伴有临床憩室炎的炎症表现。憩室出血病人90%以上能自发停止，需输4个单位以上红细胞者少见。尽管左半结肠憩室常见，但出血来自右半结肠憩室者多见，并且出血量和速度也比左半结肠大。首次出血后在1年内10%的病人可能有再出血，4年内再出血率升高到25%。

血管发育不良占下消化道出血的3%～20%。血管发育不良也称动静脉畸形，是胃肠道黏膜下层微小的血管扩张。尸检标本组织学检查发现，在发生血管发育不良的部位，其所被覆的黏膜层通常较薄，并且有表浅的糜烂。有1%～2%的尸体解剖病例被确定有血管发育不良，并且其发生率随着病人年龄的增加而增加。血管发育不良是50岁以上病人小肠出血常见的原因。在结肠镜下，血管发育不良表现为红色扁平损害，直径大约为2～10mm。病变呈星形、卵圆形、清晰或不明显。血管造影术能明确这种病变，但是结肠镜是最敏感的确诊方法。因为度冷丁可以减少黏膜的血流，所以在结肠镜检查过程中使用它可能会降低血管发育不良的确诊率。另一项研究证明使用麻醉性镇痛剂的拮抗剂，可能会使血管发育不良病变的大小增加从而增加病变的检出率。在血管造影术中，血管发育不良表现为静脉扩张、排空延迟或者出现早期静脉快速充盈的动静脉畸形。血管发育不良可能与许多疾患伴发，这包括终末期肾脏疾病、主动脉狭窄。

多发性结节性动脉炎、类风湿性关节炎等引起的血管炎，均有小肠和结肠的点状溃疡。在急腹症和脓毒症中，结肠缺血造成的黏膜溃疡也可能导致急性出血。

门静脉高压病人可能因为痔造成严重的出血。孤立性结直肠溃疡、应用非甾体类抗炎药、肠套叠也可发生下消化道出血。

小肠是急性出血少见的发生部位。仅2%～5%的急性胃肠道出血最终定位在小肠。小肠出血的精确定位困难。其特点是反复发生的快速出血，自发终止，数周或数月后又复发。梅克尔憩室是小于30岁小肠出血病人中最常见的原因。空肠憩室是小肠系膜叶内发生的获得性假性憩室。1%～2%的病人可表现为这种憩室，估计有5%导致出血。肿瘤是引起小肠出血的第二常见原因。大多数是良性的，包括平滑肌瘤、神经鞘瘤、脂肪瘤。恶性肿瘤也可导致出血，包括平滑肌肉瘤、腺癌、淋巴瘤、类癌及其他。肿瘤中心缺血是导致出血的原因。其他原因包括放射性肠炎、小肠血管曲张、克罗恩病、结核病、梅毒、伤寒、组织细胞胞浆病、血管炎、胃泌素分泌肿瘤病人小肠的溃疡病损等。

【诊断要点】

病史和体格检查能直接明确潜在的出血来源和出血初期的严重程度。腹痛或近来出现的腹泻和发热提示可能为结肠炎、感染或局部缺血。做过主动脉手术的病人应考虑动脉肠瘘。盆腔恶性病变接受放疗的病人提示放射性直肠炎，最近做过结肠镜的病人则可能为活检或息肉切除部位出血。应该问及以前出血的原因，也要询问炎症性肠疾病的病史。息肉综合征或结肠恶性病变的家族史也要问到。年轻病人梅克尔憩室出血或小肠息肉出血的风险最大。

与上消化道出血内镜检查可准确识别出血的黏膜部位不同，明确结肠出血的部位有时很困难。首先下消化道出血的特点是间断出血，在检查过程中出血可能停止，其次可能发现高达42%以上的病人有多个潜在出血部位的可能。因此，正确评价是否存在出血及出血的部位十分重要。内镜检查直接发现出血部位或发现近期出血迹象才能准确诊断。欲行手术达到止血目的时，准确评价出血部位十分重要。直肠检查可明确包括肿瘤、溃疡、息肉的肛门直肠疾患。留置鼻胃管观察引流的是血液还是咖啡样物，这可以排除上消化道来源的出血。对于便血并有血流动力学改变的病人，应行急诊上消化道内镜检查。

基本的实验室检查包括：血红蛋白、血细胞比容、凝血情况、肝功能、电解质及肾功能。

对于一般情况良好的病人，进行性出血已停止并且血流动力学稳定，入院12小时内应急行结肠镜检查。在这种情况下，结肠镜检查肠道准备后能够进行。结肠镜检查阳性发现包括明显的活动出血部位、明显可见的无出血血管、血块附着在憩室溃疡开口处、血块不连续集中粘附在黏膜或新鲜的血液位于结肠的某一肠段。同样，仅在末端回肠发现新鲜的血液并且上消化道内镜检查为阴性结果，则高度提示出血来源于小肠。下消化道严重出血的病人不适合行急诊结肠镜检查。由于新旧出血，不能清理肠道黏膜表面，急诊结肠镜检查在技术上很难进行。即使是有经验的内镜专家，在未经准备的肠道内找到进行性活动出血的血管也很困难。其次，由于病人大量出血，血流动力学不稳定，使得镇静剂无法使用，这会增加低氧血症以及并发症的危险性。此外，在检查过程中无法进行复苏。

因此，结肠镜作为初步的确诊手段，更适合于急性出血已经停止的病人或中等程度以下的出血病人。对于发生结肠镜息肉切除术后出血的病人，结肠镜是可选择的诊治方法。

小肠出血部位定位困难，可联合应用手术和内镜方法进行评估。在剖腹探查术中，小肠镜由内镜专家操作。这一联合操作可发现70%的病人出血部位，以便施行限制性小肠部分切除术。

肠系膜血管造影术已被广泛应用于下消化道出血的诊断和治疗。对于出血速度在 0.5ml/min 以上的病人，选择性地在肠系膜上、下动脉注入造影剂，能明确出血的部位。如果注射造影剂时活动性出血正在进行，那么这一检查可以准确地确定 45%～75%的病人动脉出血。由于憩室病、动静脉畸形等原因造成的下消化道出血以间歇性出血为特征，在血管造影检查时出血可能已经停止。一些放射科医师提倡激发试验，包括应用动脉扩张剂、肝素、纤维蛋白溶解剂，尽量使出血的来源诊断准确。这一方法必须在病人为无规律的间断出血，并且在医护人员的监护下才能应用。另外，选择性地将导管插入供应动脉，可注射一种染色剂来将出血段染色（如亚甲蓝），这样就能利用术中所见来纠正血管造影的结果。

^{99m}Tc 标记红细胞闪烁扫描术，病人的红细胞被^{99m}Tc 标记再输回循环中。每一次出血发作，标记的红细胞就会进入结肠腔，产生一个同位素聚集点，这个聚集点被腹部闪烁扫描成像。出血速度低于 0.1ml/min 就可被检测到。

梅克尔憩室可以含有异位分泌胃泌素的胃黏膜细胞，它将导致邻近小肠黏膜的溃疡。胃黏膜的顶层细胞可摄取^{99m}Tc 过锝酸盐，从而在 γ 相机中成像。

【治疗方案及原则】

内镜治疗方法同治疗上消化道出血的方法，已投入应用的包括热探头、电凝和硬化疗法。虽然电凝术尚未广泛应用，但已有报道它可成功地应用于结肠憩室出血的治疗。

对于经血管造影术证实出血部位的病人来说，血管造影治疗可作为围手术期的姑息治疗或是手术高危病人的理想选择。通过选择性的肠系膜动脉导管插入，可直接到达出血部位，动脉内应用血管收缩剂垂体加压素能暂时控制80%的出血。该治疗最主要的作用是在急诊手术切除术前暂时控制出血。经导管栓塞治疗大出血可用于不适合手术切除的病人。应用明胶海绵和微螺旋圈栓塞，能暂时控制因血管发育不良和憩室所致的出血。假如无侧支血管供应，该治疗可能引起结肠梗死的并发症，表现为腹痛、发热和败血症。所以与血管收缩剂治疗相同，栓塞治疗应限于不能耐受手术的病人或作为急诊外科切除术前暂时控制大出血的方法。

手术适应证是持续性出血或再次出血。在急性出血时，当输血量已超过 6 个单位红细胞或血流动力学持续不稳定时，应行结肠切除术。复发性下消化道出血的病人也应选用结肠切除术，因为随着复发次数的增加，再次出血的危险性就越大。节段性结肠切除术的适应证是持续性或反复的结肠出血。应尽一切努力确定出血部位，这样就可避免盲目的结肠次全切除，而仅行结肠部分切除。

急性下消化道出血行结肠切除术后的死亡率小于5%。与上消化道出血相同，出血并不是致死的原因，而是肺炎、心血管疾病和肾衰竭导致的不良结果，特别是反复出血的老年病人。对大多数病人来说，及时周到的治疗可以获得成功的结果。

第二十六章 肝脏疾病

第一节 细菌性肝脓肿

【概述】

细菌性肝脓肿是由化脓性细菌侵入肝脏所引起的继发感染，侵入途径主要通过胆道及肝动脉，致病菌主要为大肠杆菌、金黄色葡萄球菌及链球菌。

目前，在大剂量有效抗生素的同时应用下，多发性细菌性肝脓肿的死亡率约为 35%，而单发性肝脓肿的死亡率则低于 15%。手术死亡率为 10%～33%，而非手术死亡率却高达 61%～100%。全身情况较差和有明显肝功能损害者，如低蛋白血症和高胆红素血症时，死亡率极高。有并发症的肝脓肿，如膈下脓肿，脓肿破入腹腔导致弥漫性腹膜炎、胆道出血或合并脓胸和肺脓肿时，死亡率增高。相反，单发性脓肿症状轻微无并发症者，预后良好，死亡率低于 10%～20%。因此，对细菌性肝脓肿的治疗原则是早期诊断，早期治疗，使用有效的抗生素，有效地排脓，彻底处理原发病灶和加强全身营养支持等，可降低死亡率。

【临床表现】

细菌性肝脓肿无典型的临床表现，急性期间常被原发疾病的症状所掩盖。通常起病较急，由于肝脏的血运丰富，一旦发生化脓性感染后，大量毒素进入血循环，引起全身脓毒性反应，故其主要临床表现为：

1. 寒战和高热　多为最早的症状，也是最突出的症状。体温可高达 39～40℃，多表现为弛张热，伴有大量出汗。

2. 肝区疼痛　由于肝内积脓、肝脏肿大、被膜膨胀，肝区常有持续性钝胀痛。有时因炎症刺激膈肌或感染向胸膜、肺扩散，而有右肩部牵涉痛及刺激性咳嗽和呼吸困难等症状。

3. 全身乏力、食欲不振、恶心和呕吐　主要是脓毒性反应及全身消耗的结果。病人在短期内呈重病容，少数病人还出现腹胀、腹泻及难以忍受的呃逆等症状。

4. 体征　肝区压痛和肝脏肿大最常见。右下胸及肝区叩击痛，若脓肿移行于肝表面，相应部位的胸、腹壁皮肤红肿，且可触及波动性肿块。如脓肿位于右肝下缘，则右上腹肌紧张，右季肋部饱满，肋间隙因皮肤肿胀而外观界限不清。以手指压肋间，常有触痛。左肝脓肿时，上述体征局限在剑突下。并发胆道梗阻的病人，常见有黄疸。但在其他不是由于胆总管梗阻引起的细菌性肝脓肿，若黄疸显著，表示病情严重，是预后不良的征象。有时出现右侧反应性胸膜炎或胸腔积液，为炎症已累及胸腔的结果。脾肿大、腹水等较少见。

【诊断要点】

1. 病史及体征　根据急性胆道和肠道感染或体内、体表化脓性感染或开放性肝损伤病史，临床上突然发生寒战、高热，以及肝区压痛、叩击痛和肝肿大等，应考虑到肝脏内有脓肿形成，有必要作进一步详细检查。

2. 实验室检查　血中白细胞计数显著增高，总数达（10～20）$\times 10^9$/L以上，中性粒细胞计数常高达80%～90%，核明显左移或有毒性颗粒出现，有时出现贫血。肝功能检查也可出现异常，谷丙转氨酶、碱性磷酸酶升高，约10%的病人血清胆红素升高。

3. X线检查　可见肝脏阴影增大或有局限性隆起。右叶脓肿可使右膈肌升高，运动受限，右侧反应性胸膜炎或胸腔积液，右下肺不张，以及膈下有液气平面。左叶脓肿，X线钡餐检查有时可见胃小弯受压、推移现象。

4. B型超声检查　较大的肝脓肿，可显示肝内单个或多个液性平面，但对多发性小脓肿，超声诊断较为困难。可在超声探测引导下施行诊断性穿刺，抽出脓液即可证实诊断，并为手术引流提供入路。

5. CT检查　CT对肝脓肿的诊断阳性率可高于97%，其图像表现可为边界清楚的脓腔，或边界模糊但密度低于周围组织的不规则肿块。

【治疗方案及原则】

1. 全身支持治疗　给予充分营养，纠正水及电解质平衡紊乱，高热时给予物理降温，疼痛及呕吐给予对症处理。必要时多次小量输血或血浆。

2. 大剂量抗生素治疗　细菌性肝脓肿的致病菌以大肠杆菌、金黄色葡萄球菌和厌氧菌为常见，在未确定病原菌以前，应首选对此类细菌有效的抗生素；应行脓液细菌培养或多次血培养检查，然后根据细菌培养及抗生素敏感测试结果选用有效的抗生素。疗程宜长，直到症状控制、发热消退之后仍继续应用3～5天。

3. 手术治疗

（1）对于大的单个脓肿，应施行肝脓肿切开引流术。

（2）慢性局限性厚壁脓肿，肝脓肿引流后死腔或长期窦道不愈，或肝内胆管结石并局限于一叶的多发性肝脓肿，宜行肝叶切除术。

(3) 多发性小脓肿一般不宜手术治疗，但对其中较大的脓肿也可切开引流。术中同时行门静脉置管，术后经门静脉予以抗生素治疗。

(4) 对于症状重、全身状况极差、手术风险较大者，也可谨慎考虑行CT或B超定位下的经皮经肝脓肿穿刺置管引流术。

(5) 注意事项：脓肿已向胸腔破溃者，应同时引流胸腔；胆道感染引起的肝脓肿，应同时行胆道引流；血源性肝脓肿，应积极治疗原发病灶。

第二节　阿米巴性肝脓肿

【概述】

阿米巴性肝脓肿是阿米巴肠病最常见的并发症，在热带和亚热带地区较为常见。多见于30～50岁的中青年男性。男女比例约为5.8：1，农村发病高于城市。

本病的预后与病变的程度、脓肿的大小、有无继发细菌感染或脓肿穿破，以及治疗方法等有密切关系。根据国内报告，抗阿米巴药物治疗加穿刺吸脓，在631例阿米巴性肝脓肿中，死亡45例，死亡率为7.1%，但在兼有并发症如脓肿穿破和继发细菌感染者，死亡率可高出1倍多。

【临床表现】

本病的发展过程一般比较缓慢，发病可在肠阿米巴发病后数周至数年后，有的甚至长达数十年。在过去史中，约有60%以上的病人有脓血大便等痢疾病史可查。其主要临床表现有发热、肝区疼痛和肝肿大等，但一般来说，病情较细菌性肝脓肿为轻。

1. 发热　大多数起病缓慢，持续发热，体温在38～39℃，以弛张热或间歇热居多。每次发作前可有发冷或寒战，发热后则大汗淋漓，类似疟疾。在肝脓肿的后期，体温可正常或仅为低热。如继发细菌感染时，高热可达40℃以上。

2. 食欲不振和虚弱　病人常有食欲不振、腹胀、恶心、呕吐甚至腹泻、痢疾等症状，体重减轻，肢体乏力，消瘦和精神不振亦常见。

3. 贫血和黄疸　贫血常见，但黄疸并不多见，约10%～20%的病人可见轻度黄疸。黄疸的出现可能与肝脓肿压迫胆道或肝细胞受损有关。

4. 肝区疼痛　局部症状以肝区疼痛为主，常为持续性疼痛、胀痛，偶有刺痛或剧烈疼痛，疼痛可随深呼吸、咳嗽以及体位移动而增剧；也可因脓肿所在部位而异，当病变在右膈顶部时，疼痛可放射到右肩胛部或右腰背等处；如病变位于肝下部，则可出现上腹正中或右上腹疼痛。

5. 局部水肿和压痛　较大的脓肿可出现右下腹、上腹部膨隆，肋间隙饱满，局部皮肤水肿，局部压痛或叩击痛明显。右上腹可有压痛，肌肉紧张，肝区叩击痛明显。

6. 肝肿大　肝脏往往呈弥漫性肿大，常在右肋缘下扪及，肝下缘钝圆有充实感，质中，触痛明显。

【诊断要点】

1. 对中年病人尤其是男性患者有长期不规则发热、出汗、食欲不佳、体质虚弱、贫血、肝区疼痛，肝肿大有压痛或叩击痛，特别是伴有痢疾病史时，应疑为阿米巴肝脓肿。对缺乏痢疾史者，也不能否认事实上诊断，应结合各种检查结果进一步分析。

2. 反复检查新鲜大便　粪便中查阿米巴包囊或原虫的阳性率不高，仅部分病人的新鲜粪便中可找到，阳性率约为14%～45%，找不到阿米巴包囊或原虫也不能排除本病的可能性。

3. 补体结合试验　包括间接血凝法、补体固定法、琼脂扩散法等，阳性率可达90%～98%，若血清试验阴性，即可排除阿米巴肝脓肿的诊断。但由于在流行区内无症状的带虫者和非阿米巴感染的病人也可为阳性，故诊断时应结合具体病人进行分析。

4. 纤维结肠镜检　约70%的病人有黏膜异常发现，黏膜溃疡大多在盲肠及升结肠等处，自溃疡面钳取组织镜检，可找到阿米巴原虫。

5. B型超声　B型超声检查对阿米巴性肝脓肿的诊断有肯定价值，脓肿所在部位显示液性暗区。超声检查定位有助于穿刺或手术引流部位的确定，在治疗过程中还可观察脓腔动态变化和判断预后参考。

6. X线检查　由于脓肿多位于肝右叶膈面，故X线胸腹片可见到肝脏阴影增大，约50%的病例右膈肌抬高、运动受限或横膈呈半球形隆起等征象。有时可见到胸腔渗出、肺实变或不张。此外，如在平片上见到脓腔内有液气面，则对确诊有重要意义。

7. CT　CT对诊断脓肿的阳性率可高达97%，但对于鉴别究竟是阿米巴性脓肿或细菌性脓肿还缺乏特异性。

8. 肝脏穿刺　在B型超声或CT引导下肝脏穿刺时，如能抽吸出典型的巧克力色或果酱色黏稠无臭味的脓液，则诊断即可确定。脓液中查滋养体阳性率常很低，约3%～4%。

9. 试验治疗　肝内未发现有占位病灶，或已证实肝内有小的占位病变，B型超声未见液平者，在症状疑似本病或穿刺未抽得脓液时，可试用抗阿米巴药物作试验性治疗，如治疗后体温下降，肝脏肿块缩小，诊断即可确立。

【治疗方案及原则】

首先考虑非手术治疗，主要是抗阿米巴药物治疗。由于病程较长，病人全身情况较差，常有营养不良及贫血，应加强营养支持，必要时少量输鲜血。穿刺吸脓可作为一辅助手段，外科治疗仅在有严重并发症时才采用。

1. 抗阿米巴药物治疗　常用药物有甲硝唑、氯喹宁和盐酸吐根碱。

2. 穿刺吸脓　鉴于80%的病例能用药物控制，故仅对药物治疗1周后疼痛不止、高热不退或巨大脓肿有溃破危险者才行反复穿刺吸脓。穿刺应在超声或CT定位指导下，严格无菌操作，局部麻醉后进行，尽量将脓液吸净，术后病人应卧床休息。如合并细菌感染，穿刺抽脓后可于脓腔内注入抗生素。胸腔、肺部并发症或心包积液宜结合穿刺和药物治疗。

3. 手术治疗　手术引流的并发症和死亡率均较高，一般仅限于有继发性感染及已破裂入胸、腹腔的病例等，下列情况可考虑手术切开引流：

（1）脓肿有继发细菌感染，经综合治疗不能控制感染者；

（2）脓肿穿破入胸腔或腹腔，并发脓胸或腹膜炎者；

（3）左外叶肝脓肿，抗阿米巴药物治疗不见效，穿刺容易损伤腹腔脏器或污染腹腔者。

切开排脓后，脓腔内须放置多孔橡胶管引流，也可放置双套管持续负压吸引。

对于慢性厚壁脓肿、药物治疗无效、切开引流腔壁不易塌陷者，或脓肿切开引流后形成难以治愈的残留死腔和窦道者，也可考虑行肝部分切除或肝叶切除。

手术治疗应和抗阿米巴药物治疗同时进行，术后继续抗阿米巴治疗，加强营养支持，给予抗生素治疗，必要时输少量鲜血或新鲜血浆，引流管一般在无脓液引出后拔除。

第三节　肝棘球蚴病（肝包虫病）

【概述】

肝棘蚴球病（hepatic echinococcosis）又称肝包虫病（hepatic hydatidosis），是流行于世界畜牧业发达地区常见的人畜共患性寄生虫病。对人体构成危害的主要有两种类型，即由细粒棘球绦虫（亦称犬绦虫）虫卵感染所致的肝囊性包虫病（hepatic cystic echinococcosis，HCE），约占97%；由多房棘球绦虫（狐、狼绦虫）虫卵感染所致的肝泡性包虫病（hepatic alveolar echinococcosis，HAE），约占3%。分布于亚洲、非洲、南美洲、中东地区、中欧地区、北美阿拉斯加和日本北海道，中国西部属包虫病高发地区。

狗是犬绦虫的主要终末宿主，而羊、牛、马、人是中间宿主。犬绦虫寄生在狗的小肠内，虫卵随粪便排出。人误食的虫卵在十二指肠内孵化成六钩蚴脱壳而出，穿肠黏膜小静脉进入门静脉血流，首先在肝脏（约占75%）寄生，部分可随血流到肺脏（约占20%），通过肺循环进入体循环可播散至全身（腹腔、脾、肾、脑、骨、肌肉、眼眶等），寄生并发育成包虫，多脏器多发约占8%～10%。包虫囊肿的病理形态结构分为内囊和外囊，内囊为包虫的本体，其内层是较薄的生发层，可产生原头节和生发囊，外层是白色透明状多层角质层，状似粉皮样。外囊则由于肝组织的免疫防御反应在内囊周围形成一层纤维包膜，病程久时外囊肥厚并常发生钙化。

【临床表现】

可有流行病史或过敏反应病史，儿童及青年为好发年龄。早期无明显症状，包虫增大时产生压迫症候群：即上腹部胀满感，肝顶部巨大包虫使膈肌抬高，影响呼吸；肝门部包虫可压迫门静脉和胆道，引起梗阻性黄疸、脾肿大和腹水；肝左叶包虫压迫胃导致胀满不适。主要并发症是包虫破裂和包虫感染。各种外力所致的包虫破裂最为常见，腹痛和腹部包块骤然缩小或消失，常伴有皮肤瘙痒、荨麻疹、腹膜炎等过敏反应，严重者可突发过敏性休克。包虫破裂原头节随囊液播散种植，形成多发性包虫病。包虫囊破入肝内胆管可表现为类似胆石症征象；囊皮或子囊阻塞胆道可继发感染，表现为胆管炎三联症（腹痛、寒战高热、黄疸），严重者可演变为急性化脓梗阻性胆管炎。包虫并发感染多因囊肿形成胆漏后继发细菌性感染，临床表现为肝脓肿，因纤维外囊较厚，故中毒症状相对较轻。肝顶部包虫感染可穿透膈肌破入肺内，形成胆管-包虫囊-支气管瘘。

【诊断要点】

1. 包虫病的流行病学史或过敏反应史。

2. 影像学检查　B型超声为首选的检查方法，可显示囊肿部位、大小和形态结构，囊肿的“双层壁”或周边“弧形钙化”是包虫囊肿的特征性影像。X线亦能显示肝包虫囊肿外形和周边“弧形钙化”囊壁影，是肝包虫囊肿的首选检查方法。此外，CT和MRI在包虫病的定位分型及大血管的相互关系方面具有特殊的影像诊断价值。

3. 免疫学检查　包虫病人抗体检测是免疫学诊断的主要方法，常用方法有：酶联免疫吸附试验（ELISA），间接血凝法（IHA），点免疫法（dot-ELISA），点免疫胶体金渗滤法（dot immunogold filtration assay）等，目前趋向于使用包虫病组合抗原（含2～4种粗制和纯化抗原），以兼顾诊断的特异性和敏感性，可达90%以上，完全替代已废止使用的Casoni试验（包虫病囊液皮内试验）。此外，夹心ELISA法检测人体循环抗原、补体结合试验等虽然诊断敏感性较低，但其诊断特异性和免疫随访仍具有一定价值。

4. 鉴别诊断

(1) 肝囊肿：囊壁较薄，无“双层壁”囊的特征，并可借助包虫病免疫试验加以区别。

(2) 细菌性肝脓肿：无包虫特异性影像，其脓肿壁相对较薄且全身中毒症状较重。

(3) 肝右叶包虫囊肿还应与右侧肾盂积水、胆囊积液相鉴别，除影像学特征外免疫检测是主要的鉴别方法。

【治疗方案及原则】

手术摘除是包虫病的主要治疗方法，药物治疗成为手术前、后的辅助治疗手段。手术方法有：包虫囊肿外囊完整剥除术、包虫囊肿穿刺内囊摘除术、包虫囊肿内囊完整摘除术和肝部分切除术。常用的抗包虫病药物有：阿苯达唑、甲苯达唑等。B超引导下包虫囊肿经皮穿刺结合药物治疗，主要是针对多次手术已造成肝与腹壁粘连的病例，不失为一种创伤小、操作简便的方法，目前国内外有数千例大宗病例报道，其穿刺的过敏反应和休克以及囊液外溢导致包虫种植和播散，不高于传统手术方法。因而列入世界卫生组织的包虫病诊断治疗纲要。腹腔镜包虫囊肿穿刺内囊摘除术亦是临床初步探索的治疗方法之一，但至今尚未解决囊液或囊内容物外溢的问题。

1. 肝包虫囊肿外囊完整剥除术　是避免囊液外溢和胆瘘的手术方法，应列为首选术式，但手术中外囊剥离具有一定难度，并受包虫囊肿的部位、大小和术后粘连的限制。

2. 肝包虫囊肿穿刺内囊摘除术（约占70%）　结合包虫头节杀虫剂局部应用，其特点是手术方法简单，创伤较小，已广泛推广应用，适用于绝大部分包虫囊肿，但存在囊内胆瘘感染需长期带管引流和术后包虫复发的弊端。

3. 包虫内囊完整摘除术（约占10%）　即轻柔地切开外囊，缓慢剪开扩大的外囊切口，使内囊缓慢地由切口脱出。

4. 肝部分切除术　是包虫囊肿根治性手术方法，但要求一定的手术条件，手术创伤相对较大。

5. 包虫囊肿破入肝内胆管，需施胆总管引流及外囊残腔引流。

附：肝泡性包虫病的诊断和治疗

【概述】

肝泡性包虫的病因与临床表现与囊性包虫迥然不同，其预后较囊性包虫病差，好发年龄为青壮年。因该类型的病灶是由众多小囊泡呈外生浸润性生长，直接侵犯肝组织，并可向肺、脑转移，故亦有“虫癌”之称。

【诊断标准】

早期无明显自觉症状，待病灶增大始出现右上腹包块伴胀痛不适，食欲不振、消瘦，晚期出现梗阻性黄疸及门静脉高压症状。有流行病学接触史（狐、狼或犬）。影像学检查（B 超、CT、MRI 和 X 线）可显示肝脏占位性病灶，并以“坏死液化腔伴散在钙化灶和病灶周围贫血区”为影像学特征。好发在肝右叶，以巨块型多见，亦有多发结节型占据全肝，罕见肺、脑转移病例。所有囊性包虫病的免疫检测方法均适用于泡性包虫病的免疫诊断，其中以 Em2 特异性诊断抗原 ELISA 法或金标渗滤法为常用的诊断方法，其敏感性和特异性大于 90％。

【治疗原则】

肝部分切除是根治性手术方法，但就诊病人多属晚期已失去根治时限，只能实施病灶姑息性不规则肝切除；肝移植则是该病终末期尤其伴布-加综合征的唯一手段；阿苯达唑、甲苯达唑等药物治疗是姑息性肝切除或丧失手术机会或肝移植，后重要的辅助治疗方法。B 超引导下病灶周围多点无水酒精注射结合药物治疗，亦不失为一种补充治疗手段。

第四节　原发性肝癌

【临床表现】

1. 有乙型、丙型病毒性肝炎史，部分病例有长期、大量饮酒史。

2. 症状　起病隐匿，早期可无症状出现（亚临床期），部分病例通过普查或肝病定期随访而被发现。常见的症状有：肝区隐痛，上腹饱胀，食欲减退，乏力，消瘦，不明原因的低热，以及腹泻、黄疸、腹水、出血倾向等肝硬化的症状。

3. 体征　肝脏进行性肿大，上腹扪及肿块，质硬，表面光滑或凹凸不平，边缘不规则，有压痛，部分病例可见肝硬化体征，如蜘蛛痣、肝掌等。晚期有黄疸、腹水等。发生肺、骨等处转移时，有相应的体征出现。

【诊断要点】

1. 有乙型或丙型肝炎史。

2. 上腹隐痛，不明原因低热，上腹饱胀等消化道症状，上腹扪及肿块，质硬，有压痛，或有肝掌、黄疸、腹水等肝硬化体征。

3. 辅助检查 以下辅助检查可根据病情进行：

(1) 乙型及丙型肝炎抗原抗体系统检查：若阳性则提示有原发性肝癌的肝病基础，结合其他检查有助于原发性肝癌的诊断。

(2) 甲胎蛋白（AFP）测定：AFP≥400μg/L，持续4周，排除妊娠、生殖腺胚胎源性肿瘤，可诊断原发性肝癌。个别胃癌等消化道癌肝转移者，AFP亦可大于400μg/L，但转移性肝癌多无肝硬化，应注意鉴别。

AFP大于正常而小于400μg/L者，有时见于活动性肝病，应作甲胎蛋白异质体检查，若扁豆凝集素结合型甲胎蛋白＞25％，应高度怀疑原发性肝癌的可能。

(3) B型超声：是首选的影像学检查方法，无创伤，可反复、多次检查。原发性肝癌的超声图像包括低回声、高回声和等回声，以低回声最常见，周围可见声晕。等回声与周围正常肝组织相似，病变范围较大时常易遗漏。B超可同时显示门静脉、肝静脉和胆管的正常解剖走行、受压移位等情况。门静脉或下腔静脉内有絮状回声提示有癌栓形成。

(4) 电子计算机体层扫描（CT）：原发性肝癌的病灶多呈低密度区，可同时增强扫描，更好地显示病变部位，有利于鉴别诊断。

(5) 磁共振成像技术（MRI）：T_1加权图像多为低信号，T_2加权图像多呈中等偏高信号。对鉴别原发性肝癌与局灶性结节增生、肝海绵状血管瘤等良性肿瘤，MRI优于CT。

(6) 动脉造影（DSA）：经股动脉行腹腔动脉或肝动脉造影，可以确定肿瘤的部位和性质，还可向肝动脉行化疗药物灌注和进行肝动脉栓塞（TACE）。

(7) 细针穿刺或腹腔镜活体组织检查：对不能确立诊断而又高度怀疑原发性肝癌且不宜手术探查的病人，可在B超引导下行细针穿刺或腹腔镜活体组织检查。但两者均为侵入性检查，可能有一定的并发症发生，应慎用。

【治疗方案及原则】

1. 手术切除 手术切除仍然是延长肝癌病人生存期的首选治疗方法。适应证：全身情况较好，心、肺、肾功能无严重损害，能耐受手术；无远处转移；肝功能Child分级B级以上；影像学检查显示肿瘤局限于肝的一叶或半肝，未侵犯肝门及下腔静脉，有可能切除者；术前判断术后剩余肝脏有足够的质量且血供和静脉回流不受影响，肝功能能代偿者。切除方法有规则性肝切除术和非规则性肝切除术。规则性肝切除术包括肝段切除、肝叶切除、半肝切除和肝三叶切除等，不规则性肝切除术即局部切除。具体采取何种切除方法应根据肿瘤的大小、部位、肝硬化程度和病人自身情况等决定。

2. 二期手术切除　术前影像学检查或术中探查发现肿瘤较大，剩余肝脏偏小，一期切除困难，而又无黄疸、腹水者，经肝癌综合治疗，如肝动脉结扎（HAL）、经动脉化学栓塞（TACE）等，使癌肿缩小而离开重要的血管或剩余肝脏代偿性增大后，可行二期手术切除肿瘤。

3. 复发性肝癌手术再切除　首次肝切除术后残留隐性癌灶或剩余肝脏再发癌，病人全身情况允许且癌肿能切除者，可行手术再次切除甚至多次切除，能延长生存期。

4. 肝癌破裂出血的紧急处理　若病人全身情况允许，肿瘤能够切除及技术条件许可，应在积极抗休克的同时争取手术探查，行肝切除、HAL 或纱布填塞止血，若判断肿瘤不能切除或全身情况差者可试行 TAE 止血。

5. 原位肝移植术　伴有肝硬化的小肝癌无血管癌栓且肝功能较差者，可行肝移植术。

6. 肝动脉结扎（HAL）、术中肝动脉栓塞（OHAE）及全植入式药物灌注置入泵（DDS）　肝癌巨大，术中估计切除后剩余肝不能代偿者，或肿瘤破裂出血不能切除者，或一期切除困难者，可行 HAL 或 OHAE。DDS 适用于术中探查肝癌不能切除者，术后可经 DDS 泵化疗。

7. 肝动脉化疗栓塞术（TACE）　不能切除的大肝癌或肝内多发性肝癌，肝功能 Child B 级以上者适合行 TACE。此法疗效仅次于手术切除。

8. 经皮穿刺无水酒精注射（PEI）　对小肝癌可每周注射 1～2 次，每次 1～5ml，5 年生存率与手术切除相仿。

9. 其他疗法　对中晚期肝癌或不能切除者，可采用放射治疗、全身化疗、射频治疗、冷冻治疗、微波治疗、超声聚能治疗等。

第五节　转移性肝癌

【临床表现】

1. 临床表现以原发癌为主，如胃癌、大肠癌常有腹痛、消化道梗阻及出血等表现，肺癌有胸痛、咳嗽、咯血等。

2. 少数可首先出现转移性肝癌症状，如肝肿大、肝结节、肝区疼痛，触诊时肿瘤结节硬而肝脏质地柔软。无肝病背景，影像学检查提示多发病灶，CT 典型表现为“牛眼征”，仔细检查可发现原发灶，甚至少数当时还难以查到原发灶。

【诊断要点】

1. 常有原发癌病史，常见者为大肠癌、直肠癌、胃癌、胰腺癌等。无肝病背景，HBV 和 HCV 抗原抗体系统检查常阴性。

2. 临床表现以原发癌为主，仅少数可首先有转移癌的症状，如肝肿大、肝结节、肝区疼痛等，再检查原发灶时发现胃肠或盆腔等原发癌。

3. 除个别来源于胃、胰腺的转移性肝癌外，血清 AFP 多为阴性，来源于大肠的转移性肝癌，癌胚抗原（CEA）多增高。

4. 影像学检查提示肝脏内散在多发性病灶，大小相近，典型的 CT 图像为“牛眼征”。

【治疗方案及原则】

1. 转移性肝癌累及一叶肝脏或病灶局限者，若其原发病灶可以或已经切除者，可将受累的部分肝脏切除。

2. 当肝脏病灶不能切除时，可行 HAL、TACE、放射治疗、PEI、免疫治疗、射频治疗、冷冻治疗、微波治疗或中医中药等治疗。

第六节　肝血管瘤

【概述】

肝血管瘤是一种较为常见的肝脏良性肿瘤，一般所谓的肝血管瘤指得是肝海绵状血管瘤。肝海绵状血管瘤的组织发生多认为起源于肝内胚胎性血管错构瘤，由于某些因素的作用，引起肿瘤样增生而形成。肿瘤质地柔软，切面呈蜂窝状，内充满血液，可压缩，状如海绵，故称肝海绵状血管瘤。本病多见于女性，可发生于任何年龄，但以 30～50 岁多见。本病可单发，也可多发，左、右肝叶均可发生，但以肝右叶多见。肿瘤大小不一，小者仅在显微镜下才能确诊，大者有的重达十余公斤。

【临床表现】

肝血管瘤发展缓慢，病程可达数年至数十年之久。肿瘤小时可无任何临床症状，多因做 B 超检查或其他疾病剖腹术时才发现。

1. 肿瘤增大后，因肝脏肿大压迫胃、肠等邻近器官而引起上腹部不适、腹胀、腹痛、食欲减退、恶心、嗳气等症状。

2. 肿瘤破裂可出现出血性休克或急腹症症状。

3. 少数病人肝内形成动静脉瘘，因回心血量增多而引起充血性心力衰竭。

4. 有些病人出现某些凝血因子减少，合并血小板减少性紫癜，引起出血及溶血而死亡。

【诊断要点】

1. 症状 早期无任何症状。随着肿瘤增大可出现轻度腹胀、嗳气、肝区隐痛等症状。

2. 体征 腹部可出现肿块，其特点是：表面光滑，质地中度硬或柔软，可呈分叶状，有囊性感和不同程度的紧缩感，一般多无压痛或仅有轻压痛。

3. 实验室检查 肝功能多正常，HBsAg 多阴性，AFP 阴性或多在正常值范围；部分病人可出现贫血、白细胞和血小板计数减少。

4. 影像学检查 B 型超声、肝血管造影、CT、MRI 和放射性核素肝血池扫描，对肝血管瘤的诊断有很大价值。

【治疗方案及原则】

1. 已明确诊断的小的（直径＜5cm）无症状的肝血管瘤不需治疗，但应每隔 3～6 个月作 B 超检查，动态观察肿瘤变化。

2. 对直径＞5cm 或有症状的肝血管瘤应予以治疗。肝切除是治疗肝血管瘤最有效的方法，可根据肿瘤大小决定肝切除范围，一般是沿包膜外剜出肿瘤。

3. 对单发血管瘤或病变局限于肝的一侧者作一叶或半肝切除术；病变范围已超过半肝，余下的肝组织明显增大，无肝硬化，肝功能正常，病人全身情况良好，可作肝三叶切除术。

4. 对直径在 15cm 以下的肝血管瘤可采用血管瘤捆扎术。

5. 多发性血管瘤或病变范围大者，或已侵犯大部分肝组织，或侵犯肝门部、无法手术切除者，可作肝动脉结扎或加肝动脉栓塞，或术后加放疗。也可先结扎肝动脉，待肿瘤缩小后再进行二期手术切除。

第七节 肝 腺 瘤

【概述】

肝腺瘤比较少见，发病原因不明。有人将其分为先天性和后天性两种。先天性肝腺瘤可能与胚胎期发育异常有关，多见于婴幼儿。后天性肝腺瘤可能与肝硬化、肝细胞结节增生有密切关系，但近年国外报告本病与口服避孕药有关。

【临床表现】

1. 肝腺瘤发展慢，病程长，早期可无任何症状。多在上腹部其他手术时偶被发现。

2. 肿瘤逐渐增大，压迫邻近器官，可有明显症状，如上腹部胀满不适、恶心、食欲减退或轻微隐痛等。

3. 发生瘤内出血者，可出现上腹部疼痛、贫血、黄疸或畏寒、发热、白细胞计数增高等。

4. 腺瘤破裂出血者，可出现急腹症，严重者可发生休克。

【诊断要点】

术前诊断较难，易与肝癌混淆，特别是AFP阴性的肝癌病例。

1. 症状 早期自觉症状轻微。肿瘤增大后可出现压迫症状及肝区隐痛；瘤内出血可表现为上腹痛；腺瘤破裂出血则表现为急腹症症状。

2. 体征 小的肝腺瘤体检可无任何发现。大的腺瘤可扪及上腹部肿块，表面光滑、质硬、多无压痛。如为囊腺瘤，扪诊时有囊性感。

3. 实验室检查 肝功能正常，AFP阴性。

4. 影像学检查 肝腺瘤常表现为占位性病变，结合B型超声、肝动脉造影和CT检查，大多可作出正确诊断。

5. 部分病例需剖腹活检，才能作出定性诊断。

【治疗方案及原则】

肝腺瘤有恶变和发生破裂出血的可能性，一旦明确诊断或考虑本病，应及早予以手术切除。

1. 肝腺瘤侵犯一叶或半肝，可作局部、肝叶或半肝切除。

2. 位于肝浅表的孤立性腺瘤，尤其靠近第一、第二肝门不能完整切除者，可作包膜内肿瘤剜出术，近期疗效满意。但术后容易复发，故仍以广泛切除为宜。

3. 无法切除的肝腺瘤，作肝动脉结扎或附加肝动脉栓塞术，以制止肿瘤生长及防止肿瘤破裂出血。

第八节 肝 囊 肿

【概述】

肝囊肿是一种比较常见的肝脏良性疾病，可分为寄生虫性和非寄生虫性两类。前者以肝包虫病为多见，后者可分为先天性、创伤性、炎症性和肿瘤性囊肿。通常所称的肝囊肿是指先天性肝囊肿，其又可分为单发性和多发性两种。单发性肝囊肿较少见，小者囊液仅数毫升，囊肿大者囊液可达10000ml以上。肝内有两个以上囊肿者即为多发性肝囊肿；两半肝有散在大小不等的囊肿又称多囊肝，这种病例大多合并多囊肾，也可同时合并胰腺、脾、卵巢、肺等囊肿。多发性肝囊肿可合并胆管狭窄、胆管炎和肝炎，晚期可引起肝功能损害，极少数病例还会并发癌变。

【临床表现】

1. 先天性肝囊肿生长缓慢，小的囊肿可无任何症状，仅在B超检查或其他腹部手术中或尸检时偶然发现。

2. 囊肿增大到一定程度，可压迫邻近脏器出现餐后饱胀、恶心、呕吐、右上腹不适和隐痛等症状。

3. 囊肿破裂或囊内出血者可表现为急腹痛，带蒂囊肿扭转时可出现突发上腹疼痛。

4. 少数病例囊肿可压迫胆管引起阻塞性黄疸。

5. 囊内发生感染时，病人有畏寒、发热、白细胞增多等。

【诊断要点】

1. 症状　囊肿压迫邻近脏器引起腹部不适、隐痛、阻塞性黄疸；囊肿破裂或蒂扭转出现急性腹痛；囊肿合并感染出现畏寒、发热等。

2. 体征　大的囊肿可于右上腹扪及肿块和肝肿大，肿块能随呼吸移动，表面光滑，有囊性感，无明显压痛。多发性肝囊肿在肝表面可触到无明显压痛的散在囊性结节。

3. 实验室检查　合并胆管狭窄、胆管炎、肝炎者及病变晚期肝功能试验可异常，如转氨酶升高、总胆红素和直接胆红素增高、低蛋白血症等；囊内感染者白细胞计数增多。

4. 影像学检查　B型超声、CT、腹部平片、放射性核素肝扫描等，均有助于肝囊肿的诊断。

【治疗方案及原则】

小的无症状的肝囊肿不需特殊处理，大的而又有压迫症状者应予以适当治疗。治疗方法包括囊肿穿刺抽液术、囊肿开窗术、囊肿引流术、囊肿切除术和肝切除术等。

1. 囊肿穿刺抽液术　适用于浅表的肝囊肿、病人不能耐受手术的巨大肝囊肿（直径15cm以下）以及合并感染的肝囊肿。在B超定位引导下经皮穿刺进入囊腔，尽量将囊液吸尽。大的囊肿需反复抽液，须注意避免继发感染。

2. 囊肿开窗术　适用于大的（直径15cm以上）单发性肝囊肿、单发多房性肝囊肿、引起症状的多发性肝囊肿之中的大囊肿。手术在剖腹下或电视腹腔镜引导下将囊壁部分切除，吸净囊液，切缘仔细止血后囊肿开放。

3. 囊肿引流术　适用于囊壁厚的肝囊肿。一般行囊肿空肠Roux-Y吻合术。应注意预防肠内容物反流至囊腔引起继发感染。

4. 囊肿切除术 适用于带蒂的肝囊肿。

5. 肝切除术 适用于并发感染后囊内出血或囊液染有胆汁且病变局限于肝的一叶者，巨大囊肿或多发性囊肿局限于肝段或肝的一叶者。

第二十七章　门静脉高压症

【概述】

本症是由于门静脉（以下简称门脉）血流受阻，发生淤滞，引起门脉压力增高所致。临床上表现为脾肿大、脾功能亢进、食管胃底静脉曲张、上消化道出血和腹水等。

本症分肝内和肝外两型，前者占 95%以上。肝内型又可分为窦前阻塞（血吸虫性肝硬化）和窦后阻塞（肝炎后肝硬化）。肝外型主要为门脉主干血栓形成或其先天性畸形（闭锁、狭窄、海绵窦样病变）。正常门脉压力在1.27～2.35kPa（13～24cmH_2O），平均值为 1.76kPa（18cmH_2O）。门脉压力不超过12mmHg 时，食管、胃底曲张静脉很少破裂出血。门脉高压症时，压力大都增至 2.9～4.9kPa（30～50cmH_2O）。

【诊断要点】

1. 症状和体征　脾肿大，脾功能亢进；侧支循环建立和开放；上消化道出血和腹水是门脉高压症的主要临床表现。肝功能减退的临床表现常为伴随症状。

（1）病史：有无肝炎、血吸虫病、药物中毒、消化不良、消化道大出血、黄疸等病史；有无酗酒嗜好；有无鼻出血、牙龈出血、女病人月经过多病史。

（2）临床表现。

（3）体格检查：注意有无肝病面容、黄疸、肝掌、蜘蛛痣、男性乳房发育，有无腹壁静脉曲张及血流方向（有助于病因诊断），脐周围有无静脉杂音，有无肝脏肿大或萎缩，脾肿大程度和质地；有无腹水；双下肢有无浮肿或静脉曲张。

2. 实验室检查　血、尿、便常规和大便潜血；出凝血时间，凝血酶原时间，纤维蛋白原；血清电解质和血气分析；血生化 20 项；甲胎蛋白；各种肝炎病毒学指标检测；HIV 病毒检测。

3. 特殊检查

（1）B 超检查：了解肝、脾的大小，有无肝硬化、腹水及其严重程度。有无并发肝癌。

（2）彩色超声多普勒：了解门静脉系统情况、血流方向、血流量，有无血栓形成，检查肾静脉情况及下腔静脉情况。

（3）放射学检查：上消化道钡餐观察有无食管、胃底静脉曲张，了解病变范围和程度。有无合并消化性溃疡。有条件时可行选择性腹腔动脉造影和肠系膜上动脉造影，了解门静脉血流方向和肝动脉代偿情况，有无合并肝癌以及部分门体侧支循环情况。行肝静脉造影和测压可区别窦后梗阻，术前了解门静脉压力。

（4）CT：了解肝、脾的病变情况，显示侧支循环，有无合并其他肝、脾病变。了解下腔静脉有无阻塞狭窄。有条件时测量肝体积用于术前评价。

（5）核素心肝比值测定：是术前无创性测量门静脉压力的方法，有条件时可采用。

（6）内镜检查：出血的诊断主要靠内镜检查，但病人的血流动力学要稳定，用较大口径的胃管抽净胃内血凝块，门脉高压症的出血绝大多数是食管、胃底曲张静脉，食管静脉曲张占90%，胃静脉曲张占10%，非曲张静脉的出血主要是门脉高压性胃黏膜病变。直视下观察食管、胃底曲张静脉的程度和范围，用于明确诊断，估计曲张静脉破裂出血的危险性，测量曲张静脉的压力。急性大出血时可进行紧急硬化剂注射或曲张静脉套扎术，止血和预防再出血。

（7）肝血流量测定：BSP或靛青绿（ICG）法计算肝血流量，可用于术前对病人的综合评价。

（8）肝活检：用于术前明确肝硬化及其类型。当存在凝血功能障碍或有中等量腹水时，不应进行经皮肝活检术。

（9）必要时可做骨髓穿刺，适用于与某些类型的血液病鉴别诊断，如果骨髓象增生而周围颗粒细胞减少，则为脾功能亢进症。

【治疗方案及原则】

门脉高压症外科治疗的目的是针对食管、胃底曲张静脉破裂引起的大出血和预防再出血，消除脾功能亢进和治疗顽固性腹水。保肝治疗的目的是创造条件，使病人平安度过围手术期。失代偿期肝硬化的治本措施是肝移植。

1. 并发急性大出血时的治疗

（1）建立有效的静脉通道，扩充血容量，采取措施监测病人的生命体征。但应避免过量扩容，防止门脉压力反跳性增加而引起再出血。

（2）药物止血：主要应用内脏血管收缩剂，常用的药物有垂体后叶素、三甘氨酰赖氨酸加压素和生长抑素类药物。急性出血控制率可达80%，若与三腔管压迫合用可达95%。血管加压素一般剂量为20U溶于5%葡萄糖200ml内，20分钟内静脉滴注完毕。合用酚妥拉明或硝酸酯类药物可提高疗效，还可预防缩血管药物的不良反应。生长抑素类药物目前认为是治疗的首选药物，但价格昂贵。首次剂量 250μg 静脉冲击注射，以后每小时 250μg 静脉滴注维持，连续 2～5 天。

（3）三腔管压迫止血：这是有效的暂时止血手段，急性出血的控制率可达约 75%。当出血停止后继续充气压迫 24 小时，然后放气减压并继续留置在原位，确实无再出血后再拔出三腔管。使用时需注意误吸和窒息等严重并发症。但放气后 24 小时内 50%的病人可再出血，并发症亦多，仅适用于无法控制的大出血或等待作进一步治疗的病人。

（4）急诊内镜下硬化剂注射和曲张静脉套扎术：初步止血措施奏效后可选择采用，同时明确出血的部位和原因。应 4～14 天再重复一次，一般需 2～4 个疗程。该疗法控制出血率可达 80%～95%。

（5）经颈静脉肝内门腔静脉分流术（TIPS）：TIPS 的内支撑管直径为8～12mm。TIPS 可明显降低门脉压力，一般可降低至原来压力的一半。可减少出血的危险，并进行性减少曲张静脉的大小。TIPS 存在的主要问题是支撑管可进行性狭窄，还可并发肝功能衰竭（5%～10%）、肝性脑病（20%～40%）。TIPS 的可取之处在于能治疗急性出血的同时预防复发出血，主要用于等待行肝移植的病人。目前 TIPS 的主要适应证是药物和内镜治疗无效、肝功能差的曲张静脉破裂出血病人。

（6）经以上处理后出血停止，积极保肝治疗，根据对病人的血流动力学评价结果，选择适当的手术类型行择期手术。

（7）如病人以往有大出血病史，或本次出血来势凶猛、出血量大，或经短期积极止血治疗仍有反复出血者，应考虑急诊手术止血。经过严格的内科治疗 48 小时内仍不能控制出血，或短暂止血又复发出血，应积极行急诊手术止血，不但可防止再出血，而且是预防发生肝性脑病的有效措施。但因病情严重多合并休克，所以急诊手术病死率高，应尽量避免。Child C 病人不宜行急诊手术。急诊手术术式应以贲门周围血管离断术为首选，该术式对病人的打击较小，能达到即刻止血，又能维持入肝血流，对肝功能的影响较小，手术死亡率及并发症的发生率低，术后生存质量高，而且操作较简单，易于在基层医院推广。门体分流手术虽然能有效地控制门脉高压症的出血，但手术比较复杂，不适合急诊手术，而且需有经验的外科医师进行，并有一定的手术死亡率。常用的分流方法为脾肾静脉分流和肠腔静脉分流术等。远端脾肾静脉分流术操作复杂和费时，不适用于急诊手术。

2. 择期手术预防再出血　门体静脉分流术或贲门周围血管离断术是治疗本病的主要措施。术前肝功能的好坏直接关系到手术的成败。术前积极护肝治疗十分必要。对门静脉高压症病人进行综合评价，是术前准备的重要环节。通常采用国际通用的 Child 分级（表 27-1）。肝功能 Child A、B 级手术耐受力良好，肝功能 Child C 级手术耐受力不良，需慎重选择手术。

表 27-1　Child 分级标准

项目	A级	B级	C级
血清胆红素（μmol/L）	小于 34.2	34.2～51.3	大于 51.3
血浆清蛋白（g/L）	大于 35	30～35	小于 30
腹水	无	易控制	难控制
肝性脑病	无	轻	重、昏迷
营养状态	优	良	差

常用的手术方式：

（1）传统的门腔分流术和限制性门腔分流术：大口径门腔侧侧分流术和端侧分流术虽然降压效果明显、止血有效、再出血率低，但术后入肝门的静脉血供减少，肝性脑病发生率高，不能增加存活率，故已很少采用。可改用“限制性门腔侧侧分流术”，或用小口径人造血管行门腔桥式分流术，分流口径为 0.8～1.2cm。手术死亡率与病人的肝功能储备和出血量有关。肝性脑病是门腔分流术后主要的死亡原因，其次是肾衰竭。术后应用抗酸治疗，预防应激性溃疡。

（2）外周型门体分流术：即离开肝门一定距离、小口径的门体分流术，包括脾肾、脾腔、肠腔分流术等，其优点是在降低门静脉压力的同时又能维持一定的向肝血流，缺点是术后吻合口易血栓形成，以及吻合口逐渐扩大，使脑病率升高和导致肝功能恶化。

（3）选择性门体分流术：主要有远端脾肾分流术和冠腔静脉分流术。远端脾肾分流术保留脾脏，利用远端脾静脉与左侧肾静脉做端侧分流术，同时必须离断所有的侧支循环。优点是能维持一定的门脉灌注，控制出血有效率可达 90%。缺点是可能加重腹水，故对进行性腹水病人不适用，技术困难。冠腔静脉分流术操作复杂，很难普及。

（4）门奇静脉断流术：手术离断门奇静脉间的反常血流加脾切除术，以达到止血目的。本术式方法较多，如食管下端横断术、胃底横断术、食管下端胃底切除术、贲门周围血管离断术等。其中以贲门周围血管离断术的疗效较好，是目前国内治疗食管、胃底曲张静脉出血的主要术式，优点是能维持大部分门脉灌注，有效控制脾功能亢进，技术较易，适用于门静脉系统有栓塞、不适宜行分流术的病人，尤其是肝炎后肝硬化病人；缺点是有一定的再出血率（20%～40%），因脾脏被切除，故以后不能做脾肾分流术。可用自动吻合器行食管下端横断术，该疗法近年得到普及和重视，在许多医疗单位该疗法已成为非手术疗法无效时的首选方法，并取代了早年的曲张静脉直接缝扎术。由于术后数月又可形成曲张静脉，因此食管下端横断术一般只能作为控制出血的急救措施。

（5）肝移植：肝移植适用于终末期肝硬化伴曲张静脉破裂出血的病人。对Child C级病人而言，行肝移植术病人的存活率优于采用分流术治疗的病人。应该强调，肝硬化合并曲张静脉破裂出血、年龄较轻的病人一旦出血得到控制，即应考虑作肝移植，若有可能应该立即进行。这是因为在其他疗法治疗后1～2年内可复发出血或并发肝性脑病，死亡率可高达80%。肝功能相对较好的病人，在施行分流或断流手术时应注意勿干扰以后可能进行的肝移植术。一般而言，Child A级病人适合作门体分流术，Child C级病人应考虑作肝移植术。经颈静脉肝内门腔分流术是等待作肝移植病人控制出血的最佳方法。

3. 合并脾功能亢进的治疗　严重脾肿大，合并明显的脾功能亢进，最多见于晚期血吸虫病。血吸虫病性肝硬化的病理改变是窦前阻塞，因此肝功能多较好，对于这种病人单纯脾切除的效果良好。但如果晚期血吸虫病伴有明显的食管静脉曲张，因此曾引起大出血者，则应考虑在脾切除的同时行贲门周围血管离断术。

4. 合并顽固性腹水的治疗　治疗前应先抽腹水作下列检查：①细菌培养和白细胞计数，腹水常合并自发性细菌性腹膜炎，临床表现较隐匿，白细胞计数＞250/μl则高度怀疑感染。②LDH值测定：腹水和血清中的比值超过0.6，表明合并肿瘤或感染。③血清淀粉酶测定：若增高提示合并胰腺疾病。④清蛋白：血清与腹水清蛋白浓度的比值超1.1，则提示为肝脏疾病，低于1.1为恶性腹水。

（1）药物治疗：根据治疗前24小时尿钠排泄量选择利尿剂的用量，尿钠排泄量＜5mmol/24h需强利尿；5～25mmol/24h轻度利尿；＞25mmol/24h不需利尿。应首选安体舒通200mg/d，使体重下降0.5～0.75kg/d为准。

（2）手术治疗：

1）门腔静脉分流术：严重腹水病人可行侧侧门腔静脉分流术、“桥式”（H型）门腔静脉分流术、脾肾静脉分流术，可以降低肝窦压和内脏静脉压。因侧侧门腔静脉分流术可发生严重的肝性脑病，目前已很少采用。

2）腹腔-静脉转流术（LeVeen分流）：大剂量利尿剂治疗无效的病人可行LeVeen分流。LeVeen分流可用于布-加征腹水的治疗，但乳糜腹水无效。因分流管易栓塞，所以腹水含大量血细胞、恶性细胞或蛋白浓度超过45g/L应禁用LeVeen分流，严重的肝肾综合征或血清胆红素＞40mg/L，可发生严重的并发症或死亡。LeVeen分流后可降低门脉压力，所以并不会增加曲张静脉破裂出血的发生率，弥散性血管内凝血（DIC）和致死性脓毒血症是主要的并发症。

5. 门静脉高压性胃病和胃静脉曲张出血的临床诊治　引起门静脉高压症发生上消化道大出血的原因除食管曲张静脉破裂以外，还有门静脉高压症相关的各种胃病，包括三个方面：胃静脉曲张、门静脉高压性胃病、肝源性溃疡。重要的是，肝硬化病人发生上消化道出血以及手术后复发出血，应作内镜检查，以明确出血的原因和部位，不急于盲目地进行手术治疗。若诊断为门脉高压性胃病出血或肝源性溃疡出血，首先应采用药物治疗和非手术治疗，应严格掌握外科治疗的适应证，采取恰当措施提高各种治疗的效果。胃静脉曲张破裂出血可采用经内镜注射组织粘合剂 histoacryl（一种快速固化的水样物质），尤其适用于胃底静脉曲张出血，止血率可达100%，再出血率为6.1%～12.5%，偶尔可并发肺和门静脉栓塞。手术治疗可采用门体静脉分流术，但有引起肝性脑病的危险。孤立性胃底静脉曲张多属于节段性（胰源性）门静脉高压症，可行单纯脾切除术，疗效较满意。门体静脉分流术可改善或治愈门脉高压性胃病，降低再出血的危险，特别是重症门脉高压性胃病的病人可行分流术。

6. 肝外门静脉闭锁　特发性门静脉血栓多见于儿童。8岁以下的儿童曲张静脉破裂出血大多可自行停止，也不导致死亡，所以往往不需要行经内镜硬化剂注射、应用血管加压素和三腔管压迫，也很少需要行急诊手术治疗。栓塞的门静脉不适合作分流术。因儿童的静脉管腔小，所以分流术最好选择肠腔静脉分流术。8岁以上的少年应先从硬化剂疗法开始，若不能控制出血，则行远端脾肾静脉分流术。单独行脾切除的疗效不肯定，再出血率可达90%，还可引起OPSI，而且丧失了脾静脉，以后无法行远端脾静脉分流术，所以单独脾切除术不适用于本病的治疗。

7. 脾静脉血栓　主要病因是胰腺炎、胰腺假性囊肿、肿瘤、外伤。2/3的病人有脾大。选择性脾动脉造影的静脉相可明确诊断。治疗应行脾切除术。本病的特点是曲张静脉主要位于胃底，可引起破裂出血，但并不涉及食管，因此食管曲张静脉少见。有许多病人并不发生曲张静脉出血，这样的病例多不需治疗。

8. 肝癌合并门静脉高压症　肝癌除肝硬化本身可造成门静脉高压症外，肝癌压迫门静脉主要分支、肝静脉主干，以及门静脉干、肝静脉干癌栓形成，均可导致合并门静脉高压症。门静脉高压又常伴发食管、胃底静脉曲张，而上消化道曲张静脉破裂出血又是肝癌病人死亡的主要原因之一。原发性肝癌合并门静脉高压症的治疗，重点应是有效地治疗肝癌，同时再选择简单有效的方法处理门静脉高压症，以确保肝癌治疗的顺利进行和降低肝癌治疗中的并发症。肝功能处于 Child A 级，如肿瘤较小，局限于某一肝段，可考虑行肝段切除。如果肿瘤较大而位于肝脏边缘，亦可行肝段切除，以获得根治性切除的效果，肝段切除后附加脾切除再加门奇断流术。肝功能 Child C 级应避免手术治疗和 TACE。可根据病人情况分别对肝癌或门静脉高压症采用射频消融、介入治疗（肝动脉栓塞）加断流手术，或者行肝切除食管曲张静脉硬化治疗或套扎治疗，以降低手术风险。

附：布-加综合征（Budd-Chiari Syndrome）

是肝静脉和（或）其开口以上下腔静脉段阻塞性病变引起的一种肝后型门静脉高压症。依病变部位不同，表现为门静脉高压综合征和下腔静脉高压综合征。BCS 一旦形成，很难自行缓解，应尽早治疗。药物治疗效果欠佳，目前主要采用外科手术和介入治疗。

【诊断标准】

1. 门静脉高压综合征　门体侧支循环建立和开放，呕血，柏油样便；肝肿大，腹水；脾肿大及脾功能亢进。

2. 下腔静脉高压综合征　双下肢静脉曲张，色素沉着，皮肤溃疡经久不愈，严重时双小腿皮肤呈树皮样变。胸腹壁、腰部静脉曲张，血流方向向上。

3. 特殊检查

（1）B 型超声或彩色超声多普勒：是诊断本病的首选检查，准确率达 90%以上。可显示肝静脉和下腔静脉的狭窄段。

（2）上、下腔静脉联合造影：可清楚地显示病变部位、阻塞程度、类型和范围，对治疗具有指导意义。

（3）经皮经肝穿刺肝静脉造影：显示肝静脉有无阻塞。

（4）CT 和 MRI 对诊断有一定意义，但不如（2）、（3）准确。

【治疗原则】

能同时缓解门静脉高压和下腔静脉高压的方案为最佳，两者不能兼顾时，则首先针对门静脉高压及其引起的并发症，其次处理下腔静脉阻塞所致的不良后果。

1. 溶栓治疗　BCS 的发生主要与血栓形成和膜形狭窄有关，对于血栓形成和肝静脉尚未完全闭塞的病人，应及时给予溶栓和抗凝治疗，溶栓药物包括链激酶、尿激酶、纤溶酶原激活物等。

2. 下腔静脉局限性阻塞或狭窄的治疗

（1）经皮球囊导管扩张和内支撑架置放术。

（2）经右心房破膜术。膜下有血栓者应禁忌破膜术，以防血栓脱落进入血循环。

（3）经右心房破膜与经股静脉会师式破膜，扩张和内支架术。

（4）下腔静脉-右心房人工血管转流术。

（5）根治性矫形术（切膜、取栓、切除肿瘤等）。

3. 下腔静脉局限性阻塞或狭窄的治疗　缓解门静脉高压的方法常可缓解病情，下腔静脉高压可获间接缓解。以下转流术可供选择：

（1）肠系膜上静脉-右心房人工血管转流术。

（2）脾静脉-右心房人工血管转流术，用于肠系膜上静脉有病变时。

（3）门静脉-右心房人工血管转流术。

（4）肠系膜上静脉-颈内静脉人工血管转流术，用于一般状况不良的高危病人。

4. 单纯肝静脉阻塞　首先经皮经肝行肝静脉造影，先试行扩张和内支架术。无效时行门体静脉分流术。肝静脉广泛阻塞型，可考虑行经颈静脉肝内门腔静脉分流术（TIPS）。

5. 并发肝功能衰竭、肝性脑病或继发严重肝硬化时，肝移植是唯一有效的方法，并可排除以后可能发生肝细胞癌的危险。

第二十八章　胆系疾病

第一节　慢性胆囊炎、胆囊结石

【概述】

慢性胆囊炎、胆囊结石是一种十分常见的疾病，多由急性胆囊炎症反复发作所致。70%～95%的慢性胆囊炎病人合并胆囊结石。

【临床表现】

1. 症状

（1）腹痛：慢性胆囊炎、胆囊结石病人可出现不同程度的右上腹或剑突下胀痛不适，腹痛可向右肩胛下放射，部分病人出现反复发作的胆绞痛。腹痛的发作无明显节律性，可因进食油腻食物而诱发。

（2）消化道症状：部分病人仅表现为上腹部轻度不适、饭后腹部饱胀、食欲不振、厌油、嗳气、消化不良等类似胃炎的症状。

2. 体征　右上腹胆囊区可有压痛。若无急性感染，右上腹压痛不明显或体检时仅有不适感。慢性胆囊炎、胆囊结石病人通常无黄疸。

3. 实验室检查　若非慢性胆囊炎急性发作，白细胞计数、中性粒细胞以及肝功能状况通常无明显变化。

4. 影像学检查　B超可显示胆囊结石、胆囊的慢性炎症改变。

【诊断要点】

若病人出现以上临床表现怀疑有慢性胆囊炎、胆囊结石时，应首选B超检查。B超可提示胆囊的大小、胆囊的收缩功能、胆囊壁的厚度以及结石的大小等情况。

如果病人出现黄疸，应考虑到Mirizzi综合征或胆囊结石进入胆总管，或其他原因形成的梗阻性黄疸。此时可选择行CT、MRCP等胆道影像学检查，同时应进一步完善相关检查，排除内科性黄疸。

慢性胆囊炎、胆囊结石需与胃十二指肠溃疡、胃炎等相鉴别，遇到这种情况时，可行纤维胃镜或上消化道钡餐检查。

【治疗方案及原则】

1. 非手术治疗 对于没有症状的慢性胆囊炎、胆囊结石，可口服消炎利胆药物治疗。

对于年老体弱、并存严重心、肺等重要器官疾病而不能耐受手术的慢性胆囊炎、胆囊结石病人，可根据具体病情选择鹅去氧胆酸或熊去氧胆酸和消炎利胆等中西医结合治疗。

非手术治疗的同时应叮嘱病人密切观察病情的变化，定期复诊并进行胆道系统B超等相关检查。

2. 手术治疗 对于有症状的慢性胆囊炎、胆囊结石，有效的治疗手段是行胆囊切除术。常用的手术方式有开腹胆囊切除术和腹腔镜胆囊切除术。

第二节 急性胆囊炎

约95%的急性胆囊炎病人存在胆囊结石，称为急性结石性胆囊炎。约5%的急性胆囊炎病人没有胆囊结石，这种类型的急性胆囊炎称为急性非结石性胆囊炎。

一、急性结石性胆囊炎

【概述】

本病女性多见。急性结石性胆囊炎多数是由于胆囊颈结石嵌顿，胆汁淤滞于胆囊并且浓缩，高浓度的胆汁酸刺激胆囊壁，胆囊黏膜充血、水肿，继而并发细菌感染，胆囊壁产生化脓性炎症，严重者会产生胆囊黏膜坏死，甚至胆囊穿孔。

【临床表现】

1. 症状

（1）腹痛：急性胆囊炎的典型表现为右上腹持续性胀痛，伴阵发性绞痛，疼痛常向右肩部、右肩胛部或右侧背部放射。腹痛常于饱餐、进食油腻食物之后发作，也有部分病人在夜间发作。

（2）发热：病人多有体温上升，感染严重者毒素吸收过多，体温可高达40℃。

（3）消化道症状：部分病人出现恶心、呕吐、不思饮食等消化道症状。

（4）黄疸：急性胆囊炎病人中约有25%出现轻度黄疸。其原因可能是急性胆囊炎发作时肿大的胆囊压迫胆总管或炎症刺激Oddi括约肌痉挛，另外，如果胆囊结石进入胆总管或Mirizzi综合征也可形成梗阻性黄疸。

2. 体征 根据感染程度的不同，病人可出现不同程度的右上腹压痛、反跳痛、右上腹可触及肿大的胆囊以及 Murphy 征阳性。感染严重者可出现右上腹或上腹部局限性肌紧张。若胆囊穿孔，则出现腹肌紧张、压痛、反跳痛的范围扩大。

3. 实验室检查　大多数病人的白细胞计数、中性粒细胞比例增高。部分病人血清胆红素、转氨酶轻度增高，1/3 的病人血淀粉酶增高。

4. 影像学检查　B 超可提示胆囊肿大、胆囊结石，胆囊壁增厚可出现“双边征”。

此外，有条件的医院可选用 ^{99m}Tc-EHIDA 检查，由于急性胆囊炎有胆囊颈部梗阻，因此胆囊不会显影，如果胆囊显影，95％的病人可排除急性胆囊炎。

【诊断要点】

典型的右上腹痛病史、右上腹压痛、反跳痛和 Murphy 征阳性，结合 B 超、血常规、血生化检查，本病的诊断并不难。但本病应与胃、十二指肠溃疡穿孔、急性胰腺炎、高位阑尾炎、肝脓肿、结肠肝区肿瘤并发肠梗阻或穿孔相鉴别。胃、十二指肠溃疡穿孔腹部站立位 X 光平片可发现膈下游离气体，肠梗阻的病例可发现液平，急性胰腺炎病人的血、尿淀粉酶会增高，B 超可发现胰腺肿大等改变，高位阑尾炎病人不会出现胆囊肿大和胆囊结石。如果病情需要，可借助更高级别的影像学检查如 CT、MRCP 等。另外，对于高龄病人须与心绞痛的发作相鉴别。

【治疗方案及原则】

1. 非手术治疗　发病初期可试行保守治疗，包括：禁食、胃肠减压、合理使用抗生素、解痉、支持治疗、维护水、电解质、酸碱平衡。但在保守治疗的同时应密切观察病情的变化，并积极做好各项手术前准备，完善相关的各项术前检查。

2. 手术治疗　如果经上述非手术治疗之后，病人出现腹痛加重、体温上升、腹部体征不缓解甚至加重、白细胞计数和中性粒细胞不下降或上升，则提示非手术治疗的疗效不佳，如无手术禁忌证应考虑手术治疗。另外，已经发生坏疽或穿孔而出现腹膜炎征象者，也应及时行手术治疗。手术方式通常采用开腹胆囊切除术。如果病人同时合并心、肺功能不全或有严重的代谢性疾病，而无法接受长时间的麻醉和手术，但胆囊炎症经非手术治疗得不到好转，可行胆囊造瘘术。另外，如果病人病情危急，全身情况很差，开腹之后发现胆囊三角水肿、粘连严重，胆囊管、胆总管、肝总管解剖关系不清，为抢救病人的生命，避免胆道损伤，也可暂行胆囊造瘘术。

二、急性非结石性胆囊炎

【概述】

本病的病因不十分清楚，常见于机体遭受严重的创伤，如大手术、大面积烧伤或危重疾病之后，发病率占急性胆囊炎的4％～8％。可能是因机体的应激反应影响到胆囊的血供而诱发本病。另外，长期禁食、胃大部切除术、迷走神经切断术后，胃排空延迟而导致胆汁淤滞、胆汁的黏稠度增高，若发生细菌感染，就有可能在没有胆囊结石的情况下产生胆囊急性化脓性炎症。由于本病多发生于严重创伤之后，病人的抵抗力低下，病情常发展较迅速，约75％的病人出现胆囊坏疽，15％的病人出现胆囊穿孔。

【临床表现】

1. 症状　急性非结石性胆囊炎的临床表现常与急性结石性胆囊炎相似。大多数病人出现持续性右上腹胀痛、寒战、高热，亦可出现恶心、呕吐等消化道症状。

2. 体征　同急性结石性胆囊炎，病人可出现不同程度的右上腹压痛、反跳痛，Murphy 征阳性。上腹部也可触及肿大的胆囊。

3. 实验室检查　大多数病人白细胞计数、中性粒细胞比例增高，急性非结石性胆囊炎病人的白细胞计数常高于 $2.0\times10^9/L$。部分病人也有血清胆红素、转氨酶、血淀粉酶增高。

4. 影像学检查　B超、CT可发现肿大的胆囊，胆囊壁增厚。

【诊断要点】

在病人遭受大手术、严重创伤、长期禁食等情况之后出现右上腹痛、发热，右上腹或上腹部局限性肌紧张，右上腹压痛、反跳痛，Murphy 征阳性。白细胞计数增高。B超、CT对本病的诊断较有帮助。

【治疗方案及原则】

由于本病极容易产生胆囊穿孔，所以本病只要一经确诊，在排除胆囊切除术的手术禁忌证之后，可积极做好各项手术准备，进行手术治疗。通常采取胆囊切除术。

对于全身状况较差、不能耐受手术者，可暂行抗感染、支持治疗，同时密切观察病情的变化，如果在积极的治疗过程中出现腹痛加重，体温上升、腹部压痛加重、并出现右上腹或上腹部局限性肌紧张、白细胞计数、中性粒细胞增高时，则应及时进行手术治疗。若病人的全身情况不能接受长时间的麻醉和手术，可行胆囊造瘘术。

第三节 肝外胆管结石

【概述】

肝外胆管结石系指胆总管和肝总管结石。按其来源分为原发性和继发性结石。原发性肝外胆管结石属原发性胆管结石的一部分，它可在肝外胆管内生成，也可在肝内胆管生成后下降至肝外胆管。因此原发性肝外胆管结石常与肝内胆管结石共存，均属以胆色素钙为主的胆色素性结石。继发性肝外胆管结石系指发生于胆囊内的结石经胆囊管排出至胆总管内。性状和结构与胆囊内结石相同，多数为多面形胆固醇混合结石。两者的发生、发展、处理和预后略有不同。

【临床表现】

1. 临床症状 取决于结石是否阻塞胆管和继发感染及其程度。结石未阻塞胆管、无胆系感染者，一般无明显症状，或偶有餐后上腹不适、间歇右上腹痛、消化不良、偶发低热等不典型症状。当结石阻塞胆管时多可并发黄疸、感染和（或）急性胆管炎发作。多数首先出现上腹部剧痛或绞痛，常伴恶心、呕吐，然后出现寒战、高热和黄疸，呈典型的夏柯（Charcot）三联症，并可反复发生。感染严重者可出现低血压、中毒性休克，甚至神志恍惚、昏迷、Roynolds 五联症等急性梗阻性化脓性胆管炎的表现。少数病人虽有胆管阻塞而未并发感染，可仅有不同程度的疼痛、黄疸或无痛的波动性黄疸。

2. 检查体征 急性发作时可见巩膜、皮肤黄染，腹式呼吸受限。右上腹及剑突下可有不同程度的压痛或肌紧张、反跳痛。有时可触及肿大并有压痛的胆囊。重者可有脉搏快、低血压等中毒性休克征。缓解期检查，一般无明显阳性体征。

【诊断要点】

1. 典型的 Charcot 三联症、Roynolds 五联症等梗阻性黄疸和胆管炎的症状。右上腹、剑突下压痛或反跳痛、肌紧张等体征。

2. 实验室检查 胆管梗阻、炎症期，血液白细胞总数增多，中性粒细胞增高。不同程度的肝功能受损，血总胆红素增高（以直接胆红素为主），尿胆红素和尿胆原含量增加。

3. 影像学检查

（1）B超检查：方便、安全、无创，可了解显示段内胆管有无扩张、结石和蛔虫等。但因胆总管下段结石等病变，受十二指肠内气体的干扰显示不清，故准确率仅 65%～70%左右。

(2) CT检查：因不受肠气影响，对胆总管下段结石的诊断优于B超。

(3) 经皮肝穿刺胆管造影（PTC）和经十二指肠逆行胆胰管造影（ERCP）：可显示结石的部位、大小、数量以及梗阻的部位、程度，及有无胆管扩张或狭窄等胆管病变存在，对胆系结石的诊断最为可靠。关于PTC和ERCP的选择：PTC能满意地显示梗阻近侧胆管，适于经B超或CT检查显示有肝内胆管扩张、无腹水、无凝血机制障碍者，必要时可同时置管引流（PTCD）。肝内胆管不扩张者可选择ERCP，但有诱发急性胰腺炎之虞。一般情况下，不在急性胆管炎期进行PTC或ERCP检查。

(4) 磁共振胆管显像检查：无创、安全，可清楚显示胆管系统的影像和结石等病变。

4. 无痛性胆总管下段或嵌顿于壶腹部的结石，有时会与壶腹部癌或壶腹周围癌混淆，应注意鉴别。

【治疗方案及原则】

治疗原则为去除结石、解除梗阻、保证胆流通畅。伴发急性重症胆管炎者，应及时进行有力的抗感染，纠正全身中毒症状，早期手术。症状较轻、经抗炎支持治疗短时间内好转者，可待日后择期手术。

1. 切开胆总管取石　诊断明确的肝外胆管结石，目前仍以胆总管切开探查取石、T形管引流为主。对于非梗阻、感染发作时的择期手术，务必努力取净结石，探明胆管有无狭窄等病变，并进行相应的处理。有条件者最好术中常规进行纤维胆管镜检查，取石。

尚未完全明确诊断的胆总管切开探查指征：①典型的梗阻性黄疸并胆管炎；②术前或术中胆管造影疑有结石或异物影；③术中触及肝外胆管结石或异物感；④术中胆管穿刺抽出脓性胆汁；⑤胆管明显扩张并有明显临床症状者。

如果急性胆管炎、病情危重、不宜进行复杂操作者，应尽量减轻创伤，缩短手术时间，以简单取石、放置T形管通畅引流为主。胆管内残留的结石和病变，可待后期处理。术后2～3周常规经T形管胆系造影发现残留结石，可在术后6周左右用纤维胆管镜经T形管窦道取石。

2. 用纤维胆管镜经胆囊管取石　适于较小的继发性胆总管结石。可在胆囊切除术中用直径较小的纤维胆管镜，经扩张的胆囊管放入胆总管，用取石网篮套取结石。

3. 经十二指肠Oddi括约肌切开取石　适于Oddi括约肌狭窄或结石嵌顿于壶腹部难以取出者。

4. 胆肠内引流术　结石合并胆总管下段或乳头明显狭窄难以解除、而上段胆管通畅者，可行内引流术。

（1）胆总管十二指肠吻合术：简单、方便、有效、相对安全。但发生胆道逆行感染和“盲袋”综合征的机会较多，适于年老、体弱、不能耐受较复杂手术的病人。

（2）胆管空肠 Roux-en-Y 吻合术：逆行感染较少，适应范围较广，比较常用。但手术稍显复杂。

5. 合并肝门以上胆管狭窄或存在肝内胆管结石，应按肝内胆管结石处理。

6. 经内镜乳头括约肌切开取石（EST） 内镜下乳头切开后用取石网篮放入胆总管套取结石，不需开腹、创伤小。但需要必备的设备和技术条件。适于胆总管下段直径 1cm 以内的结石，若结石直径较大，则需具备碎石设施。

7. 并发急性重症胆管炎者，应按第二十九章第五节急性梗阻性化脓性胆管炎处理。

8. 中西医结合排石疗法 有一定效果，适于结石较小并已明确胆管无狭窄或经 EST 解除狭窄者。

第四节 肝内胆管结石

【概述】

肝内胆管结石系指左、右肝管汇合部以上的原发性肝胆管结石。病因和机制尚未完全明了。结石性状多数是以胆红素钙为主要成分的色素性结石。近年来发病虽有减少，但我国南方和农村仍然多见。结石可广泛分布于肝内胆管系统各部位或某一区域的叶、段分支内，左叶多于右叶；易并发肝胆管狭窄；常与肝外胆管结石并存。肝内胆管深藏于肝组织内，分支及解剖结构复杂，结石位置、数量、大小、性状不定，临床表现多样，诊断和治疗远比单纯肝外胆管结石困难。

【临床表现】

1. 肝内胆管结石常与肝外胆管结石并存，多数病人具有肝外胆管结石的临床表现。急性胆管炎发作时，可有典型的 Charcot 三联症或 Reynolds 五联症。

2. 单纯肝内胆管结石的特征性表现

（1）未并发感染的隐性肝内胆管结石病人可无症状。有感染的慢性或间隙期，常有肝区或右侧胸背部隐痛、胀痛。

（2）结石阻塞一侧或某一叶、段胆管可无黄疸，阻塞合并某一叶、段胆管感染，可出现明显畏寒、高热、肝区疼痛，甚至低血压、感染中毒性休克或精神症状等胆管炎样表现，但无黄疸或仅有轻微黄疸。有的并发相应的叶、段肝脓肿。反复感染发作可发生相应的肝叶纤维化或萎缩。

(3) 肝门胆管或双侧肝管受累阻塞，可有明显的梗阻性黄疸或间歇性黄疸。若并发感染，也可有典型的梗阻性化脓性胆管炎表现。长时间不全梗阻或反复发作胆管炎，晚期可形成胆源性肝硬化和门静脉高压症。

3. 检查体征　间隙期一般无明显体征，部分病人可有肝区叩击痛、对称性肝肿大。急性炎症期常有右上压痛、肌抵抗或反跳痛。

【诊断要点】

对肝内胆管结石的诊断，不但要求明确结石部位、数量、大小的分布，还应了解肝内胆管和肝脏的病理改变。

1. 临床表现　反复发作胆管炎、肝区疼痛、肝肿大和黄疸。

2. 实验室检查　急性感染期与肝外胆管结石的化验结果相似。慢性期可有血浆蛋白偏低、血清碱性磷酸酶、γ-谷氨酰胺转肽酶升高或血转氨酶偏高。晚期多有肝功能损害。

3. 影像学检查　肝内胆管结石的确切诊断和了解肝胆管系统的病理状况，最终需要依靠现代影像学检查。

(1) B超和CT检查：有助于了解结石的大体位置、数量和胆管扩张情况。B超准确率在70%左右。CT准确率平均80%左右。两者均难准确了解具体的位置、数量和胆管病理改变。不易与肝内钙化灶区别。

(2) 经皮经肝穿刺胆系造影（PTC）和经内镜胆胰管逆行造影（ERCP)：成功的PTC和ERCT影像清晰，能明确结石的具体部位、大小、数量和胆管病理现状。准确率可达95%以上。但有一定的并发症，需注意预防。目前仍为术前诊断的主要方法。

(3) 磁共振胆系成像：可以显示结石和胆管系统的影像状况，无创，有逐渐替代PTC和ERCT的趋势。但不如PTC和ERCT清晰。

(4) 术中胆管造影和胆管镜检查：可进一步确定诊断和了解结石是否取净。

【治疗方案及原则】

治疗原则与肝外胆管结石相似。需强调“力争彻底清除结石、解除狭窄、去除病灶、通畅引流”。为此目的，外科手术仍然是主要手段。急性感染期应尽可能抗炎支持，控制感染后进行择期手术。

1. 高位胆管切开探查取石　切开肝总管，必要时向肝门或左、右肝管延伸，便于取出肝内结石。肝内胆管分支的走行复杂，用器械盲目取石难以取净，残石率很高。有条件者应术中常规应用胆管镜检查取石，降低残石率。无胆管狭窄者，取石后放置T形管引流。

2. 肝部分切除　最适于局限于某一叶、段的胆管结石难以取出，或并发相应的叶、段胆管明显狭窄、纤维化、萎缩者。

3. 合并肝门或左、右肝管狭窄，应高位切开狭窄的胆管，适当整形后行胆肠内引流术。最常用的术式为肝门胆管或肝内胆管空肠 Roux-en-Y 大口吻合，并辅以抗反流装置，减少逆行感染。

4. 复杂性肝内胆管多发结石，常需数种术式联合应用。可根据结石和胆管以及肝脏病变的具体情况，分别选择肝部分切除、胆肠吻合、肝肠吻合、U 形管支撑等形式的联合手术。由于复杂性肝内胆管结石的残石率和复发率较高，无论采用何种术式和联合手术，均应留置 T 形管等外引流通道。术后 2～3 周常规 T 形管造影。行胆肠内引流术时最好设置空肠皮下盲袢，便于处理残留或复发结石。

5. 纤维胆管镜的应用　术中应用纤维胆管镜，可明显降低残石率。术后发现残留结石，可在术后 6 周经 T 形管窦道取石。远期复发结石可经皮下盲袢取石。

6. 并存肝外胆管结石合并梗阻性化脓性胆管炎，病情严重需急诊手术，应以胆管引流为主。肝内胆管残留结石和病变，留待二期手术处理。

第五节　重症急性胆管炎

【概述】

也称急性梗阻性化脓性胆管炎，其本质是起源于肝内、外胆管细菌感染灶的脓毒症，多继发于胆管结石、肿瘤、蛔虫、狭窄等所致的胆道梗阻和菌胆症，是腹部外科常见的危重症之一，若未及时处理，病情可急骤发展而危及病人生命。

【临床表现】

其临床表现由原发胆道疾病、急性胆管炎及全身脓毒症三部分症候群组成。

1. 有多次以上腹痛、畏寒发热和黄疸为主要特征的胆道疾病发作史。起病急骤；发展迅速。

2. 表现为上腹部或右上腹持续、剧烈疼痛，寒战、高热，体温可达 40℃ 以上，多伴有不同程度的黄疸以及恶心、呕吐等消化道症状。

3. 全身脓毒症状表现严重，可发生全身各个重要器官系统急性功能紊乱的复杂表现，病人烦躁不安、呼吸频速、脉搏增快，严重者可出现脓毒性休克、脑病和多器官功能障碍。

4. 上腹部明显压痛、反跳痛、肌紧张，肝脏肿大，并有压痛和叩击痛。

5. 外周血中性粒细胞显著升高，肝功能常明显受损，血清总胆红素和直接胆红素、谷丙转氨酶、碱性磷酸酶、谷氨酰转肽酶水平升高。

6. B超、CT或MRI检查常发现胆管扩张、胆管下端狭窄或胆管结石、肿瘤等。

【诊断要点】

1. 胆道疾病史或胆道手术史。

2. 具有腹痛、寒战及发热、黄疸等典型三联症，可确诊为急性化脓性胆管炎。在急性胆管炎的基础上出现急性器官功能紊乱，如脓毒性休克、急性呼吸窘迫综合征、脑病等，即可确定为重症急性胆管炎。

【治疗方案及原则】

治疗原则为解除胆道梗阻、通畅引流、控制感染，是治疗的关键。

1. 非手术治疗

(1) 一般处理：禁食、解痉镇痛等。

(2) 纠正全身急性生理紊乱：应立即进行监护治疗，尽快纠正全身生理紊乱，控制脓毒性反应，并积极支持各器官系统功能衰竭。应在监测动脉压、中心静脉压、尿量、血气、心肺功能的条件下，充分纠正脱水和代谢性酸中毒，必要时给予血管活性药物和大剂量肾上腺皮质激素，并适时进行胃肠外营养支持。

(3) 抗生素治疗：在选择抗生素时，应考虑到胆汁中细菌及其对药物的敏感性、药物抗菌谱及肝肾毒性反应、药物在胆汁中的排泄及有效浓度等。在未能确定胆道感染的致病菌或未行药物敏感试验的情况下，可针对胆道感染的常见致病菌经验性地选择第二代或第三代头孢类抗生素，与甲硝唑联合应用。

2. 非手术胆道减压　对于胆总管结石、狭窄等肝外胆管梗阻性病变，可采用紧急内镜处理，行Oddi括约肌切开取石和放置7F鼻胆管以通畅胆汁引流。

对于肝外胆管或者肝内胆管梗阻性病变，可采用B超或X光透视引导下选择性肝内胆管穿刺，放置4～6F导管至梗阻以上的适当位置引流胆道。

必须了解非手术引流的适应证和并发症。对于广泛肝内胆管结石、多发性胆管狭窄引起的重症胆管炎，非手术胆道引流方法常难以获得满意的持续胆道减压效果。由于肝内结石所致的肝内胆管系统多处梗阻或不同区域的分隔状态，以及色素性结石沉渣和胆泥等阻塞引流管，经皮经肝胆管穿刺引流和鼻胆管引流常常疗效欠佳。

3. 手术治疗　急性梗阻性化脓性胆管炎经过短期的非手术治疗，若症状未能持续缓解，原则上宜手术引流。

解除胆道梗阻、引流胆道是手术原则。手术尽量简单有效，以达到充分减压和引流目的。常用的方法是胆总管切开探查、T形管引流。对于复杂的胆道病变、难以在急诊情况下解决者，在梗阻胆管近端放置引流管即可，遗留病变可待二期手术处理。

第六节　胆道蛔虫症

【概述】

指寄生于小肠上部的蛔虫进入胆道，由于虫体的机械作用和继发急性或慢性感染，可产生一系列严重的并发症和遗留严重的胆道病理改变。如处理及时，疗效及预后良好。

【临床表现】

1. 突然发生的上腹部钻顶样疼痛，放射至腰背部。
2. 腹部体征轻微，腹部柔软，仅有上腹部轻压痛。

【诊断要点】

1. 有肠道蛔虫病史，或发病后呕吐蛔虫。多见于儿童及青年人。
2. 突发剧烈上腹部钻顶样疼痛而腹部体征轻微，为其典型临床特点。
3. B超可见胆管扩张，胆管内见平行双边影的特征性表现。
4. ERCP可明确诊断。

【治疗方案及原则】

1. 非手术治疗

（1）抗痉挛：用阿托品类药物解除痉挛，必要时加用度冷丁以缓解疼痛。

（2）抗感染：使用广谱抗生素，防止胆道感染。

（3）利胆，驱虫。

（4）ERCP取虫：是有效的非手术治疗方法。

2. 手术治疗

（1）非手术治疗无效时，应考虑手术治疗。

（2）手术治疗方法：胆总管探查、取虫、引流。

（3）手术后应治疗肠道蛔虫症，防治蛔虫再感染。

第七节　胆　囊　癌

【概述】

指原发于胆囊的恶性肿瘤。较少见。50岁以上女性多发。80%以上伴结石。以腺癌居多，少数为腺角化癌、鳞状上皮癌和乳头状癌。胆囊癌的恶性程度高、生长快、预后差，常侵犯胆（肝）总管引起梗阻。可直接向肝、胃和附近的淋巴结转移，亦可向肺、肾、骨骼转移。手术切除是胆囊癌最为有效的治疗方法。1年死亡率达90%，5年存活率仅4%。对不能切除的胆囊癌可作放疗、化疗，但效果不肯定。

【临床表现】

1. 多数病人伴有胆囊结石及其症状。

2. 不规则性、日益加重的右上腹持续性钝痛。

3. 厌食、腹胀、消化不良、体重减轻和衰弱。

4. 后期继发胆道梗阻性黄疸及肝转移瘤表现。

5. 多数病人出现黄疸，皮肤、巩膜黄染，瘙痒，尿色深，大便色浅。

6. 右上腹可触及肿大、质硬、不规则及无压痛的胆囊，或肿大积液的胆囊。

7. 晚期可有肝脏肿大，少数腹水征阳性。

8. 化验检查除梗阻性黄疸、肝功能改变外，多数血清CEA也升高。

9. 影像学检查

(1) B型超声检查示胆囊壁向胆囊腔内呈蕈状突出，回声强弱不均，不随体位改变，或壁增厚、腔缩小或消失。常有结石声像图。

(2) CT可见胆囊内肿块和壁增厚。各种胆道造影胆囊多不显示；选择性肝动脉造影可见胆囊血管异常和有胆囊的血管池等；MRI可见胆囊壁不规则增厚，全部或局限性，在T_1加权像上较清晰，肿块与增厚的囊壁相连，成像可见胆囊腔变小或消失，常伴有胆结石，伴梗阻性黄疸时有上端胆管扩张征；出现黄疸时PTC或ERCP难以与原发胆管肿瘤区别。

(3) 核素扫描胆囊无充盈。

10. 腹腔镜检查　有助于诊断，可见胆囊表面高低不平，有结节，胆囊与周围组织粘连，肝门区淋巴结转移肿大等情况。

【诊断要点】

早期发现困难，术前确诊仅5%～10%。

1. 早期胆囊癌没有典型的、特异性临床症状。

2. 并发胆囊结石的胆囊癌病人，常表现为胆结石的临床症状，但症状进行性加重。

3. 早期胆囊黏膜隆起性病变，可在B超引导下细针穿刺胆囊肿块作细胞学检查，对确诊早期胆囊癌有一定帮助。

4. 晚期胆囊癌病人的主要症状是右上腹持续性疼痛，黄疸，体重下降。

此时查体右上腹可触及肿大无压痛的胆囊，皮肤、巩膜黄染等。

5. 化验检查可有血清 CEA、CA19-9 升高。

6. 影像学检查可见胆囊腔实性占位性病变。

7. 最主要的诊断方法为手术探查，最终必须经冰冻或病理切片方能确诊为胆囊癌。

【治疗方案及原则】

1. 手术切除是胆囊癌唯一有效的治疗方法。术后可行放疗、化疗，但效果不肯定。

2. 胆囊切除术。适于原位癌或未侵犯肌层者，以及恶性程度低、分化好的病人。

3. 扩大胆囊切除术。用于病变重、恶性程度高、低分化者。在切除胆囊的同时，应楔形切除邻近 3～5cm 的正常肝组织，清扫肝十二指肠韧带内的淋巴结和脂肪组织，如胆管受累应行胆管切除、胆汁内、外桥式转流术（胆管空肠 Roux-en-Y 吻合引流术），以增进食欲，避免水、电解质失衡。

（1）胆囊癌根治性切除：包括肝组织、胆囊、肝十二指肠韧带上淋巴组织；保存肝外胆管、肝动脉、门静脉，用于较局限的胆囊癌。

（2）附加肝叶（右叶、右三叶、肝中叶、左三叶）切除的胆囊癌根治性切除：用于有一侧肝内转移时。

（3）附加邻近脏器切除的胆囊癌根治性切除：如同时切除横结肠、胰头、十二指肠等。

4. 对晚期无法做根治性切除的病人，可采用各种姑息性引流手术。其引流手术指征选择：肝外胆管空肠 Roux-en-Y 吻合引流术，多用于全身状态较好的病人；桥式内引流术，用于无严重合并症的晚期病人，特别适合于年龄大、肝功能差、行胆肠 Roux-en-Y 吻合引流术困难的病人；剖腹外引流术和经皮经肝穿刺（PTCD）外引流术，用于年迈、体弱、肝功能不全、凝血酶原时间延长的病人；支架内引流术，适合于全身状态尚可但又不愿意接受外科手术的病人。

5. 手术前、后放射治疗和化疗，有一定的疗效。

第八节 胆 管 癌

【概述】

胆管癌（cholangiocarcinoma）指原发于乏特壶腹部以上的肝外胆管恶性肿瘤。好发生 50～70 岁的老年，男性多于女性，约 55%～60%为男性病人。

病因不明，可能与硬化性胆管炎、慢性炎性肠病、化学性致癌物、胆系结石、胆管良性肿瘤、先天性因素及胆管内慢性寄生虫病等有一定的关系。依据肿瘤部位，分为上段（肝门至胆总管开口处占50%～75%）、中段（介于胆囊管开口至胰腺上缘处，占10%～25%）及下段（位于胰腺上缘至壶腹之间约10%～20%）胆管癌。直接位于左、右肝管汇合处者，称作肝门部胆管癌（或称 Klatskin 瘤）。胆管癌60%为高分化腺癌，其他上皮癌较少。2/3为广泛浸润型，结节型、乳头型次之。半数以上发生于肝门、胆囊管与肝总管汇合部胆管，约1/3发生于胆总管。

【临床表现】

1. 进行性、无痛性梗阻性黄疸，伴皮肤瘙痒、尿深茶色、粪便灰白。早期黄疸可波动，甚至黄疸短期内可完全消退。

2. 早期病人自觉良好，偶有上腹不适或隐痛。

3. 食欲减退、腹胀、消化不良和体重下降。

4. 可伴有胆管炎的表现，即有发热、寒战、恶心和呕吐。

5. 极少数可有呕血或黑便。

6. 体征

(1) 皮肤、巩膜黄染、瘙痒，尿色深、大便色浅。

(2) 50%可触及肿大的胆囊（中、下段胆管癌），肝大，质硬。

(3) 后期可出现脾肿大和门脉高压症的表现。

(4) 慢性病容、营养不良和贫血等。

7. 影像学检查

(1) B超检查示肝内、外（中、下段胆管癌）胆管扩张，肿瘤光团，无声影。

(2) 经皮肝穿刺胆管造影（percutaneous transhepatic cholangiography, PTC）、内镜下逆行胆胰管造影（endoscopic retrograde cholangiopancreatography, ERCP），可示病变处偏心性狭窄、不规则充盈缺损或完全梗阻，近端胆管扩张。磁共振胆胰管成像（magnetic resonance cholangiopancreatography, MRCP）可显示胆管梗阻的部位，近端胆管扩张情况。同时亦可显示病变范围，肿瘤大小，与周围组织、血管的关系。

(3) 核素扫描可显示梗阻部位、肝内转移灶。

8. 肝门部胆管癌（或称 Klatskin 瘤）的特征

(1) 进行性加重的无痛性梗阻性黄疸；

(2) 肝肿大；

(3) 胆囊不能触及或空虚；

（4）肝内胆管扩张；

（5）胆总管不扩张；

（6）肝门部肿块。

【诊断要点】

早期诊断困难。

1. 进行性、无痛性梗阻性黄疸。

2. B超根据胆管扩张的位置，判断癌肿发生可能的部位。B超、CT引导下细针穿刺活检可协助确诊。

3. 经PTC或ERCP途径，作活组织检查可明确诊断。

4. PTC、ERCP和MRCP是最有效的诊断手段。三者联合检查能预测手术切除的可能性。

5. 化验检查

（1）肝功能呈梗阻性黄疸表现和酶胆分离现象。

（2）血清CEA或CA19-9可升高。

（3）十二指肠引流液偶可见癌细胞。

【治疗方案及原则】

手术治疗为主，术前应改善全身情况。

1. 肝门胆管癌　可切除胆管癌行双侧肝内胆管空肠吻合术。首先肝门重要血管"骨骼化"，再整块切除病灶和肝门部部分肝组织，最后肝门部肝管开口对拢缝合，肝断面与旷置空肠袢行"盆式"吻合术。应彻底清除肝动脉、门静脉周围以及肝总动脉周围、胰头后等处的淋巴结。肝门部胆管癌累及肝总管，同时侵犯一侧肝管而另侧正常者，可同时行左或右半肝切除、肝外胆管根治性切除及右或左肝管空肠Roux-en-Y吻合术，亦可行肝移植术。癌瘤已侵及左、右肝管的Ⅱ、Ⅲ级分支或晚期病例，可置T形管、Y形管、U形管及镍钛记忆合金支架等作支撑引流。或采用Longmire手术，即左或右周围型肝内胆管与旷置空肠袢Roux-en-Y吻合术。

2. 中段胆总管癌　可行胆管切除、肝管空肠吻合术，或间置空肠肝管十二指肠吻合术，需作附近淋巴结清扫。

3. 下段胆总管癌　可行根治性胰十二指肠切除术。

4. 中、下段胆总管癌　不能切除，可行胆囊空肠吻合术、胆管空肠吻合术等，以缓解症状。

5. 对肿瘤不能切除者，可行肿瘤上段胆管空肠Roux-en-Y吻合内引流术、桥式内引流术或外引流术，再经体外与胃、空肠造瘘管行胆汁桥式转流术。亦可行PTCD外引流术或支架内引流术。各种引流术可解除黄疸和皮肤瘙痒，改善肝功能，为术后腔内放疗提供通道，延长病人的生存时间，但术后易发生胆管炎，而且术后生活质量并不一定很高。

6. 放射治疗和化疗 胆管癌术后可作放疗、化疗，但效果不肯定。

第九节 胆道出血

【概述】

由于损伤或感染等原因导致肝内、外血管与胆管之间形成病理性内瘘，血液流经胆管而流入十二指肠，称为胆道出血。其常见的原因有肝胆创伤、胆管肿瘤、严重感染和肝脏血管性疾病，以及胰腺疾病等。在上消化道出血的常见病因中居第四位。

【临床表现】

1. 约 40%的病人具有典型症状：胆绞痛、黄疸和上消化道出血三联症。

2. 出血可能自止，但数天至 2 周左右又再发出血，呈周期性发作。

3. 三联症也可单独出现，主要与引起出血的病因、出血速度和出血量有关。

(1) 源于肝动脉分支的出血，多具有典型症状；如为肝静脉和门静脉分支出血，多表现为无痛性不典型消化道出血的症状。

(2) 胆道手术后有 T 形管引流的病人，可有新鲜血自 T 形管或管周流出。

4. 体检时可有肝、胆囊肿大，有时伴黄疸，出血量大时有休克表现。

【诊断要点】

1. 曾有外伤（包括介入性检查和治疗）史，胆系感染、胆道疾病和手术史。

2. 有典型的三联症临床表现，尤其是周期性发作者，临床可诊断为胆道出血。

3. 影像学检查可进一步明确出血病因及出血部位：

(1) 经皮选择性肝动脉或肠系膜上动脉造影最有价值，可定位诊断。

(2) 内镜可以排除其他原因引起的上消化道出血，并可直接观察十二指肠乳头有无出血。

(3) B超、CT、MRI、ECT 等可以发现肝内胆管结石、脓肿、肿瘤等引起胆道出血的病因。

(4) 胆道造影可以发现血凝块堵塞胆管或发现原发疾病如结石、肿瘤等，从而推测出血部位。

(5) 当上述方法均不能确定出血部位时可行开腹探查，在术中直视下或配合术中胆道造影、肝动脉造影、胆道镜等发现出血部位。

【治疗方案及原则】

1. 非手术疗法

（1）方法：输血、止血、抗休克、抗感染，纠正体液代谢紊乱和支持疗法。还可以作为手术疗法的术前准备。

（2）指征：

1）出血量少或多次出血，量逐渐减少，出血间隔逐渐延长。

2）没有寒战、高热、黄疸及休克者。

3）一般情况不能耐受手术者。

4）已明确出血原因是由介入治疗所引起，出血量不大或是胆道手术后主要病灶已经处理完毕，以及胆道造影术后少量出血者。

2. 手术疗法

（1）手术指征：

1）反复多次出血；

2）伴有明显休克不易纠正者；

3）伴发重症胆管炎表现需紧急手术引流者；

4）非手术疗法出血无明显自止倾向者；

5）出血灶定位明确者；

6）全身情况可以耐受的外伤性胆道出血。

（2）手术探查顺序：

1）是否是胆道出血；

2）是肝内胆道还是肝外胆道出血；

3）如果是肝内胆道，出血来自左肝管还是右肝管；

4）如果是肝外胆道，出血来自胆囊还是胆总管；

5）控制出血后，针对病因进行进一步手术。

（3）手术术式：

1）外伤性或介入治疗引起的胆道出血：应首选经皮选择性肝动脉造影和栓塞术，对门静脉出血无效。无介入治疗的设备和条件时，应手术探查，找到肝内的出血点，行相应的肝叶动脉或肝固有动脉结扎，如有广泛肝损伤和巨大厚壁慢性血肿，可行肝部分切除术。

2）感染性肝内胆道出血：首选经皮选择性肝动脉栓塞术，但常需处理伴随的胆道病变。如开腹手术，可行肝叶动脉或肝固有动脉结扎。同时行胆道探查，T 形管引流手术。手术止血成功的关键是经造影证实结扎的动脉是出血灶的血管。肝部分切除手术适用于出血点定位准确、病变局限者。对已有门静脉血流不畅、严重休克和肝功能严重受损的病人不宜施行。

3）肝外胆管出血：应在切开胆总管后彻底分离肝外胆管血管支，切除该段破溃的血管，不能单纯从黏膜面予以缝合，否则极易再发出血。如为肝外动脉瘤破裂出血，可行动脉瘤切除或缝扎术。如为胆囊出血，则行单纯胆囊切除。

4）其他少见原因引起的胆道出血，应根据不同的原因给予相应的处理。

（4）术后治疗：

1）维持水、电解质和酸碱平衡。

2）积极应用有效的抗生素抗感染治疗。

3）保肝护肝和营养支持治疗。

4）密切观察有无再发出血。

第二十九章 胰腺疾病

第一节 胰 腺 炎

胰腺炎是一组常见的胰腺疾病，包括急性胰腺炎和慢性胰腺炎。胰腺假性囊肿为胰腺疾病的常见并发症，多与急性胰腺炎或慢性胰腺炎有关。

一、急性胰腺炎

【概述】

急性胰腺炎是发生于胰腺的炎症性疾病，为外科常见的急腹症之一，可发生于任何年龄，其高发年龄为40～60岁，女性稍多于男性。发病因素多而复杂，在我国以胆源性占首位，其次为酒精性和高血脂性，其他原因还包括外伤、药物和ERCP等，尚有少数原因不明。诱发因素常与高脂饮食及饮酒有关。

【临床表现】

1. 症状

(1) 腹痛：突发性上腹剧痛，多向左腰背部放射。

(2) 腹胀：有时程度非常严重，不仅胀气，有时有大量腹腔积液。

(3) 恶心、呕吐：开始较为严重。

(4) 发热：开始在38℃左右，若继发感染，常出现弛张型高热。

(5) 休克：早期出现严重休克常提示病情严重。

2. 体征 不同程度的腹膜刺激症状，如压痛、反跳痛，严重者有不同范围的肌紧张。严重时脐周皮下出现淤斑，为Cullen征，腰胁部皮下出现淤斑，为Grey-Turner征。多有腹腔积液，常呈褐色。

3. 病程各期的临床特点 重症急性胰腺炎常常有三个临床分期：

(1) 急性反应期：自发病至两周左右，主要并发症有休克、肾衰、呼衰、脑病等。

(2) 全身感染期：2周～2个月左右，以全身细菌感染、深部真菌感染（后期）或双重感染为其主要临床表现。

（3）腹膜后残腔感染期：时间在发病2～3个月以后，主要临床表现为全身营养不良，存在后腹膜残腔，常引流不畅，或伴有消化道瘘。

所有的重症急性胰腺炎病人均有急性反应期，继发感染则进入全身感染期，若作手术治疗而引流不畅则进入腹膜后残腔感染期。

4. 严重度分级 急性胰腺炎没有局部并发症和脏器功能不全者，属于轻型急性胰腺炎，仅出现极轻微的脏器功能紊乱，对及时治疗的反应良好，临床恢复顺利。急性胰腺炎出现坏死、脓肿或假性囊肿等局部并发症，或伴有脏器功能障碍者属于重症急性胰腺炎。在重症急性胰腺炎中没有脏器功能障碍者属Ⅰ级，有脏器功能障碍者属Ⅱ级。凡有条件的单位，对重症急性胰腺炎的严重度评估还可以采用临床APACHE Ⅱ评分，以及Balthazar CT分级及评分。

【诊断要点】

1. 症状和体征 临床上具有突发性上腹剧痛、腹胀、恶心呕吐，伴有不同程度的腹膜刺激征。

2. 实验室检查

（1）白细胞计数增高：多在12×10^9/L以上。

（2）血清淀粉酶测定：发病6小时后开始升高，升高值大于正常值两倍以上才有诊断意义。

（3）尿淀粉酶测定：发病24小时后开始升高，超过正常值两倍以上才有诊断价值。

（4）血清钙测定：常降低，若低于2mmol/L以下者，说明病情严重。

（5）血糖测定：常出现血糖升高，若血糖持续升高不降者，亦是病情严重的指标之一。

（6）动脉血氧分析：$PaO_2<8.0$kPa（60mmHg），结合呼吸率>35/min时，要考虑急性间质性肺水肿或急性呼吸窘迫综合征（ARDS）的可能。

3. 影像学检查

（1）B型超声检查：急性胰腺炎时往往腹胀严重，不利于B型超声检查，但应检查以下项目，主要包括胰腺肿大程度、有无囊性病变、腹腔渗出液、有无胆囊和胆道结石、胆管有无扩张等，仍可以作为辅助诊断手段之一。

（2）CT扫描：动态增强CT扫描是目前诊断胰腺坏死及胰外侵犯的首选及主要手段。主要表现为胰腺肿大、胰腺部分区域密度减低、胰周边缘模糊。严重者出现胰外侵犯，主要区域包括小网膜囊区、肾周区、结肠后区和肠系膜血管根部区等。在增强的情况下，可以判断密度减低的坏死区。根据影像学表现还可以作Balthazar评分及分级。A类，胰腺形态正常，计0分；B类，胰腺增大，计1分；C类，伴有胰周包膜掀起，计2分；D类，伴一处胰周积液，计3分；E类，伴2处或2处以上胰周积液，或出现脓肿，计4分。无胰腺坏死，计0分；胰腺坏死占1/3，计2分；胰腺坏死占1/2，计4分；胰腺坏死 >1/2，计6分。

【治疗方案及原则】

1. 轻型急性胰腺炎的治疗　轻型急性胰腺炎的治疗原则是尽量减少胰液分泌，即胰腺休息疗法。防止感染，防止向重症发展。

(1) 禁食、胃肠减压。

(2) 抑制胰液分泌及抗胰酶的药物应用。

(3) 镇痛和解痉。

(4) 支持治疗：每日输液应根据液体出入量及热量需求计算，有计划供给，保证水与电解质平衡。

(5) 预防感染：采用能通过血胰屏障的抗生素静脉滴注，如喹诺酮类、头孢他啶、亚胺培南、甲硝唑等。真菌预防，可采用氟康唑。

(6) 中药治疗：在呕吐基本控制的情况下，通过胃管注入"复方清胰汤"，注入后夹胃管1小时。或者应用生大黄15g，胃管内灌注或直肠内滴注，每天两次。中药皮硝全腹外敷，500g每天两次。

2. 急性胆源性胰腺炎的治疗

(1) 胆道无梗阻并以胆道疾病为主的类型：主要先采用非手术治疗，方法与治疗轻型急性胰腺炎相同。待急性炎症消退后，再计划处理胆道病变，如作择期胆囊手术，避免再次发作。

(2) 胆道有梗阻并以胆道疾病为主的类型：应急诊手术解除胆道梗阻，处理胆道病变，如胆总管切开取出结石，T形管引流，若胆囊未切除，同时切除胆囊。手术中在处理好胆道病变后，再沿胃结肠韧带打开小网膜腔，探查胰腺，作小网膜腔灌洗引流。若有条件，这种病例适合做内镜下Oddi括约肌切开、取石和鼻胆管引流术。有时胆道梗阻的表现不典型，胆道轻度扩张以及肝功能指标轻度升高均应引起注意。

(3) 临床症状以胰腺炎为主的类型：这类胰腺病变往往都属于重症急性胰腺炎伴有感染病例，常需要作手术治疗。其胰腺病变的处理方法与下述非胆源性重症急性胰腺炎相同。不过，在处理胰腺病变以后，同时要处理胆道病变，探查胆总管，并作胆道引流。

3. 非胆源性重症急性胰腺炎的治疗

(1) 急性反应期：先行非手术治疗，纠正血流动力学异常，防治休克、肺水肿、ARDS、急性肾功能障碍及脑病等严重并发症。对治疗中出现感染者应转手术治疗。在非手术治疗中，病情发展极快、腹胀及腹膜刺激症状严重、生命体征不稳、在72小时左右很快出现多器官功能不全者，属于暴发性急性胰腺炎，应加强脏器功能支持，反应不良者应作腹腔和腹膜后减压引流手术。如病人无手术条件可以先采用腹腔灌洗治疗。

（2）全身感染期：

1）有针对性地选择敏感的、能透过血胰屏障的抗生素。警惕深部真菌感染，根据菌种选用氟康唑或两性霉素B。注意有无导管相关性感染。加强全身支持治疗。

2）结合临床征象作动态CT监测，明确感染灶所在的部位，对感染病灶进行积极的手术处理。针对坏死感染病灶的手术治疗，基本措施是作坏死清除术和局部有效持续灌洗引流。

3）对于估计病程较长的病例，要作减压性胃造瘘和营养性空肠造瘘，这为病人术后的支持和康复会带来很大的便利，有利于合成代谢的恢复，减少静脉补液、降低真菌感染和混合感染的发生率。

（3）腹膜后残余感染期：通过窦道造影明确感染残腔的部位、范围及毗邻关系，注意有无胰瘘、胆瘘及消化道瘘的存在。应加强全身支持疗法，改善营养状况，创造条件作残腔扩创引流。

4. 局部并发症的治疗原则

（1）急性液体积聚：多会自行吸收，无须手术，也不必穿刺，使用中药皮硝外敷可加速其吸收，500g皮硝装在棉布袋内作腹部大面积外敷，每天更换两次。

（2）胰腺及胰周组织坏死：坏死感染需作手术，手术为坏死组织清除术加局部灌洗引流；对无临床症状的无菌坏死应严密观察，不要急于穿刺或手术，可能吸收，也可能包裹，如果出现感染症状即应行手术治疗。

（3）急性胰腺假性囊肿：囊肿小于6cm，无症状，不作处理，随访观察；若出现症状、体积增大或继发感染，则需要行手术引流；囊肿经过3个月仍不吸收者，需作内引流术。

（4）胰腺脓肿：临床及CT证实有脓肿形成者，应立即作手术引流。

二、慢性胰腺炎

【概述】

慢性胰腺炎又称慢性复发性胰腺炎。以反复发作的上腹部疼痛伴有程度不同的胰腺外分泌与内分泌功能失调为特征。常见病因为酗酒和胆道疾病，此外还有急性胰腺炎或胰腺损伤后遗的胰管狭窄、蛋白质缺乏、甲状旁腺功能亢进、先天性胰腺分离畸形和遗传因素等。慢性胰腺炎的病理变化主要是进行性的大量纤维组织增生取代正常的胰腺组织。早期限于外分泌腺，晚期累及胰岛，病变为不可逆性。

【临床表现】

1. 腹痛　90%以上的病人主要症状为腹痛，平时为隐痛，发作时疼痛剧烈，持续性痛，无阵发加剧。疼痛发作持续时间长，往往以天计算。疼痛位于上腹部剑突下或稍偏左，向腰背部放射，呈束腰带状。病者为了要缓解疼痛，喜取蜷曲体位。随着发作的次数增加，间歇期逐渐变短，以致疼痛持续不止。因此，有些病人为求止痛长期用强烈止痛剂而成瘾。

2. 消瘦　病人体重明显减轻，与发作次数和持续时间有明显的关系。

3. 腹胀、不耐油腻和脂肪泻　为疾病发展导致胰外分泌减少所致。脂肪泻的特征是粪不成形，每日3～5次，粪便有油光，有恶臭，有时可见油滴浮在水面，镜下可见脂肪球。

4. 血糖增高、出现糖尿　疾病发展到后期，内分泌腺遭到破坏，胰岛素分泌减少，临床出现糖尿病。

5. 黄疸　仅有少数病人出现此症状。为胰头纤维增生压迫胆总管下端所致。

【诊断要点】

1. 腹痛和胰腺内、外分泌功能不良的症状。

2. 血、尿淀粉酶检查　早期病例，在急性发作期可以增高；后期病例，可不增高或增高不明显。

3. 粪便脂肪球检查　可以直接在显微镜下找到脂肪球，也可用定量分析方法测定粪便中的脂肪含量。

4. 胰腺功能测定　方法较多，如促胰泌素-胰泌素试验、Lund试餐试验和葡萄糖耐量试验等，但仅能作为诊断参考。

5. 影像学检查

(1) 腹部平片：慢性钙化性胰腺炎病人，在平片上胰腺部位可见到钙化点，或沿胰管方向有胰石影。

(2) 胃肠钡餐造影：需作十二指肠低张造影。有时可见病人的十二指肠系膜侧肠壁僵直，黏膜皱襞消失，有时可见十二指肠肠腔狭窄，有时可见十二指肠有外来压迹。

(3) B超检查：可显示胰腺外形有局限性肿大或缩小，纤维组织增生呈线状强回声，胰腺内的钙化点和结石则有强光团后伴声影。

(4) CT检查：能显示胰腺腺体的形态改变，注意有无钙化、结节、密度不均和假性囊肿形成，还能显示胰管有无扩张、狭窄和结石。

(5) 逆行性胰胆管造影（ERCP）：通过纤维十二指肠镜经乳头逆行插管，可同时显影胆树及胰管，可以清楚地看到胰管有无阻塞、狭窄或囊状扩张，最典型的是不规则的串珠状扩张。

【治疗方案及原则】

1. 非手术治疗

(1) 戒酒：这是对酗酒者首先必须做到的，应该是永久性的戒酒及完全性的戒酒。从随访统计资料看，绝大多数手术后复发者，都与再次酗酒有关系。

(2) 饮食控制：避免暴饮暴食，根据糖尿病治疗的要求，饮食配伍以低脂肪、高蛋白、高维生素和低碳水化合物为宜。

(3) 治疗糖尿病：除饮食按糖尿病治疗的要求外，还需使用胰岛素作替代治疗。

(4) 胰酶治疗：胰酶可以治疗因消化不良引起的营养障碍，对脂肪泻病人特别有裨益，还有一定的缓解疼痛作用。

(5) 缓解疼痛：应有计划地合理用药，避免产生成瘾的后果。

2. 手术治疗

(1) 纠正原发疾病：对有胆道疾病并存的病例，如胆石症 Oddi 括约肌狭窄等，应在发作间歇期或者在处理胰腺的手术中同时解除。

(2) 解除胰管梗阻：慢性胰腺炎的病理改变是不可逆转的，但解除胰管梗阻可以改善胰腺的功能，减轻胰腺纤维化的进程，并解除病人的疼痛。

(3) 纤维组织增生肿块难于与癌肿鉴别时。

(4) 处理并发症：并发直径大于 5cm 的胰腺囊肿、内科治疗无效的胰源性胸腹水、十二指肠梗阻、并发脾静脉栓塞或胃底静脉曲张等。

三、胰腺假性囊肿

【概述】

胰腺假性囊肿是继发于急性、慢性胰腺炎或胰腺损伤后的并发症。急性胰腺炎或胰腺外伤后，胰腺实质或胰管破裂，胰液外溢，伴随血性和炎性渗液，刺激胰腺周围的腹膜，引起纤维组织增生，逐渐形成囊壁将其包裹，因囊壁没有上皮细胞覆盖，故称假性囊肿。假性囊肿的形成时间一般在疾病发生后 2 周以上，囊壁成熟则需 4～6 周或更长，达 3 个月之久。囊液中淀粉酶含量一般很高。

【临床表现】

1. 囊内高压症状　表现为上腹胀满感、持续性疼痛，可牵涉到季肋、腰背部。

2. 囊肿压迫症状　压迫胃及十二指肠可引起胃排空功能障碍。位于胰头部的假性囊肿可压迫胆总管下端出现黄疸。

3. 感染症状　囊内感染可引起发热、疼痛和包块胀大。

4. 消耗性症状　急、慢性炎症所致的消耗，可使病人明显消瘦、体重下降等。

5. 并发症　假性囊肿有时破裂引起急性弥漫性腹膜炎，或者引起胰源性腹水；有时侵蚀血管引起囊内大出血。囊内出血偶有经胰管进入消化道。

【诊断要点】

1. 症状　上腹胀感及消化道排空障碍等。

2. 体征　大的假性囊肿常可以在上腹部触及其顶部，边界清晰，表面光滑，移动度小，有时可检出囊性感，深压时往往有压痛。如继发感染则有触痛或腹膜刺激征。

3. 实验室检查　没有并发症的假性囊肿一般没有特别发现。部分病人血清或尿淀粉酶升高和白细胞增多。

4. 影像诊断

（1）B型超声扫描：不仅可以定位，而且可以确定为囊性。B型超声检查由于简便、无创，可以用作追随观察。还可用于了解胆道的情况。

（2）CT检查：可以清晰地显示胰腺假性囊肿的影像，可以显示囊肿的大小、形状及其与邻近器官的关系。

（3）ERCP或MRCP：不作为常规的检查项目，必要时可用于了解囊肿与胆道和胰管的关系。

5. 排除真性囊肿和胰腺囊性肿瘤　在诊断胰腺假性囊肿时，应当排除先天性、后天性真性囊肿和囊性肿瘤的可能，因虽为囊性病变，但处理迥然不同。先天性胰腺真性囊肿临床罕见，属胰腺外分泌腺的先天性畸形病变，有囊性纤维病、多发性囊肿病、肠重复畸形（肠源性囊肿）、胰内胆总管囊肿和孤立囊肿等类型。后天性胰腺真性囊肿属于潴留性囊肿，囊肿衬有上皮，多由于胰管阻塞导致远侧胰管或腺泡发生囊性扩张和胰液潴留而形成。胰腺囊性肿瘤有不同的病理类型，浆液性囊腺瘤为最常见的胰腺囊性肿瘤，起源于胰腺腺泡细胞，囊液清亮稀薄含丰富的糖原，囊壁光滑，由扁平或立方上皮细胞组成，病灶多为单发，偶有多发，囊肿通常被正常组织包绕，虽无完整包膜，但分界基本清晰，肿块呈圆形或椭圆形，表面呈结节状或分叶状，切面上有些瘤体由无数小囊组成，有些囊腔相对大些，还有些瘤体小大囊混杂；黏液性囊腺瘤以女性多见，可为单腔，更多的是多腔性病变，边缘光滑伴乳头状突起，上皮细胞为柱状上皮或杯状上皮，通常排列成乳头状，多数黏液性囊腺瘤可发展为囊腺癌；黏液性囊腺癌以女性多见，起源于胰腺大导管上皮，囊性肿块一般很大，呈多囊性，内有大量黏液，组织检查囊肿以异常的柱状上皮为内衬，能产生黏液和乳头状表现为其特点。

鉴别诊断时，应根据病史和症状特点，借助B超和CT检查进行判断。通常浆液性囊腺瘤CT平扫肿块呈圆形或分叶状，与周围胰腺组织分界清晰，密度从水样到肌肉样不等，有时可见囊壁钙化，增强后肿块边界较清楚，强化不规则。黏液性囊性肿瘤CT平扫肿块呈圆形或椭圆形，接近水密度，肿块轮廓清晰无分叶，局限性突出于胰腺表面或被胰腺组织包绕。有时可见囊壁不规则钙化。肿块虽然很大，但血管侵犯不明显，仅见推移改变，瘤体多数为大单囊，少数由几个大囊组合而成，囊壁密度不均，发现壁结节提示为囊腺癌的可能性大，增强后囊壁和壁结节轻度强化。ERCP可以帮助明确囊肿与主胰管的关系，胰腺囊性肿瘤常可以显示胰管受压，一般与主胰管不沟通。

【治疗方案及原则】

1. 观察　在囊壁尚未成熟以前，如无严重感染、无全身中毒症状以及囊肿较小、增大不显著等，可以在B型超声的随诊下观察，多数可望吸收消散。

2. 手术治疗　对于囊壁已成熟、随访观察不吸收的假性囊肿，需要作内引流手术治疗，如因继发感染或囊肿破裂而急诊手术，则需要采用外引流术。

第二节　胰腺肿瘤

一、胰腺囊肿

【概述】

胰腺囊肿可为先天性，多发生在儿童，常伴有肝、肾等多发囊肿，很少见；也可为后天性，包括因胰管梗阻形成的潴留性囊肿和囊性腺瘤、寄生虫性囊肿，囊肿多数体积较小。

【临床表现】

先天性囊肿常伴发肝、肾等多发囊肿，很少见，常无明显症状。潴留性囊肿常有上腹部胀痛或钝痛，囊肿增大压迫胃肠道可出现消化道症状、体重下降等。部分病人在上腹部可扪及肿块，常为单发、圆形、界限清楚的囊性肿块，可有不同程度的压痛。

【诊断要点】

1. 常无明显的临床症状。

2. 实验室检查　部分潴留性囊肿病人可出现血白细胞计数增加、血清淀粉酶升高。穿刺检查可发现囊液淀粉酶含量高。囊壁活检可以发现上皮样囊壁结构。

3. 影像学检查

(1) B超检查先天性囊肿一般较小，常伴有肝、肾等多发囊肿，潴留性囊肿多为沿主胰管或其分支处出现单房性无回声区。

(2) CT检查能明确肿物为囊性及其与周围器官的关系，了解胰腺的情况。

【治疗方案及原则】

如无禁忌证则需行手术探查，明确病理诊断，根据其性质行囊肿切除或根治性切除手术。对于较大的囊肿，尤其是突出于胰腺表面的囊肿应尽量予以切除。难以切除的囊肿可考虑行胰腺囊肿空肠 Roux-Y 吻合术。

二、胰腺囊腺瘤（癌）

【概述】

胰腺囊腺癌是比较少见的胰腺恶性肿瘤，有的从囊腺瘤恶变而来，可伴有胆石症、糖尿病、梗阻性黄疸、肝肿大、脾功能亢进、食管曲张静脉破裂出血。恶性变时体重减轻，癌远处转移。女性多见，多位于胰腺体尾部，生长缓慢，恶性度较低，切除率高。

【临床表现】

早期多无症状，生长慢，随肿瘤生长和病情发展可能出现上腹部持续性隐痛或胀痛。上腹部可有压痛，程度不一，多不伴有肌紧张。上腹部可扪及无压痛的肿块，稍活动，可出现腹水和脾肿大。

【诊断要点】

1. 早期多无症状，随肿瘤生长和病情发展可能出现上腹部持续性隐痛或胀痛。

2. 实验室检查　穿刺囊液测定淀粉酶一般正常，囊液涂片发现富有糖原的浆液或黏液细胞，对囊腺瘤的诊断具有较高的特异性。囊液中 CEA 等肿瘤标记物有助于鉴别诊断。

3. 影像学检查

(1) B超发现病变部位的液性暗区，囊腔内为等回声或略强回声光团，并有粗细不等的分隔光带及等回声漂浮光点。囊壁厚薄不均或有乳头状突起，常提示恶性病变的可能。多数胰管不扩张，胰腺组织本身形态、回声正常。

(2) CT和MRI检查：可了解肿瘤的大小、部位和内部情况。进行增强扫描后出现囊壁结节，提示囊性癌的可能性大。

（3）X线检查：腹平片可见上腹部肿块影，胃肠钡餐检查可出现周围肠管、胃等脏器受压移位。囊壁出现钙化灶影提示恶变的可能。

【治疗方案及原则】

胰腺囊腺癌对放疗、化疗不敏感，手术切除是其唯一的治疗方法，彻底切除肿瘤可获长期存活。位于胰体尾者可行胰体尾切除，一般同时行脾切除术。位于胰头者，可行胰头十二指肠切除术或单纯肿瘤摘除术。肿瘤一般与周围组织粘连较少，切除不难。因囊腺癌的囊腔较大并且呈多房性，故不可做外引流术和内引流术，以免引发感染或贻误手术切除时机。手术中注意进行全面探查并行病理检查，如怀疑胰腺囊腺瘤应多处取材送病理检查，注意局部恶变的可能。

三、胰　腺　癌

【概述】

胰腺癌目前已成为较常见的消化系统肿瘤之一，早期诊断很困难，临床病人多为进行期或晚期，其手术切除率较低。胰腺癌一般以胰头部最多见，其次是体尾部，全胰癌较少。

【临床表现】

胰腺癌无特征性的症状，最常见的临床表现为腹痛、黄疸、食欲不振和消瘦。大多数病人早期无异常体检发现。中晚期部分病人可见巩膜及皮肤黄染，可触及肿大的胆囊，个别病人在上腹部可触及肿物。晚期病人伴有腹水时可出现移动性浊音。

1. 腹痛　上腹饱胀不适和上腹疼痛是胰腺癌常见的首发症状。疼痛部位多为上腹部，其次为右季肋部。早期由于胰管梗阻，管腔内压增高，呈上腹钝痛、胀痛，可放射至后腰部。中晚期肿瘤侵及胆总管中下段，压迫肠系膜上静脉或门静脉，侵及十二指肠的不同节段及腹腔神经丛，使腹痛症状加重，一旦出现腹部及腰背部痛，多表明肿瘤已侵犯腹膜后。

2. 黄疸　胰腺癌中约2/3的病人为胰头癌，胰头癌常首先出现梗阻性黄疸，并呈进行性加重，有时伴皮肤瘙痒。黄疸出现的早晚与肿瘤在胰头的部位有关，大部分病人出现黄疸时已属中晚期。

3. 食欲不振　除胰腺癌本身在体内的新陈代谢产物对身体的毒性作用外，尚因胆管、胰管或两者同时阻塞，致使胰液、胆汁或两者均不能排入肠内，造成食物尤其是脂肪类消化吸收障碍。

4. 消瘦　消瘦、乏力和体重下降可为最早期的症状，其与饮食减少、消化不良、睡眠不足和癌肿消耗等有关。

【诊断要点】

1. 胰腺癌无特征性的症状，如出现上腹痛、黄疸、食欲不振和消瘦应考虑胰腺癌的可能。

2. 实验室检查

（1）血清生化学检查：早期可有血、尿淀粉酶升高，空腹血糖升高，糖耐量试验阳性；碱性磷酸酶及谷氨酰胺转肽酶升高，转氨酶可轻度升高；黄疸者血清总胆红素和直接胆红素升高。

（2）胰腺外分泌功能检查：无论胰腺癌发生在哪个部位，大多数病人都有胰腺外分泌功能下降。口服苯甲酰-L-酪氨酰-对氨基苯甲酸（BT-PABA）后收集 6 小时尿液，测定尿 PABA 含量可以了解糜蛋白酶的分泌状况，从而推断胰腺外分泌功能。

（3）免疫学检查：大多数胰腺癌病人血清肿瘤标记物可升高，包括糖类抗原 19-9（CA19-9）、CEA、胰胚抗原（POA）、胰腺癌特异抗原（PaA）、胰腺癌相关抗原（PCAA）以及白细胞粘附抑制试验（LAIT）。CA19-9 是最常应用的胰腺癌辅助诊断和随访项目。

3. 特殊检查

（1）B 型超声：是对疑有胰腺癌的病人首选的检查方法，可了解胰腺形态，有无占位病变，肿物大小；显示肝内、外胆管扩张，胆囊增大，胰管扩张，同时可观察有无肝转移和淋巴结转移。但 B 超检查常受肠道气体的影响。

（2）电子计算机体层扫描摄影（CT）：CT 是显示胰腺最好的检查方法，胰腺区动态薄层增强扫描可获得优于 B 超的效果，了解肿物侵及周围组织器官，且不受肠道气体的影响，对判定肿瘤的可切除性具有重要意义。

（3）内镜逆行胰胆管造影（ERCP）：可显示胆管和胰管近壶腹侧影像或肿瘤以远的胆、胰管扩张影像，对鉴别诊断有一定的价值。

（4）超声内镜检查（LEUS）：是一项较新的诊断技术，可隔着胃、十二指肠壁近距离检查胰腺，优于普通 B 超。

（5）经口胰管镜和微细胰管镜检查：可观察主胰管及分支开口有无狭窄、闭塞、黏膜变红、血管增生等改变，也可进行活检，从而发现早期胰腺癌。

（6）经皮经肝胆道造影（PTC）：可显示胆总管下端梗阻及其近侧扩张情况，对判定梗阻部位、胆管扩张程度具有重要的诊断价值，具有无创伤、多角度成像、定位准确、无并发症等优点。

（7）选择性动脉造影：对显示肿瘤与邻近血管的关系以估计根治手术的可行性有一定意义。

（8）上消化道钡餐造影：主要显示胰腺癌压迫所致胃和十二指肠形态改变

的间接征象，50％的胰头癌病人有十二指肠曲增宽，3％～5％的病人在十二指肠降部可出现“倒3征”。

(9) 胰腺同位素扫描：^{75}Se标记蛋氨酸或^{67}Ca胰腺扫描可显示胰腺有无占位性病变。

(10) 细胞学检查：可通过十二指肠插管抽取十二指肠液或胰液，进行细胞学检查诊断胰腺癌。也可以在B超或CT介导下进行胰腺细针穿刺，进行细胞学检查诊断胰腺癌。

【治疗方案及原则】

1. 手术治疗 手术治疗虽然切除率及远期生存率均不高，但仍然是争取病人生命的唯一途径，仍提倡早期发现、早期诊断和早期手术治疗。术后可酌情进行化疗，一般用丝裂霉素和5-FU。

2. 手术选择

(1) 胰十二指肠切除术：是胰头癌的标准术式，切除范围为胰腺头部、胃远端、十二指肠全部、空肠上段10cm、胆总管远侧和胆囊，清除相关的淋巴结，然后行胰肠、胆肠和胃肠吻合，重建消化道。

(2) 保留幽门的胰头十二指肠切除术：术后生存期不低于传统的胰头十二指肠切除术，且病人餐后胃泌素和胰泌素分泌水平接近正常人，因此在幽门上、下淋巴结无转移、十二指肠切缘肿瘤细胞阴性者可行该术式。

(3) 全胰十二指肠切除术：适用于胰头及胰尾多发癌。

(4) 胰体尾切除术：适用于胰腺体尾癌。一般与脾脏一并切除，胰腺残端缝合。

(5) 姑息性手术：适用于高龄病人、已有肝转移的病人、肿瘤已不能切除，或病人合并明显心肺功能障碍不能耐受较大手术者。可行胆肠旁路手术解除胆道梗阻；行胃空肠吻合解除或预防十二指肠梗阻；术中在内脏神经节周围注射95％乙醇，行化学性内脏神经切断术或术中行腹腔神经结节切除术，以减轻疼痛。

(6) 急症手术：如果病人平稳，争取一期切除肿物；否则，可先行胆囊十二指肠吻合或胆囊造瘘术，2周后再行根治切除术。

3. 术中注意事项 探查明确病灶的大小、确切部位，与周围组织器官尤其是肠系膜上血管的粘连是否严重，是否可能切除肿瘤，并力争活检病理证实胰腺癌的存在。

4. 术后处理 手术近期应注意维持生命体征平稳，维持心血管、肺功能、肾功能和凝血机制等的正常状态，以防止多系统功能衰竭。术后应用制酸剂、生长抑素等，以抑制胃酸及其他消化液和胰腺外分泌液的产生，从而减少应激性溃疡及胰瘘、胆瘘的发生。同时注意水、电解质平衡及营养的补充。

四、胰腺内分泌肿瘤

（一）胰岛素瘤

胰岛素瘤是一种胰腺内分泌肿瘤，常来源于胰岛B细胞，占胰岛细胞瘤的70%左右，因其能分泌大量的胰岛素，并发一系列以低血糖为基础的临床症状。胰岛素瘤90%为良性，多数为单发。

【临床表现】

胰岛素瘤病人的典型症状为低血糖发作（Whipple三联症）：空腹或劳累后出现低血糖症状；发作时血糖小于2.8mmol/L；口服或注射葡萄糖后症状快速缓解。长期反复发作的病人常有精神神经症状及肥胖表现。

【诊断要点】

1. Whipple三联症

2. 实验室检查

（1）血糖测定：空腹及发作时血糖常小于2.8mmol/L。

（2）血浆胰岛素测定（IRI）：是诊断的直接依据，正常值小于25mU/L。

（3）周围血糖与胰岛素的比值：IRI/G大于0.3即具诊断价值；对波动于0.3左右的病人需多次测定，并做进一步检查。

（4）饥饿和运动试验：病人晚餐后禁食，次日晨8时测血糖，如无低血糖则继续禁食，密切观察并每4小时后测血糖。如果禁食72小时仍无低血糖发作，应中止试验。

（5）胰岛素抑制试验：肌注胰岛素，胰岛素瘤病人的血浆胰岛素水平可升高，并出现低血糖。

（6）C肽测定及抑制试验：正常人空腹血清C肽值为（1.0±0.23）μg/L，胰岛素瘤病人的血清C肽明显增加；肌注胰岛素后，胰岛素瘤病人的血清C肽含量不变。

（7）甲苯磺丁脲（D860）诱发试验：静脉内缓慢注入1g D860液，如低血糖（低于2.8mmol/L）状况和高胰岛素血症（高于20μU/ml）持续维持到注药后120～180分钟，则支持胰岛素瘤的诊断。

3. 特殊检查

（1）B型超声检查：胰岛素瘤表现为在正常胰腺组织内出现一弱回声灶，是必需的常规检查。术中B型超声检查则效果更佳。

（2）CT检查：只有当肿瘤直径大于3～4cm改变了胰腺的正常轮廓时，CT才能观察到。增强CT扫描可以提高胰岛素瘤的显示率。

(3) MRI检查：是诊断胰岛素瘤的一项新技术，快速成像、脂肪抑制或脂肪饱和技术与新对比剂MnDPDP（锰合成剂）等的应用，使其确诊率明显提高。

(4) 选择性腹腔动脉造影：分别进行胃十二指肠、肠系膜上动脉、脾动脉和胰背动脉插管造影，阳性表现为肿瘤充盈染色，血管扭曲增多。

(5) 动脉刺激静脉取血（ASVS）：在选择性动脉插管造影后注入促分泌胰岛素的葡萄糖酸钙（1mg Ca^{2+}/kg），在胰静脉回流的终末端静脉取血测定胰岛素值，从而定位诊断。

(6) 经皮肝门静脉置管（PTPC）：分段采血测定胰岛素，可做定位诊断。

非侵入性方法可以发现较大的胰岛素瘤及肝转移；选择性血管造影联合动脉内钙刺激静脉取血测定胰岛素，是首选的侵入性定位诊断方法，只有当上述检查均为阴性时方可考虑行PTPC检查。

【治疗方案及原则】

高胰岛素血症病人的内科治疗只是一种对症的姑息治疗，应用于术前的准备时期、找不到的隐匿性胰岛素瘤病人或切除不了的恶性胰岛素瘤。

1. 饮食治疗　通过及时进食，增加餐次，多吃含糖的食物，尤其是晚间需加餐一次，并避免劳累，当感到有发作的前兆时即刻进食，均可防止发作。

2. 药物治疗　发作频繁，症状严重的病例，单靠饮食难以控制，需长期服用抑制胰岛素分泌的药物，防止症状的出现，常用的药物有二氮嗪、长效生长抑素类药物、激素类药物、钙通道阻滞剂、交感神经阻滞剂及苯妥英钠等。

3. 化疗药物　用于抑制已有转移的各种恶性胰岛细胞癌，对良性胰岛素瘤均无疗效。常用的药物包括链佐星、替加氟、5-氟尿嘧啶、门冬酰胺酶或链黑霉素等。

(二) 胃泌素瘤

胃泌素瘤是一种少见的胰腺内分泌肿瘤，发生率仅次于胰岛素瘤。它由胰岛D细胞形成，可分泌大量胃泌素，产生佐林格-埃利森（Zollinger-Ellison）综合征。胃泌素瘤约60%为恶性，早期转移并不少见，但肿瘤生长缓慢，可带瘤生存多年。多数病人肿瘤为单发，多发者可达20%～40%。积极抗酸治疗及彻底手术，可改善其预后。

【临床表现】

1. 消化性溃疡　表现为难治性消化道溃疡，多发或异位溃疡，巨大消化道溃疡且常有严重并发症，内科治疗或手术后均易复发。

2. 腹泻　第二常见的症状，主要为水样便，多数病人每日腹泻次数在6次以上，甚至少数病人只有腹泻而无溃疡病症状。

3. 贫血 由于长期脂肪消化和吸收不良，影响到各种脂溶性维生素的摄入，从而使病人出现贫血。

4. 合并 MEN-Ⅰ的胃泌素瘤 约有 20%左右的胃泌素瘤病人可能是 MEN-Ⅰ的组成部分，除有消化道溃疡的症状外，尚会有其他内分泌肿瘤的相应症状。

【诊断要点】

1. 常有消化道溃疡、腹泻、贫血。

2. 实验室检查

(1) 胃液分析：12 小时胃液量大于 1000ml；总酸度大于 100mmol；基础胃酸大于 15mmol/h；最大胃酸量/基础胃酸大于 0.6 均有诊断价值。

(2) 血清胃泌素测定：测定血清胃泌素水平是诊断胃泌素瘤的直接依据。正常人或普通消化道溃疡病人空腹胃泌素一般在 100pg/ml 以下，而2/3的胃泌素瘤病人的胃泌素水平升高至 100～1000pg/ml 以上。

(3) 胃泌素激发试验：对有些疑为胃泌素瘤而血清胃泌素水平升高不显著者，可进行激发试验：胰泌素激发试验、钙刺激试验以及标准餐试验。

3. 特殊检查

(1) B 型超声检查：敏感性较低，只能检出较大的肿瘤。

(2) CT 检查；只有当肿瘤较大改变胰腺的正常轮廓时才能观察到。但对肝转移的发现有帮助。

(3) MRI 检查：其价值与 B 型超声相似，不如 CT，一般不做此项检查。

(4) 选择性腹腔动脉造影：胃泌素瘤为多血管的肿瘤，往往造影剂浓聚在肿瘤部位而显示一阴影，因而具有定位意义。但对小的胃泌素瘤的定位仍是困难的。

(5) 动脉刺激静脉取血（ASVS)：胃泌素瘤对胰泌素刺激有大量释放胃泌素的反应，选择性动脉插管到胃十二指肠动脉、脾动脉、肠系膜上动脉、肝动脉等，分别注射胰泌素后由肝静脉取血测定胃泌素含量，从而定位诊断。

(6) 经皮肝门静脉置管（PTPC)：分段采血测定胃泌素水平，可做定位诊断。

【治疗方案及原则】

1. 内科治疗 抑制胃酸分泌，从而控制和改善临床症状，改善全身情况，为手术创造条件。

(1) 抗酸制剂：应用 H_2 受体拮抗剂或质子泵抑制剂抑制胃酸分泌，使其症状减轻。

(2) 抗分泌药物：生长抑素或奥曲肽可以控制临床症状的发作，同时也可以降低血胃泌素水平，甚至有抑制肿瘤生长的作用。

（3）全身支持治疗。

2. 手术治疗　手术切除肿瘤是唯一能彻底治疗病人的方法，但往往难以发现肿瘤或广泛转移而不能彻底切除。

（1）发现肿瘤：不管原发性或继发性，均应尽可能地彻底切除。根据肿瘤所在胰腺部位的不同，可采取肿瘤摘除术、胰体尾切除术或胰头十二指肠切除术。

（2）切除靶器官胃：全胃切除仅适用于术后复发者；诊断明确但未能找到肿瘤者；恶性肿瘤已广泛转移而全身情况尚可者，有溃疡严重并发症，如出血、穿孔者。

（3）肿瘤大部分切除或部分切除：恶性胃泌素瘤的症状严重程度往往和残留的肿瘤相平行，切除大部分肿瘤对提高以后的化疗效果非常有利。

（4）选择性迷走神经切断术：只有当肿瘤不能定位、无法切除而病人术前需要服用大剂量制酸药物时，为减少用药而选用的一种辅助性手术。

第三节　壶腹周围肿瘤

【概述】

壶腹周围肿瘤是指来源于十二指肠乳头、胆总管下端、胰头附近区域的肿瘤。其中来源于胰头的占多数。壶腹周围肿瘤中仅少数来源于十二指肠乳头处的肿瘤为良性或类癌，大部分为恶性，97％为腺癌。

【临床表现】

黄疸是壶腹周围肿瘤最主要的症状，但在黄疸出现之前病人常有消化道不适症状。疾病晚期可出现腹部肿块、腹水、消瘦等体征。

1. 黄疸　黄疸可时轻时重，出现波动，但在黄疸下降时，血清胆红素、碱性磷酸酶等指标不会降至正常。随着肿瘤的进展，黄疸进行性加深，波动性消失，出现周身瘙痒、粪便颜色变浅乃至陶土样便，以及胆囊胀大、肝肿大等胆道梗阻的症状和体征。

2. 消化道不适症状　在黄疸出现之前，因胆、胰管梗阻，病人常感觉上腹饱胀不适、胀痛以及食欲减退等症状。

【诊断要点】

1. 早期为黄疸和消化道不适症状，晚期可出现腹部肿块、腹水、消瘦等体征。

2. 实验室检查

（1）血清生化学检查：碱性磷酸酶和谷氨酰胺转肽酶升高可发生在血清胆

红素升高之前，黄疸者血清总胆红素和直接胆红素均明显升高。尚有一部分病人的谷草转氨酶、血清淀粉酶和血清弹性硬蛋白酶可以增高。

(2) 免疫学检查：检测血清肿瘤标记物有一定的诊断价值，但鉴别诊断意义不大。

(3) 十二指肠液、胰液找癌细胞：可以获得明确的病理诊断。

(4) 细针穿刺细胞学检查：经B型超声或超声内镜引导对肿块进行细针穿刺，部分病人可以获得病理诊断。

3. 特殊检查

(1) 纤维十二指肠镜及逆行胰、胆管造影：是确诊壶腹周围肿瘤的主要手段。内镜可直接窥视十二指肠乳头、活检，并可向乳头内插管，行胰、胆管造影，了解胆、胰管的狭窄范围。

(2) 经皮经肝胆道造影（PTC）：可显示肝内、外胆道的情况，帮助判断肿瘤的来源。

(3) 超声内镜：可清晰显示十二指肠壁的各层结构，并判断肿瘤向胆管内蔓延的范围、十二指肠及胰腺内的浸润深度和病灶周围淋巴结转移状况。

(4) B型超声：可发现胆、胰管扩张，但因十二指肠气体的干扰，难以观察到十二指肠乳头部肿物。

(5) 电子计算机体层扫描摄影（CT）：可发现胆、胰管扩张，同时口服造影剂充盈十二指肠后，可见到肿瘤部位的造影剂充盈缺损。

【治疗方案及原则】

壶腹周围肿瘤的治疗以根治性手术切除为主，术后辅助化疗等综合治疗。术后综合治疗与胰腺癌相似。

1. 胰头十二指肠切除术　是壶腹周围肿瘤的根治性术式，特别是伴有胰腺浸润的病例，其淋巴结转移范围较广，应充分廓清包括肠系膜上血管周围的第2站淋巴结。

2. 保留幽门的胰头十二指肠切除术　对不伴有胰腺浸润的病例，行保留幽门的胰头十二指肠切除术，术后5年生存率与传统的胰头十二指肠切除术相近，同时保存了胃的正常生理功能，减少了手术创伤。

3. 局部切除术　对难以耐受胰头十二指肠切除术的高危病人，可行经十二指肠乳头的局部切除。但应限于无明显溃疡、局限于壶腹部的癌肿。

4. 姑息性手术　对病变过于广泛且无法切除者，可行胆肠吻合，以解除胆道梗阻；必要时可同时行胃肠吻合，以解除十二指肠梗阻。

5. 经内镜行Oddi括约肌切开，并置支架于胆总管内做胆汁引流。

第三十章　脾脏外科

第一节　脾脏脓肿

【概述】

脾脓肿是脾脏的化脓性感染。某些引起脾脏肿大的感染性疾病或败血症、创伤及邻近器官的蔓延都可导致脾脓肿。临床上将脾脓肿分为三类：转移性脾脓肿、脾脏外伤和梗死引起的脓肿、邻近脏器化脓性感染直接侵袭脾脏所致的脾脓肿。脾脓肿中较多见的是厌氧菌和革兰阴性需氧菌感染，可有复合细菌感染。脓肿早期脾脏与周围组织无粘连，随炎症向脾表面波及，常与周围脏器发生致密粘连，还可穿入其他脏器，导致腹膜炎和内、外瘘的形成。也可穿破膈肌引起脓胸，或导致其他部位的转移性脓肿。

【临床表现】

1. 寒战、高热及左上腹疼痛，可伴恶心、呕吐及食欲不振等症状。

2. 脓肿向腹腔破溃后，可产生腹膜炎和感染中毒性休克的表现。

3. 脓肿向腹壁穿破时，则与腹壁脓肿极易混淆。

【诊断要点】

1. 有败血症、脾外伤史或邻近器官的化脓性感染，临床表现为寒战、高战及左上腹疼痛。

2. 局部明显的压痛、反跳痛及肌紧张，可触及肿大的脾脏。

3. 血白细胞及中性多核白细胞分类计数均明显升高，出现核左移。

4. 超声检查显示脾内多发或单发液性暗区；CT 显示脾内低密度灶；脾动脉造影及放射性核素扫描亦有助于诊断。

5. X 线胸片可见左侧膈肌抬高、活动受限、左下肺肺炎、胸腔积液等表现。

【治疗方案及原则】

1. 全身支持治疗　给予充分的营养，纠正水及电解质平衡紊乱，高热时物理降温，对疼痛及呕吐给予对症处理。纠正贫血或低蛋白血症，必要时小量多次输新鲜血或血浆。

2. 抗生素治疗　首选广谱抗生素及抗厌氧菌抗生素，如有条件行脓液细菌培养或血培养检查，则根据细菌培养及抗生素敏感试验结果选用有效的抗生素。

3. 局部病变的处理

（1）及早行包括脓肿在内的脾切除术。

（2）对于脾脏周围粘连严重、行脾切除有困难，或全身情况较差不能耐受脾切除术者，可行脾脓肿切开引流术。

（3）对于症状重、全身状况极差、手术风险较大者，可考虑行CT或B超引导下经皮脾脓肿穿刺置管引流术。

第二节　脾脏肿瘤

一、脾脏良性肿瘤

【概述】

脾脏良性肿瘤较少见。按其组织起源不同分为：脾错构瘤、脾血管瘤和脾淋巴管瘤。脾良性肿瘤预后良好，但部分病例尤其是脾血管瘤可发生自发性脾破裂，导致腹腔内出血。偶有少数病例发生恶变（如脾血管瘤恶变），引起肿瘤广泛播散。

【临床表现】

1. 小的良性肿瘤可无症状或体征。

2. 巨型者表现为脾肿大、左上腹不适或疼痛、食后饱胀、气急及心悸等症状。

3. 伴发脾功能亢进可引起贫血及出血倾向。

4. 脾血管瘤破裂可表现为急腹症和失血性休克。

【诊断要点】

1. 症状隐匿，临床诊断困难，常在尸检或剖腹探查时偶然发现。

2. 常为单发，大小不一，形态各异。部分病例因肿块囊性变化及钙化，而被临床检查发现。

3. 腹部X线平片可发现脾影增大及局部压迫征象，如左膈抬高、胃底及大弯受压、结肠脾曲右移。

4. 超声检查显示脾实质不均或结节状低回声改变，CT可显示肝、肝圆韧带、镰状韧带、脾门及脾本身的变化。

5. 选择性脾动脉造影可显示周围组织的压迫性改变，亦可显示脾实质的缺损；肾盂静脉造影可显示左肾下移。

【治疗方案及原则】

1. 对于无症状的脾良性肿瘤可不作任何治疗，但应密切随访，定期复查。

2. 如脾脏的良恶性肿瘤临床鉴别困难，以及肿瘤巨大或为多发，可施行全脾切除术。

3. 对于肯定系良性肿瘤者，如产生压迫症状，且为单发、比较局限，可考虑行脾节段性脾切除或全脾切除后健康脾组织自体移植。

4. 疑为脾血管瘤时严禁脾脏穿刺活检。

二、脾脏原发性恶性肿瘤

【概述】

原发于脾脏的非淋巴网织细胞恶性肿瘤非常罕见。根据起源组织的不同可分为三类：①脾血管肉瘤；②脾纤维肉瘤、梭形细胞肉瘤和恶性纤维组织细胞瘤；③脾原发性恶性淋巴瘤。症状隐匿，诊治较晚，尤其是脾血管肉瘤，易发生血行转移，可同时累及肝脏及其他器官。脾恶性肿瘤较易破裂，除外伤性脾破裂外尚有自发性破裂，引起腹腔内出血和肿瘤的迅速播散。

【临床表现】

早期常无特殊表现，就诊时往往呈现晚期癌肿状态，具体表现在：

1. 脾肿大　呈渐进性增大，多达脐水平以下，质硬，表面凹凸不平，活动度差，触痛明显。

2. 局部压迫症状　如胃区饱胀、食欲不振、腹胀、心悸及气促等，甚至引起泌尿系统症状。

3. 全身症状　低热、乏力、贫血和消瘦等晚期恶病质表现。

4. 部分病人因癌肿自发破裂，而以腹腔内出血为首发症状。

【诊断要点】

1. 最早的临床症状和体征表现在脾脏部位。

2. 血液生化及影像学检查有足够的证据除外肾、肾上腺、结肠、腹膜、肠系膜和网膜的肿瘤。

3. 术中肝脏活检无肿瘤生长，肠系膜和腹主动脉旁淋巴结未见淋巴瘤病变。

4. X 线检查可有脾影增大及局部压迫征象。

5. 超声检查可确定脾脏肿块的大小，区分囊性或实性；CT 及磁共振成像（MRI）不但可显示脾脏本身的病变，尚可显示肿块与邻近脏器的关系，以及淋巴结或肝脏侵犯。

6. 选择性腹腔动脉造影可显示脾实质缺损等征象。

7. 经皮脾穿刺活检可确定诊断，但有一定的危险性。

【治疗方案及原则】

治疗首选脾切除加放疗或化疗，治疗效果取决于病期、有否转移和肿瘤的生物学特性。手术应行全脾切除，术中注意保持脾包膜完整及脾门淋巴结清扫，并根据病理结果辅以放疗、化疗、免疫治疗和中医药治疗。

三、脾脏转移性肿瘤

【概述】

系指起源于上皮系统的恶性肿瘤，不包括起源于造血系统的恶性肿瘤。脾转移性肿瘤的发生率较其他器官为低，多为癌转移，主要经血液途径，少数经淋巴途径。

【临床表现】

1. 常无特殊症状，或仅表现为原发病症状。

2. 脾脏明显肿大时，可有左上腹肿块、腹痛、食欲不振和消瘦等征象。

3. 少数病人可伴继发性脾功能亢进、溶血性贫血、胸腔积液及恶病质等。

4. 偶可发生自发性脾破裂，出现急性腹痛和失血性休克。

【诊断要点】

1. 原发于其他脏器的恶性肿瘤，出现左上腹肿块。

2. 超声检查可发现许多临床未能诊断的脾转移性肿瘤，CT和磁共振成像的诊断符合率更高。

3. 选择性脾动脉造影可见血管强直、不规则狭窄、血管腔闭塞及不规则的新生血管形成。

【治疗方案及原则】

1. 脾脏转移性肿瘤，如仅限于脾脏的孤立性转移，可在全身综合治疗的基础上行全脾切除。

2. 已有广泛转移者，则已失去手术治疗的时机，可根据原发肿瘤的具体情况予以相应的姑息治疗。

3. 脾转移性肿瘤自发破裂，应急诊手术治疗，切除脾脏。

第三十一章　腹腔镜外科

腹腔镜外科手术是依靠腹腔镜光学系统、数码摄像系统和监视器替代肉眼观察手术部位，并通过腹腔镜特殊手术器械完成手术操作。腹腔镜手术的目的是在同样达到传统开腹手术效果的基础上，减少手术创伤、缩短术后恢复时间、减少手术并发症。目前腹腔镜技术在临床上的应用已从检查、诊断发展到手术治疗，从病变脏器的切除到重建，从良性肿瘤到恶性肿瘤的切除，其手术设备与器械也得到了相应的发展，后者又大大促进了腹腔镜外科的发展。

一、手术设备与器械

（一）腹腔镜图像显示与存储系统

该系统由腹腔镜、高清晰度微型摄像头、数模转换器、高分辨率显示器、全自动冷光源和图像存储系统等组成。

1. 腹腔镜　腹腔镜是光线通过组合的石英玻璃柱束传导并经空气透镜组折射，而产生极其清晰明亮的图像。临床上常用直径为 10mm、5mm 甚至 2mm 外径，镜面视角有 0°、30°和 45°。角度镜视野大，适合于开展比较复杂的手术。

2. 微型摄像头及数模转换器　腹腔镜接上摄像头，其图像通过光电耦合器（CCD）将光信号转换成数字信号，再通过数模转换器将模拟信号传送到显示器上，把图像显示出来。

3. 显示器　目前应用最普遍的是模拟显示器，图像通过 CCD 处理后的数字信号，再通过数模转换器转换成模拟信号在显示器上显示出来；其图像的水平解析度达 800 线。全数字显示器可将数字信号经逐行扫描直接在显示器上显示出来，其图像的水平解析度可达1250 线。

4. 冷光源　冷光源通过光导纤维与腹腔镜相连以照亮手术野，可以自动或手动控制；灯泡有氙灯、金属卤素灯、氩灯、金属弧光灯等。灯泡发出的热量通过机器内的强力排风扇排出及光导纤维传导散热，以防止烫伤腹腔内器官。

5. 录像机与图像存储系统　图像资料可用录像或存储介质来保存，用于教学与科研。

（二）气腹系统

建立气腹的目的是为手术提供足够的空间和视野，也是避免意外损伤其他脏器的必要条件。整个系统由全自动大流量气腹机、储气钢瓶、带保护装置的穿刺套管鞘及弹簧安全气腹针组成。

气体选择无毒、无色、不助燃、血中易溶解吸收、价格低廉者。氮气、一氧化氮、空气、氩气是可应用于建立气腹的气体；二氧化碳气体易在液体中溶解，是最常用的气体，但也有许多潜在的不良反应。

（三）手术器械

腹腔镜手术器械的种类繁多，按不同的手术种类和使用习惯选择不同的器械。主要的器械包括无损伤抓钳、持钳、肠钳、扇形牵拉钳、分离钳、剪刀、持针钳、冲洗、吸引器、施夹钳、各类腔内切割缝合、吻合器、超声刀、取标本袋等。

二、腹腔镜手术对麻醉的要求

腹腔镜手术与传统开腹手术不尽相同。它具有对病人创伤小、操作简便、术后恢复快等特点。根据上述特点，要求麻醉深度恰当、肌肉松弛、过程平稳、术野清晰；并尽量消除或减轻气腹对呼吸及循环等系统的影响，保证术中生命体征较为平稳；合理选择麻醉方法与药物，力求术后苏醒迅速彻底，早期活动，尽早出院。

手术过程中，一般有三个方面的并发症需引起麻醉师的注意：

1. 与穿刺有关的并发症　手术穿入套管针时可能会损伤胃、肠、血管等组织，尤其要特别警惕重要血管损伤所致的大出血。

2. 与气腹有关的并发症　建立气腹过程中可发生气胸、纵隔气肿、皮下气肿、低氧和高二氧化碳血症、低血压、二氧化碳气栓及心律失常等并发症。术中采用高浓度吸氧、过度通气、呼吸末正压以减少 CO_2 蓄积，纠正低氧状态。

3. 与术中体位有关的并发症　根据腹腔镜手术种类的不同，可采取多种不同的体位。头高脚低位常用于腹腔镜胆囊切除手术，可影响循环系统内的血液重新分布，使血液淤积于身体的低垂部，加之腹内容物下移可对下腔静脉造成压迫，妨碍下肢静脉血回流，导致回心血量减少。此体位对代偿能力较好的病人血流动力学影响轻微，且能迅速调整；但对低血容量、心功能低下、衰弱及消瘦等自我调节能力差的病人，则有可能导致严重低血压、心动过速甚至心律失常等并发症，为此，该类病人手术时宜尽量采用水平卧位。头低脚高位常用于妇科及结直肠手术；因腹腔内容物的重力影响，可导致膈肌位置改变，胸腔纵轴长度发生变化。气管插管由于位置改变而向上滑出，导致供氧不足，故改变体位后与建立气腹后一样，均应重新确认气管插管的位置。

三、腹腔镜手术的适应证和禁忌证

（一）适应证

腹腔镜胆囊切除因其创伤小、恢复快、并发症少、手术时间短等明显优势，已成为胆囊手术的金标准手术。

腹股沟疝修补、阑尾切除、肾上腺切除、食管反流手术、脾切除、腹腔镜诊断、结肠切除治疗良性病变等手术，也已普遍被接受。其他一些手术经过不断的探索在技术上也证明可行，如胃空肠吻合、胆囊空肠吻合、甲状腺大部切除、胃大部切除术、胰体尾部切除等。

对于腹腔镜手术治疗消化道恶性肿瘤尤其是结直肠肿瘤的发展很快，手术技术已日趋成熟，气腹对切口种植和肿瘤转移证明无肯定关系。术后远期效果与开腹手术无明显差异，与传统手术相比在切除方法与淋巴结清扫范围上没有大的差异。但最终结果还有待于大宗随机化研究结果。

目前仍有一些疾病在探索阶段，如胰十二指肠切除术、标准肝叶切除等。

（二）禁忌证

1. 急性大出血有血流动力学不稳、低容量性休克者，手术因大量血液影响视野，病灶确定较为困难，可能需要比腹腔镜更快的方法进行检查和治疗。

2. 严重的心、肺功能障碍者也为手术禁忌。

3. 有些疾病为相对禁忌，腹腔镜的发展治疗也存在可行性。

4. 原发性腹膜炎腹腔镜可辅助寻找病灶和切口定位，而且实践证明大部分都可在腹腔镜下完成治疗。

5. 门静脉高压、凝血功能障碍者增加手术后并发症的发生。

6. 妊娠3～6个月腹腔镜手术在技术上可行，但气腹对胎儿的影响未知。晚期妊娠为手术禁忌。

7. 腹部多次手术史，腹腔内粘连严重，穿刺增加内脏损伤的危险。

四、腹腔镜手术的常见并发症

腹腔镜手术的微小创伤并不等同于其危险性亦是微小的，腹腔镜手术除可能发生与传统开腹手术同样的并发症以外，还可发生腹腔镜手术所特有的并发症。

（一）CO_2气腹相关的并发症和不良反应

气腹的建立会对心肺功能产生一定程度的影响，如膈肌上抬、肺顺应性降低、有效通气减少、心排出量减少、下肢静脉淤血、内脏血流减少等，并由此产生一系列并发症。

（二）腹腔镜手术相关的并发症

1. 血管损伤　血管损伤可发生于各种腹腔镜手术中。

（1）原因：暴力穿刺损伤后腹膜大血管，包括腹主动脉、下腔静脉、髂动静脉、门静脉等。虽然这类损伤的发生率较低，但死亡率很高。术中器械暴力牵拉、电灼分离等损伤肠系膜、网膜血管，或损伤手术区血管如肝动脉、门静脉等。

（2）防治：避免穿刺引起的大血管损伤，穿刺时应用力适宜，尤其对腹壁薄弱或身体瘦弱者。腹部多次手术史怀疑有粘连时，选择开放法建立气腹。

一旦发现出血不可盲目钳夹、电灼，应吸净血液暴露手术野后用电凝、钛夹或超声刀止血。怀疑大血管损伤，应及时剖腹探查止血以免造成严重后果。

2. 内脏损伤　腹腔镜术中内脏损伤并不少见，且常因术中未能得到确认，而于术后发生腹膜炎等并发症造成严重后果。

根据损伤脏器的不同可分为2类：①空腔脏器损伤，有肝外胆管、小肠、结肠、胃、输尿管及膀胱等；②实质性脏器损伤，有肝、脾、膈肌、肾、子宫等。

（1）原因：盲目穿刺损伤内脏器官、组织牵引用力不当或盲目暴力牵拉、电灼分离时，高频电流传导损伤周围脏器。

（2）防治：检查高频电绝缘是否失效，仔细分离组织，注意每次通电不可过长，尤其在重要器官旁，锐器必须在监视下进入，器械牵拉时不能施用暴力。

内脏损伤一旦发生应剖腹探查处理。对于较小的损伤或电灼伤术中不易发现而漏诊，需引起警惕。

3. 腹壁并发症　腹腔镜手术的腹壁并发症主要是与戳孔有关，有切口出血与腹壁血肿、戳孔感染、戳孔疝等。

（1）戳孔感染的原因：穿刺部位消毒不严、污染手术或感染标本取出污染戳孔。

（2）防治：污染标本取出用标本袋，戳孔严密消毒冲洗，止血彻底。一旦戳孔感染应切开引流。

（3）戳孔疝的原因：戳孔直径大于10mm，尤其脐孔或下腹部薄弱点，腹内压增高因素，缝合技术不佳。

（4）防治：治疗引起腹内压增高的疾病，仔细缝合直径大于10mm的戳孔，尤其位于脐部或下腹部，必须缝合深筋膜。